万友生医学丛书

万友生医案选

主　编　王鱼门
副主编　万兰清　肖德发
万青峰　马超英
编　委　兰青山　万剑峰
李杏兰　耿　耘
黄　洁

中国中医药出版社
·北京·

图书在版编目（CIP）数据

万友生医案选 / 王鱼门主编 .—北京：中国中医药出版社，2016.9（2025.2 重印）

（万友生医学丛书）

ISBN 978－7－5132－3589－1

Ⅰ.①万… Ⅱ.①王… Ⅲ.①医案－汇编－中国－现代 Ⅳ.①R249.7

中国版本图书馆 CIP 数据核字（2016）第 202646 号

中国中医药出版社出版

北京经济技术开发区科创十三街 31 号院二区 8 号楼

邮政编码 100176

传真 010 64405721

北京盛通印刷股份有限公司印刷

各地新华书店经销

开本 880×1230 1/32 印张 15.5 字数 321 千字

2016 年 9 月第 1 版 2025 年 2 月第 4 次印刷

书号 ISBN 978－7－5132－3589－1

定价 48.00 元

网址 www.cptcm.com

服务热线 010 64405510

购书热线 010 64065415 010 64065413

微信服务号 zgzyycbs

书店网址 csln.net/qksd/

官方微博 http：//e.weibo.com/cptcm

淘宝天猫网址 http：//zgzyycbs.tmall.com

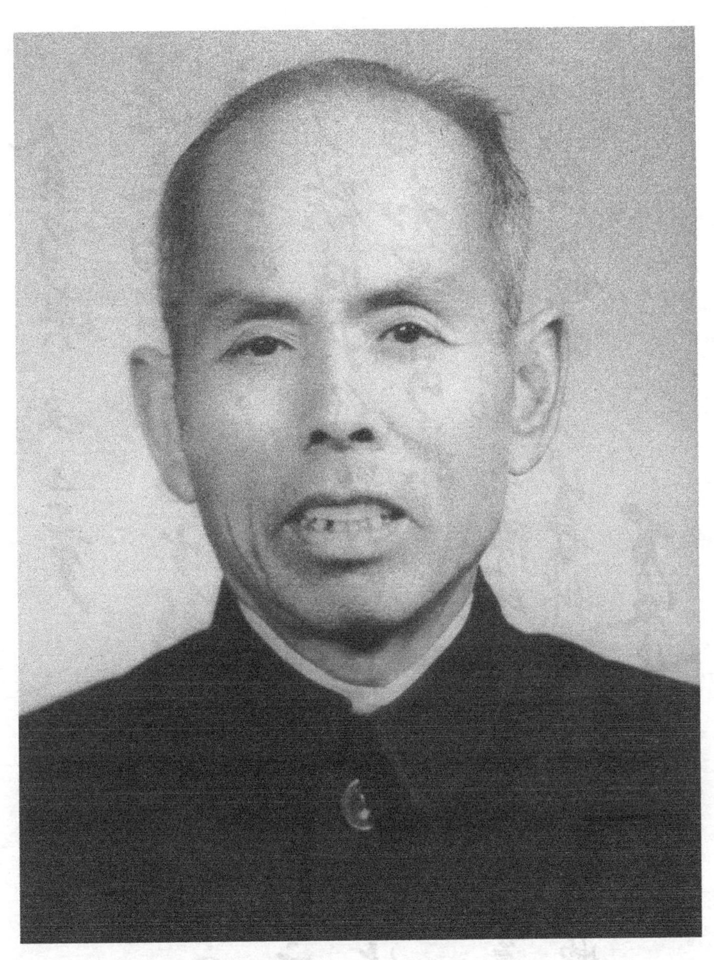

万友生先生

万友生先生手迹

《万友生医学丛书》
编委会

主　　编　万兰清

名誉主编　王鱼门

副 主 编　兰青山　黄海龙　马超英

编　　委（以姓氏笔画为序）

万青峰　万剑峰　万梅清　华　青

刘军辉　陈李华　黄　洁　黄海涛

谢　斌　黎　波

邓 序

友生兄，儒而医者也。十年寒窗，琴棋书画，诗词歌赋，清品自高。年少从名师学医，弱冠悬壶济世，焚膏继晷，奋发图强，三十而医名噪。新中国成立，世治民安，中医事业得以发展。兄积极响应政府号召，从政、从教，悉殚精竭虑，务求美善。尝谓人必自度乃能度他。

在数十年教学生涯中，深入仲景堂奥，广探叶、薛、王、吴，求本于临床实际，证之于学术研究，得出“热病寒温内外统一”的科学结论，为中医重新进入急危重症阵地建立全面的理论指导。

我与友生兄，相知相交数十载，志同道合。其“学中医以国学根柢为要”的中医教育思想，亦同我心。

先生今值百岁诞辰，中国中医药出版社拟出版《万友生医学丛书》以纪念之，以传承之，侄女兰清求序于予，乐为之。

百〇一叟邓铁涛

2016春序于羊城

蒋 序

万友生先生，号松涛，江西省新建县西山乡人。生于1917年农历九月二十一日，卒于2003年6月2日，享年87岁。江西中医学院（现为江西中医药大学）教授、主任医师，享受国务院政府特殊津贴专家。曾任江西省政协常委，中国科协“三大”代表，中华全国中医学会第一、第二届常务理事，第三届顾问，江西省中医药研究所所长等职。

先生生有异禀，聪敏过人，童蒙之时虽已新学蔚然，而国学课业仍为基础，乃于勤勉学习现代科学之外，浸润乎四书五经之中，兼以吟诗作对，学书作画，可谓国故新知两皆精进。17岁考入江西中医专门学校，三年后日寇入侵，学校散馆，先生先后避难于樟树、峡江、吉安等地，即悬壶应诊，以医为业，造次颠沛十余年，反倒于江湖中练出了不凡身手，医名渐起。新中国成立后，先生以医从政，入掌江西省卫生厅中医科，受聘为中央卫生部全国卫生科学研究委员会中医专门委员会委员、中南军政委员会中医委员会副主任委员。1955年江西省中医进修学校（江西中医学院前身）成立，先生为教导处副主任，主管教学工作，兼授《伤寒论》《温病学》课程，倡立寒温统一之论。“文革”浩劫，先生以“反动学术权威”之身备受冲击，下放劳动，被迫改造。粉碎“四人帮”后，先生虽已年届花甲，却精神焕发地开启了一个个学术之春。撰写著作，发表论文，培养研究生，外出讲学，学术激情喷薄而发，科研成果不断涌现。1982年，先生以65岁之龄出任江西省中医药研究所首任所长，筚路蓝缕，开创之功令人钦敬。此后，又以古稀之年，领衔主持国家“七五”攻关课题，并获得政府科技奖励。

先生以医名世，然不失儒家本色。温文尔雅，谦虚诚悫，且琴棋书画，诗词歌赋，享誉医林，时与裘沛文、刘炳凡诸先生吟咏唱和，传为佳话。先生以其标格风范，堪为一代宗师，高山仰止，令人追慕！

万友生先生寝馈岐黄七十年，兢兢业业，亹亹不息，老而靡倦，为中医药事业的振兴发展做出了突出贡献，是中国一百年来知名的中医临床家、理论家和教育专家。万友生先生毕生献身于中医学术的研究，以其理论上独有建树、临床上颇有特色、科研上多有创获、教育上富有新见而享誉海内外。

在中医理论的建设方面，万友生先生标举寒温统一的旗帜，提出“八纲统一寒温证治，建立热病学科体系”的倡导，是近六十年来中医理论研究的一个亮点，不仅在学术界引起强烈反响，而且有可能成为中医理论创新的典范。先生崇尚张仲景，年方弱冠即著有《伤寒六经分证表》（读书笔记），终以研究《伤寒论》名家，但他能以敏锐的眼光和广阔的视野，突破伤寒的“藩篱”，博采众方，融合百家，尤其在全面考察中医热病学历史及现实的基础上，从寒温学说的源流、内容、临床应用及发展等多方面，对寒温统一的学术观点进行了充分论证、深刻阐述。他所发表的有关寒温统一的一百多篇论文，以及精心撰写的《伤寒知要》《寒温统一论》《万氏热病学》，不仅是先生理论研究的结晶，也是中医学术的宝贵财富，中医热病学的建设必将从中获得借鉴依据和启迪提示。

在中医临床上，万友生先生少年悬壶，即蜚声海内，在七十年的摸爬滚打中，不仅积累了丰富的经验，而且形成了自己独有的特色和风格。先生主张经方与时方同用、补脾与补肾并重，一辈子“寝馈长沙堂室，言行悉遵仲景”。“为了进一步印证经方疗效，提高教学质量，才在临床上偏重药味少而用量大的经方。”为此，先生还经常向学生介绍自己所推崇的药味少而精的经方。但先生在灵活应用经方的同时，也不轻视、废弃时方，对李东垣、张景岳等医家的大方更是推崇有加，不仅重视大方，晚年的先生还有意愿深入摸索轻剂量时方治病的经验。在关于补脾与补肾的问题上，先生认为：“脾为后天之本，肾为先天之本，本来都是人体的根本所在，应该是同等重要的。”因而临床上，或主补脾，或主补肾，相互照应，相映成趣。先生以自己长期临床实践的体会，认为脾胃病最为常见，因而调治脾胃的方法也就用得最多。先生还十分重视肾与命门的调理，在补脾的同时，充分考虑与肾脏的关系，而不忘照顾“真火”“真水”的问题。总体来说，万友生先生一生善用经方，善补脾胃，有其独到的经验和体会，值得我们进一步发掘、整理。

在科学研究上，万友生先生向来以思维敏捷、思考深刻、见解独到而著称于世，不仅年轻时思维活跃而广阔，对中医的许多理论问题有过较深入的钻研探索，即使晚年也没有停止在理论方面的思考。20世纪80年代，万友生先生年已古稀，但仍精神振奋地领衔主持国家“七五”攻关课题——“应用寒温统一理论治疗急症的临床研究”，并获得国家中医药管理局科技进步三等奖和江西省科技进步二等奖。他留下的数百篇科研论文和《万友生医论选》《万友生医案选》等十多部著作，不仅是先生长期科学研究的结晶，也是先生辛勤耕耘的见证。

万友生先生从医执教七十年，为我国的中医事业培养了大批的优秀人才。先生多年从事教学工作，并长期担任中医内科学、伤寒、温病教研室主任，在人才的教育培养上提出了许多富有新意的见解。先生的教育理念是“国学根底，少年养成”，要学好中医，必须要有坚实的传统文化基础，对文、史、哲各学科，儒、道、释各流派，都应有充分的了解，并且要从小培养国学兴趣，形成读古籍的习惯。先生主张要熟谙经典，掌握中医的主轴，基本理论、核心学说一定要了如指掌，烂记于胸。先生认为学好中医的关键还在于多临床，没有在临床一线的几十年摸爬滚打，要想成为一个名中医、好中医是不大可能的。当然，学好中医要有广阔的视野、开拓的胸怀，不断学习现代科学技术知识、汲取多学科多方面的知识营养，也是十分必要的。先生的这些观点，对于现代中医的人才培养，仍然具有重要的指导价值。

近一百年来，中国经历了天翻地覆的变化。新中国成立后，中国才真正走上了独立发展的道路。如今，中华民族正在朝着伟大复兴的目标奋勇前进。百年中医亦随着国家的命运，在历经无数坎坷曲折后，迎来了前所未有的发展机遇。

万友生先生诞辰百年，几乎与国家的历史脉动同步，他以八十七年的人生旅行，不仅见证了中医绝处逢生、枯杨生稊的沧桑之变，更以其好学深思、躬身实践、励精图强的大家风范，为中医的传承、发展做出了卓越的贡献。今天，我们纪念万友生先生百年诞辰，编纂出版《万友生医学丛书》，总结他的学术思想和临床经验，颂扬他的道德风格和人文情怀，根本的目的就是为了更好地学习万友生先生热爱中医、献身中医、敬业创新的科学探索精神和高尚的思想情操，探讨分析名老中医的成才规律，继承名老中医的优良传统，创新中医思想理论，发展中医诊疗技术，提高中医健康服务能力和服务水平，促进中医药事业的繁荣发展。

江西中医药大学教授 蒋力生

2016 年 8 月

编写说明

今年是万友生先生诞辰百年，为了弘扬名老中医的道德精神，传承名老中医的学术经验，我们编纂了这部《万友生医学丛书》，以缅怀、纪念万友生先生的卓越贡献。

《万友生医学丛书》收入万友生先生编撰的中医学著作 11 种，其中 6 种已公开刊行，5 种是未刊本。按照内容，可以分为以下几类：

一是研究《伤寒论》的著作，共 4 种。20 世纪 30 年代撰就的未刊稿《太阳病提要》，是先生青年时期学习《伤寒论》的心得之作；60 年代编写的教材《伤寒论讲义》（《万讲伤寒论》）和《伤寒论方证医案选》，虽为函授学生所设，然已基本体现先生研究《伤寒论》的思路和体系；80 年代先生出版《伤寒知要》，表明先生伤寒之学已经由博返约，达到了新的境界。此次关于《伤寒论》四书结集出版，时间跨度近半个世纪，一方面反映出万友生先生持之以恒、锲而不舍的治学精神，一方面也展示了先生由浅入深、登堂探奥以及推陈出新的治学成果。尤其是发皇古义、揭橥新知，所在皆是，足可让人发聩，为人指迷。

二是研究热病之作，凡2种，即《万氏热病学》和《寒温统一论》。万友生先生虽以研究《伤寒论》享誉盛名，然对温病的研究，其功力绝不在伤寒研究之下。他溯流探源，全面系统地考察伤寒、温病的内在联系，勘破其中的奥秘真谛，从而倡导寒温统一的热病学体系。这两本著作不仅集中记录了万友生先生寒温统一论提出的学术研究历程，也为现代条件下中医理论创新提供了标格典范。

三是临床经验之作，共3种，即《诸病证治提要表》《万友生医案选》《万友生医论选》。前一种是未刊稿，反映了万友生先生青年时代的证治分类思想。后两种是万友生先生七十年临证经验的总结和理论认识，对现代中医有着重要的指导价值。

四是临床用药分类之作，凡2种，即《药选》和《药物分类提要》。这两种也是未刊著作，系万友生先生年轻时应诊的肘后用药手册，对于掌握临床常用中药有执简驭繁的作用。

以上11种著作，无论是已刊本，还是未刊稿，悉遵原书，保存原貌，只对个别明显的错误做了订正。有些著作因内容较少，不足以成册，则两书合并成册或附于另书之后。

本丛书在编写过程中，得到了广州中医药大学教授、国医大师邓铁涛先生的大力支持，得到了江西中医药大学蒋力生教授的无私帮助，并作序褒赞；刘建、吴枢、李玮、叶楠、赵钢、张慧芳、秦宗全、韩山华、王惠玲、方柔几、吴敏、蓝丽莉、愿莲生、孙秀侠、夏凤、刘晓玉、胡途、黄圣毅、冯楚君、高丽花、杨小凤等同志在书稿扫描、录入和校对等方面做了诸多工作；特别是深圳万众国医馆万友生学术流派传承基地的同仁给予了大力支持，在此一并谢忱！

《万友生医学丛书》编委会

2016年8月

前言

万友生教授辛勤耕耘于杏苑60度寒暑，艰苦备尝，硕果累累。为继承和发扬祖国医学做出了突出贡献，成为我国首批享受国务院政府特殊津贴的名老中医。我们忝列门墙，久沐春风，深感荣幸。为了全面深入地承扬先生的学术经验，我们受江西省卫生厅的嘱托，在编辑出版了《万友生医论选》后，紧接着又编成了这部《万友生医案选》，今圆满地完成了任务，至感宽慰。

本书选集资料比较完整的医案390例（不包括附案），其中内（妇儿）科病案334例，五官及口腔科病案27例，皮肤科病案9例，肿瘤科病案11例，骨伤外科病案9例。从中充分体现了中医内科的全科特色。同时也以大量翔实的临床资料，显示了中医辨证论治的无穷魅力。先生是中医内科医生，但却治好了许多从现代医学分科来说的非内科疾病，使用的都是传统的内科方法。如用益气聪明汤加味治愈顽固性耳鸣；用苍耳子散加味治愈顽固性鼻炎；用苦酒汤合冰硼蜜膏治愈顽固性咽角化症；用补中益气汤治愈顽固性口疮；用导赤散加味治愈顽固性舌炎；用桂枝加葛根汤治愈颈椎病；用补阳还五汤治愈腰椎病；用当归四逆汤加味治愈胫骨硬化性骨炎等。在本书重点内容的内科病案中，其辨证论治的技巧，可谓发挥到极致；对同病异治和异病同治的理法方药，无不淋漓尽致地娓娓道出；在个案分析尤其是综合分析一理一法一方一药的阐述中，多有发前人所未发，道今人所少道之处，读者如能细心体味，定能得其要领，受用无穷。

由于现代中西医结合广泛深入地开展，每一病案大都无可避免地涉及西医的诊断内容。为了让中医、中西结合医和西医同道均能参考借鉴本医案资料，我们采取了分科归类，分系统列病的编排方法，即以内（妇儿）科、五官及口腔科、皮肤科、肿瘤科和骨伤外科为纲，以西医病名为目（如无西医病名或无法明确诊断者，则以中医病名为目，或随宜列入西医病名下的类似案后以资对照研究），以便利广大读者查找和运用。虽然如此，先生并没有为西医病名所束缚，而是把它纳入中医理论体系框架中，在内容的阐述上，自始至终贯穿着同病异治和异病同治的辨证论治精神，保持了中医的特色。

本书内容除编者按外，均为先生自述，故保留了病案及其阐释的原汁原味，以存其真。

本书所载先生自创新方多种，乃先生长期临床反复实践的经验结晶，我们在临床上用之也得心应手。这些宝贵的资料大都尚未公开发表过，今先生毫无保留地把它贡献出来，公诸同好尤其是下一代，以期更好地为人民健康服务，幸勿等闲视之，以辜负先生的殷切期望。

本书医案序号采取一号顺延到底，一案一号，避免重号混淆。

本书为先生60年来的临床经验总结，内容丰富多彩，耐人寻味，引人入胜。它的面世，必将对广大中西医大有裨益。

编者

1997年1月

目 录

Contents

内（妇儿）科病案

五官及口腔科病案

皮肤科病案

肿瘤科病案

骨伤外科病案

内（妇儿）科病案

外感病案

编者按：中医外感病包括西医所谓传染与非传染的感染性疾病。在这类病案中，主要叙述先生在其寒温内外统一的学术思想指导下，灵活运用伤寒六经和温病三焦、卫气营血的理法方药进行辨证论治的经验。

感冒案

例 1

李某，男，25 岁。1989 年 3 月 3 日初诊。

伤寒 1 日，恶寒重，发热 39.5℃，无汗，头项痛，身痛，鼻塞流涕，咳嗽，口渴水入即吐，已呕吐 6 次，面色苍白，精神不振，苔薄白润，脉浮紧。按太阳表寒实证处理。投以麻黄汤冲剂，每次 2 包，每日 3 次。服药后 2.5 小时见汗，3.5 小时体温降至 37.8℃。

3 月 4 日二诊：体温 38.1℃，诸症减轻，守方再进。

3月5日三诊：体温37℃，诸症消失。

例2

刘某，5个月。1993年3月4日初诊。

感寒咳喘痰鸣已5天，咳甚时则呕痰吐乳，鼻流清涕，喷嚏，眼泪汪汪，纳减，大便溏软色黄，苔薄白润，指纹青。按太阳表寒闭肺证处理。投以麻黄汤加减：炙麻黄10g，杏仁10g，甘草10g，桔梗10g，法半夏10g，陈皮10g，云茯苓10g，前胡10g，白前10g。2剂。

3月7日复诊：服上方3剂后，咳喘痰鸣基本解除，未再吐乳，纳增，大便成条。守上方减半量，再进2剂而痊愈。

例3

程某，女，28岁。

产后外感风寒，头痛，发热恶风寒无汗，嗳腐吞酸，干呕，不思饮食，苔薄白，脉浮数而虚弱。按太阳表寒虚证处理。投以桂枝汤全方：桂枝10g，白芍10g，甘草10g，生姜5片，红枣5枚。连服2剂即愈。

例4

刘某，男，28岁。1994年11月13日初诊。

感冒咳嗽40余天，时作寒热如疟状，现仍干咳，痰少色白难出，胸部板逼微痛，咽喉不干不痛，渴喜热饮，口苦乏味不思食，苔白，脉浮。按太阳表寒涉及少阳论治。投以桂麻各半汤合小柴胡汤加减：麻黄10g，杏仁15g，甘草30g，桂枝10g，赤白芍各10g，生姜3片，红枣5枚，冰糖60g（分2次入煎，下同），桔梗15g，枳壳15g，柴胡15g，黄芩10g，半夏10g。3剂。

11月16日复诊：服上方3剂后，寒热如疟状解除，胸逼已舒，咳大减，纳开，如无病然。守方加减，再进3剂而痊愈。

例5

汪某，男，33岁。1994年10月21日初诊。

患慢性鼻炎、胃炎15年，形寒易感，经常鼻塞声重。近日感冒咳不止，咽喉干痒，大便结。投以自制防荆汤加味：防风15g，荆芥10g，薄荷10g，葛根30g，甘草15g，桔梗15g，杏仁15g，苍耳子15g，辛夷花15g，白芷15g，连翘15g，金银花15g，冰糖60g，麦芽30g。3剂。

10月25日二诊：药后显效，惟咽喉口舌仍干燥。守上方加板蓝根15g、青果5枚、胖大海3枚，再进3剂。

10月31日三诊：咳基本解除，仍以上方合玉屏风散，即上方加黄芪30g、防风15g、白术15g，3剂。在解散余邪中固补卫气，并给散方：黄芪30g，防风15g，白术15g，苍耳子15g，辛夷花15g，白芷15g，薄荷10g，荆芥10g，连翘15g，甘草10g。5剂，研末，每服3g，每日3次，温开水送服，以巩固疗效。

例6

王某，女，45岁。1991年7月23日下午初诊。

形寒易感，时自汗出，畏风怕冷已10余年，脉虚弱甚。

投以大剂玉屏风散合生脉散加味：生黄芪100g，防风15g，白术30g，党参50g，麦冬15g，五味子15g，生龙骨50g，生牡蛎50g，乌梅肉30g，浮小麦30g，凤凰衣30g。连服20剂，自汗渐减少，但仍畏风怕冷。

复诊：仍守上方，加重生黄芪为120g，减去五味子、乌梅肉、浮小麦、凤凰衣、生龙骨、生牡蛎。再进15剂，自汗停止，即使跑步半小时以上亦仅身有微汗而已，不再畏风怕冷，脉力明显增强，已1个多月未再感冒。最后嘱长服玉屏风散以巩固疗效。

例7

廖某，女，59岁。1991年8月1日初诊。

平素容易感冒，感即难以脱体，常常低热不退。7月6日又感冒发热，经治疗至15日退热后，仍低热昼作夜止，汗出齐胸，微恶风寒，鼻塞，头昏痛（患偏头痛已4年），眼花，神疲乏力，如用力则手足发抖，夜卧如失盖即受冷而痰多鼻塞甚，纳少乏味，纳后脘胀，口干渴喜冷饮，舌红中心有裂痕，脉浮虚而数。投以补中益气汤合玉屏风散加味：黄芪50g，当归10g，党参30g，白术15g，防风15g，生甘草10g，升麻10g，柴胡15g，陈皮15g，葛根30g，川芎10g，白芷15g，山楂30g，六曲10g，麦芽30g，鸡内金15g。

8月10日二诊：连服上方9剂，昨日体温仅下午至37.2℃，余时均未超过37℃。用力已不手足发抖，口已不干，虽仍纳少乏味，但纳后不觉脘胀，夜卧仍鼻塞，昨日喷嚏多。守上方再进7剂。

8 月 17 日三诊：早晚体温不超过 36.9℃，下午体温 37℃ ~37.1℃，手足心热，仍有头昏痛、鼻塞，但喷嚏已止。守上方去山楂、六曲、麦芽、鸡内金，加生晒参 15g、麦冬 15g、五味子 10g，再进 10 剂。

8 月 28 日四诊：午后低热（37.3℃）间作，寐差，头昏痛乏力，手足心热，仍舌红中心有裂痕，但胃纳增加。守上方加减：黄芪 30g，党参 30g，白术 10g，炙甘草 10g，升麻 10g，银柴胡 15g，青蒿 15g，生鳖甲 30g，地骨皮 15g，葛根 30g，西洋参 10g，麦冬 10g，五味子 10g，酸枣仁 30g，川芎 10g，知母 10g，茯苓 30g。

10 月 19 日五诊：再进上方 6 剂，低热解除，精神、饮食、睡眠、二便正常。仍守上方加减，以善其后。

我们热病研究课题组（先生在任江西省中医药研究所所长期间，专门设置了热病研究室，从事热病研究工作，并亲自担任热病研究课题组负责人）在防治感冒病时，有鉴于当前存在着重热（风热感冒）轻寒（风寒感冒）的偏向，医院里和市场上充斥着风热感冒的辛凉解表中成药，而对风寒感冒所需的辛温解表中成药几乎缺如，因而往往造成寒者凉之的不良后果。为此，我们在常用辛温解表主剂麻黄汤治风寒感冒得效的经验基础上，为了便利科研，特制成“麻黄汤冲剂”，用以治疗“流感”和“上感”的表寒实证，经临床试用和交叉验证有良好疗效。这里仅举例 1 以见一斑。

例 2 病属太阳表寒闭肺而痰涎壅盛之证，其麻黄汤加味方亦可称三拗（麻黄、杏仁、甘草）二陈（半夏、陈皮、云苓、甘草）二前（白前、前胡）汤，即以三拗开肺，二陈、二前化痰，故获速效。本案似亦可用小青龙汤，但此方中的白芍和五味子均属酸收之品，不适宜于表寒闭肺之证。

例 4 咳而胸逼，寒热如疟状，是属太阳表寒涉及少阳之证，故用桂麻各半汤合小柴胡汤获得速效。《伤寒论》治寒热如疟状有 3 方，即桂麻各半汤、桂二麻一汤、桂二越一汤。其中以桂麻各半汤应用机会较多。太阳少阳同病而见寒热如疟状者，病机重点在少阳的，宜用柴胡桂枝汤；病机重点在太阳的，宜用桂麻各半汤合小柴胡汤（从理论上看，似乎不必合用小柴胡汤，但从临床上看，则以合用效果更佳，本案即其例证）。

例 3 头痛发热、恶风寒无汗似太阳表寒实证，但从其病起于产后和脉呈虚弱来看，实属太阳表寒虚证，故服桂枝汤全方 2 剂即愈。又从其兼见嗳腐吞酸、干呕不思食来看，不仅表有风寒，而且里有食滞。由于桂枝汤既能扶助卫阳以发散风寒，又能健运中气以消化食滞，故不需加入消食药，就能达到表解里和的目的。由此可见，风寒感冒只要具有寒热脉浮而虚弱，就可确定其为太阳表寒虚证，即使不具有自汗出，而反无汗者，也可用桂枝汤取效。有人认为，太阳伤寒表实固然是实证，但太阳中风表虚却不能认为是虚证，如果是虚证，那就决非桂枝汤所能胜任，而必须采用玉屏风散等方才能奏功。这种认识是不够深刻的（参看《万友生医论选》“略论太阳中风表虚和伤寒表实”一文）。因为表寒虚证有邪多虚少和虚多邪少之别，邪多虚少，治宜祛邪为主兼补正，这就应该采用攻中兼补的桂枝汤；虚多邪少，治宜补正为主兼祛邪，这就应该采用补中兼攻的玉屏风散等方。

我在常用仲景麻桂方治风寒感冒外（参看《万友生医论选》“我对仲景麻黄方剂的点滴体会”和“桂枝汤及其加减法的临床体会”两文），还曾自制“防荆汤方”（基础方：防风15g，荆芥10g，薄荷10g，葛根30g，甘草5g。加味法：①风寒感冒加紫苏叶15g；②风热感冒加桑叶、菊花、金银花、连翘各10g；③鼻塞流涕加苍耳子、辛夷花各10g；④咳嗽加桔梗、杏仁各10g，冰糖60g；⑤咽喉干痛加连翘、桔梗各15g，亦可酌加山豆根、板蓝根、青果、洋果等；⑥头痛加川芎、白芷各10g；⑦身痛风寒加羌活、独活，风热加秦艽、桑枝各10g；⑧伤食加山楂、麦芽各15g，六曲、鸡内金各10g；⑨气虚易感合玉屏风散。以上用量小儿酌减）以通治感冒（“流感”和“上感”），常收稳效。

这里仅举例5以见一斑。本案虚人感冒初起，由于邪多虚少，故先用防荆汤加味以祛邪为主，继因邪气渐退，乃合用玉屏风散于解散余邪中固补卫气，最后给玉屏风散加味长服以巩固疗效。至于例6、7案则均属虚人易感的虚多邪少之证，前案因其脉虚弱甚，自汗亦甚，故用大剂玉屏风散（生黄芪由100g加至120g）合生脉散加味，服至35剂才汗收脉起，最后单用玉屏风散以收功。这里谈谈玉屏风散防治虚人感冒的用法问题：有人认为玉屏风散必须按古法用散剂长服才能收效，如作汤剂则欲速不达。这虽值得注意，但并不尽然。我认为玉屏风散防治虚人感冒或用散剂或用汤剂，要看病情轻重缓急而定。即病情轻缓的，自当用散剂以徐图之；病情急重的，则宜先用汤剂以急图之，然后用散剂以巩固之。不少顽固性虚人易感者，几乎长年累月感冒难以脱体，常常需用大剂玉屏风散作汤，先服若干剂，必俟其感冒完全脱体后，才能用散剂以竟其全功。前案即其例证。后案病机与前案同中有异的是，不仅气虚，且阴亦虚，属于气阴两虚之证，故最后用补中益气汤合青蒿鳖甲汤加减以气阴两补，获得良效。

急性扁桃体炎案

例 8

周某，男，30 岁。1991 年 9 月 14 日初诊。

患急性扁桃体炎，咽喉肿痛作梗，痰多欲呕，恶风发热（39℃以上），汗少，口干渴喜冷饮，头痛，周身关节酸痛，舌苔白黄而腻，脉濡数。投以普济消毒饮加减：升麻 15g，葛根 30g，赤芍 15g，生甘草 10g，防风 15g，荆芥 10g，金银花 15g，连翘 15g，薄荷 10g，桔梗 15g，牛蒡子 15g，玄参 15g，板蓝根 15g，柴胡 15g，僵蚕 15g，浙贝母 15g。3 剂。

9 月 24 日复诊：服上方 3 剂见效，因自加服 3 剂，现已热退，咽喉肿痛消失，余症悉除。但觉精神疲倦，大便硬结，2 日 1 行，舌根部苔微黄腻。守上方加减：金银花 15g，连翘 15g，桔梗 10g，生甘草 10g，芦根 50g，白茅根 50g，生薏苡仁 50g，冬瓜仁 30g，玄参 15g，生地黄 15g，麦冬 15g，洋参 10g，党参 30g，黄芪 30g。再进 5 剂而痊愈。

例9

胡某，女，12岁。1992年7月13日初诊。

慢性扁桃体炎急性发作。患者自1岁起，约每月发热1次，伴咽喉肿痛，非住院输液、消炎不愈。此次复发1周，因青霉素过敏而改用先锋霉素，发热虽退而仍身热，见咽喉扁桃体肿大，有脓点2个，伴喷嚏、咳嗽、胃中热、喜冷饮、大便干结、纳差乏味、四肢不温，舌苔白厚，脉象浮数。患者平素形瘦面白，容易感冒，不耐劳累，时有胸闷心慌。投以普济消毒饮合玉屏风散加减：升麻6g，桔梗15g，生甘草6g，薄荷6g，牛蒡子10g，僵蚕10g，玄参10g，麦冬10g，葛根10g，赤芍10g，射干10g，山豆根10g，生大黄5g，黄芪15g，防风10g，白术10g。3剂。

7月17日二诊：服上方后即热退身凉，咽喉肿痛及脓点消失，胃中不热，但仍喜冷饮不欲食，大便已不干，仍难下，已无胸闷心慌，苔仍白厚，脉弱。改投升麻葛根汤合玉屏风散和异功散加味：升麻10g，葛根15g，赤芍10g，生甘草10g，黄芪30g，防风15g，白术15g，党参30g，云苓15g，陈皮10g，山楂15g，麦芽15g，鸡内金10g，生大黄5g。5剂。

7月22日三诊：胃纳已开，大便畅通，但仍不饥，喜冷饮，昨夜咽喉稍觉作梗，守二诊方再进7剂。

7月29日四诊：近日泄泻2次，因自去大黄后，大便2日未解，仍不饥，不欲饮食，但咽喉无不适，守二诊方去大黄再进7剂。

8月14日五诊：知饥纳增，大便通畅，渴喜冷饮，已1月未再发热，守四诊方再进7剂。

9月9日六诊：上周六又感冒，但轻松地度过，未再高烧、咽喉肿痛。现一切正常，嘱长服玉屏风散以巩固疗效。

普济消毒饮方对风温热毒上攻所致的急性扁桃体炎等病有显著疗效，例8即其明证。但如转成慢性，由于气虚（肺、脾，尤其是脾）易感，感即复发，则非益气托里以提高免疫功能不能根治，例9即其明证。本例从1岁起，患急性扁桃体炎转成慢性，由于气虚易感，感即复发，反复发作达11年，当其急性发作时，只知消炎以治其标，不知益气以治其本，所以无法根治。因此，本例初诊时，即用普济消毒饮加减方为主以消炎治其标，并辅佐玉屏风散以益气治其本，连服3剂即炎消症除。二诊即改用升麻葛根汤合玉屏风散和异功散加味，以益气为主兼消炎，并坚持服用1个多月，才制止了复发之势。

急性支气管炎案

例10

马某，男，40岁。1991年3月7日初诊。

多年来经常感冒，常自服感冒成药，药后寒热退而咳不除，又嗜烟、酒，遂成久咳，常感一身紧束发胀，颈项强硬，转动不灵。近又感冒，恶寒发热，咳嗽胸闷，因饮酒、吃鸡而加剧。现发热未退，咳黏稠白痰带血，喉中痰鸣而艰涩难出，喉痒特甚（连上胸亦痒），头痛，全身酸胀，恶心，嘈杂，口不干，面红目赤（自云一贯如此），舌胖大，苔薄白，质暗红，脉浮数。投以麻杏甘石汤加味：炙麻黄 10g，杏仁 15g，生石膏 30g，生甘草 30g，白茅根 50g，桔梗 15g，川贝母 15g，紫菀 15g，款冬花 15g，冰糖 60g。

3 月 11 日二诊：服上方 4 剂，一觉身觉轻松，咳白色泡沫痰，不黏易出，喉间已无痰鸣，胸闷恶心消失，背寒，舌苔白黄厚腻。守上方加桑白皮、地骨皮各 30g，再进 3 剂。

3 月 14 日三诊：咳吐白色泡沫痰减少，背寒减轻，喉仍痒甚，舌淡红胖，苔微黄腻。守上方加防风 30g，再进 10 剂。

3 月 25 日四诊：咳嗽、喉痒大减，自觉颈项柔和（过去一直强硬不灵），舌红，苔薄白腻滑。守上方再进 10 剂，以巩固疗效。

例 11

吴某，男，21 岁。1992 年 1 月 13 日初诊。

月前感冒遗留咳嗽，至今未已。现晚饭后咳甚气逼（上楼气喘），伴呕吐，饮冷水后咳更甚，痰少黏稠难出，胸痛，晨起咳血少许，鼻中偶有血块，咽干喜热饮，舌红有深裂痕，苔白，脉细。投以麻杏甘石汤加味：炙麻黄 10g，杏仁 10g，生甘草 15g，生石膏 30g，芦根 30g，白茅根 30g，桃仁 10g，冬瓜仁 30g，橘络 10g，丝瓜络 10g，生薏苡仁 30g，桔梗 15g，冰糖 60g。

1 月 16 日复诊：服上方 3 剂，咳嗽大减，胸痛消失，出血亦止，惟胸咽热痒，痰少而黏，胃脘微痛。守上方加广木香、青木香各 15g，再进而愈。

例 12

高某，女，36 岁。1993 年 2 月 2 日初诊。

感冒半月，剧咳 4 天。现仍恶寒，背部酸痛，咳引胸痛，胸闷气逼，喘不得卧，咳嗽夜甚，痰白稠黏不易出，喉痒，口干苦，喜热饮，小便不利，舌红苔薄白，脉缓。投以麻黄汤加味：麻黄 15g，桂枝 15g，杏仁 15g，甘草 15g，葛根 50g，桔梗 15g，枳壳 15g，橘络 10g，丝瓜络 10g，冰糖 60g。

2 月 9 日复诊：服上方后，咳嗽基本停止，痰亦减少，胸部闷痛气逼解除，小便畅利。现感神疲乏力，头昏眼花，胃中灼热（但喜热饮），咽干痒痛。守上方加减，以善其后。

以上 3 例“急支”案，前 2 案是因风热袭肺所致，故用辛凉的麻杏甘石汤方为主以宣肺清热获效；后 1 案是因风寒袭肺所致，故用辛温的麻黄汤方为主以宣肺散寒获效。

急性肺炎案

例 13

万某，男。1943 年秋初诊。

患急性肺炎，发热无汗，咳嗽气喘，痰声如锯，喉间满布白点白块，四肢面目浮肿，小便短少，舌苔白黄，指纹紫红。投以麻杏甘石汤：炙麻黄 3g，苦杏仁 10g，生甘草 10g，生石膏 15g。1 剂而痰喘平；再剂而身热退，咳止，喉间白点白块消失，惟面目浮肿未消。继予清肺利水法竟功。

例 14

周某，男。1943 年冬初诊。

患麻疹合并肺炎，麻疹出而复隐，微热无汗，喘息鼻煽，喉间痰鸣如锯，指纹青紫。急投麻杏甘石汤加升麻、葛根：炙麻黄 3g，苦杏仁 10g，生甘草 5g，生石膏 15g，升麻 3g，葛根 10g。连服 2 剂，麻透喘平，调理而愈。

例 15

刘某，女。1947 年 6 月 7 日初诊。

患急性肺炎，发热无汗，胸逼气喘，咳嗽不爽，脉象浮数。投以麻杏甘石汤加味：炙麻黄 3g，苦杏仁 10g，生甘草 10g，生石膏 15g，浙贝母 10g，前胡 10g，橘络 10g，丝瓜络 10g。4 剂。

6 月 11 日复诊：热退喘平，但仍咳不甚爽，身痛。守上方出入：桔梗 10g，苦杏仁 10g，生甘草 10g，浙贝母 10g，前胡 10g，橘络 10g，丝瓜络 10g，紫菀 10g，款冬花 10g，秦艽 10g，桑枝 15g。再进 4 剂而痊愈。

例 16

桂某，男。1949 年 2 月 6 日初诊。

患急性肺炎，发热八九日，四肢时冷，闷咳气促，清窍干燥，口渴不欲饮，时作呕恶，唇焦，烦躁，大便不通，舌苔黄，指纹沉紫。投以麻杏甘石汤加味：炙麻黄 3g，苦杏仁 10g，生甘草 10g，生石膏 15g，芦根 15g，浙贝母 10g，前胡 10g，莱菔子 5g，旋覆花 5g，白通草 3g，灯心草 3g。1 剂。

2月7日二诊：闷咳松，呕恶止，夜寐安，惟身热未减，大便未通。守原方加牛蒡子5g，再进1剂。

2月8日三诊：大便仍未解。守原方加生大黄5g（另浸汁冲）、元明粉5g（冲化），合调胃承气汤于麻杏甘石汤中，再进1剂。

2月9日四诊：已大便3次，先硬后溏，惟量不多，诸症大减。守原方去浙贝母、前胡、莱菔子、旋覆花、牛蒡子、白通草、灯心草，加白茅根15g，再进1剂。

2月10日五诊：身热渐退，咳嗽渐止，口渴渐除，夜寐甚安，食欲渐开。最后用麻杏甘石汤加芦根、茅根：麻黄2g，苦杏仁5g，生甘草5g，生石膏10g，芦根15g，白茅根15g。继服数剂而痊愈。

例17

喻某，女。1947年4月26日初诊。

患急性肺炎，身热咳喘，喉间痰鸣，胸部板逼，舌苔中黑边黄，脉浮弦。投以麻杏甘石汤加味：炙麻黄3g，苦杏仁10g，生甘草10g，生石膏15g，天竺黄10g，桔梗10g，前胡10g，浙贝母10g，橘络10g，丝瓜络10g。2剂。

4月28日复诊：热退咳减喘平，喉间痰声渐除，胸部已舒，舌上黑苔已退，脉稍浮数。守上方出入：桔梗10g，苦杏仁10g，生甘草10g，尖贝母5g（研冲），前胡10g，天竺黄10g，芦根30g，冬瓜仁15g，生薏苡仁15g，桑白皮10g，地骨皮10g，干白萝卜丝60g。再进2剂而痊愈。

例 18

王某，男。1945 年 11 月 17 日初诊。

患急性肺炎，身有微热，咳喘痰鸣，右胸闭塞疼痛，呃逆，舌苔黄，脉弦滑数。方用桑白皮 15g，苦杏仁 10g，生薏苡仁 15g，枇杷叶 15g，冬瓜仁 15g，前胡 10g，浙贝母 10g，天竺黄 10g，旋覆花 10g，代赭石 10g，橘络 10g，丝瓜络 10g。

11 月 18 日二诊：服上方 1 剂，身热、咳喘、痰鸣、呃逆均减。守上方加柿蒂 10g、竹茹 10g，再进 1 剂。

11 月 19 日三诊：病减十之八九，脉平，精神转佳，惟右胸仍有微痛，尚有微呃未止。守上方出入：旋覆花 10g，代赭石 15g，桑白皮 10g，冬瓜仁 15g，枇杷叶 15g，苦杏仁 10g，浙贝母 10g，生甘草 10g，天竺黄 10g，橘络 10g，丝瓜络 10g，青礞石 10g。再进数剂而痊愈。

例 19

杨某，1976 年 3 月 4 日初诊。

患急性支气管肺炎 20 天余。身热午后较甚，咳嗽气促胸痛，喉间痰鸣，痰多色白，听诊肺部有明显湿啰音，腹痛，大便干结，不思食。因在县城服用中西药无效，特来南昌就诊。急投甘草 15g，桔梗 10g，杏仁 10g，前胡 10g，枳壳 10g，橘络 5g，丝瓜络 5g，紫菀 10g，款冬花 10g，山楂 15g，六曲 10g，谷麦芽各 15g，蛇胆陈皮末 2 支（冲）。

3 月 11 日复诊：服上方 5 剂，身热渐退，咳嗽大减，喉间痰鸣渐除，听诊肺部湿啰音明显减退，同时胃纳好转，大便通畅，但早上咳痰仍较多。守上方去山楂、六曲、谷麦芽，加百部、白前、瓜蒌皮仁各10g，马兜铃5g，再进5剂而痊愈。

例20

黄某，1946年12月3日晚初诊。

患急性肺炎。患儿体素肥壮，近日无热而喘，喉间痰鸣，面唇色青，目时上视，不哭，不吮乳，指纹青紫。急投三子二陈汤加减：白芥了1.5g，紫苏子3g，莱菔子5g，法半夏3g，橘红3g，制南星3g，前胡10g，旋覆花5g，青礞石5g，菖蒲3g，远志3g。水煎分3次服。

12月4日二诊：痰喘渐平，目不上视。守上方减青礞石为3g，加白前、薤白各5g。水煎分3次服。

12月5日三诊：得大便量甚多，呈痰沫状，喘息基本平定，吮乳恢复正常，目光有神，哭声洪亮。守上方出入：白芥子1.5g，紫苏3g，莱菔子5g，法半夏3g，前胡10g，旋覆花5g，连服数剂而愈。

急性肺炎虽多呈现阳邪壅肺之证而治宜清开之法，但也间有呈现阴邪壅肺之证而治宜温开之法者，且以后者更为危重，必须高度警惕。现就上述8案分析之：

前7案都属阳邪壅肺之证，多用清宣法，以麻杏甘石汤为主方。本方《伤寒论》用以治疗太阳邪热迫肺的汗出而喘，无大热者，取其清解肺热、宣利肺气之功。前贤柯韵伯认为有汗不得用麻黄，无大热不得用石膏，因将麻杏甘石汤证条的“汗出而喘，无大热者”，改为“无汗而喘，大热者”。但证诸临床，并不尽然，不必拘执。因为本证是以喘为主，而热则有微有甚，汗则有出有不出，这可于上述7案和下述24案中获得证明。但其中例18和例19两案，虽亦属阳邪壅肺之证，并未采用麻杏甘石汤方，而是以其他宣清肺气、涤降痰热药如桔梗、杏仁、甘草、枳壳、前胡、天竺黄、橘络、丝瓜络、贝母、枇杷叶（抗战时，漆姓女，患急性肺炎，壮热喘咳痰血，嘱用鲜枇杷叶煎取浓汁，调服川尖贝母末，每服10g，每隔1小时1次，当日即痰血全止，喘咳大减，调理数日而食）、桑白皮、生薏苡仁、冬瓜仁、紫菀、款冬花、蛇胆陈皮末等获效。可见无论经方或时方，只要用之得当，都可获得良效，不必偏执。至于例13的喉间白点白块，服麻杏甘石汤2剂即全部消失。今天看来，很可能是上呼吸道感染并发肺炎，但也可怀疑为白喉，因为麻杏甘石汤可治白喉。如早年出版的中医学院试用教材《儿科学》在白喉分型辨证中也指出“痰热阻肺型”白喉，宜用麻杏甘石汤重加土牛膝、山豆根、金银花、连翘，喘甚加苏子、葶苈子、莱菔子，痰多加贝母、僵蚕；“阴虚型”白喉，宜用养阴清肺汤（生地黄、玄参、麦冬、贝母、薄荷、白药、丹皮、甘草）加土牛膝、金银花。

后1案（例20）属阴邪壅肺之证。由于阴邪壅肺，内闭心神，风痰上涌，故呈现无热而喘，喉间痰鸣，面唇色青，目睛上视，不哭，不吮乳，指纹青紫等症。由于患儿体素肥壮，是属实证，而非虚证，故用三子二陈汤加菖蒲、远志、南星、前胡、旋覆花等温开心肺之闭，祛风痰而降逆气，获得速效。本证如属表寒闭肺者，宜用麻黄汤等温开法以宣肺气；如属寒饮袭肺者，宜用小青龙汤等温开法以化寒饮。若太阴肺为阴邪所壅而少阴心阳受伤（或素虚）者，则宜用麻黄细辛附子汤或麻黄附子甘草汤等以温开肺气、振奋心阳；如其少阴心阳虚甚，则应急投四逆汤等峻温回阳，才有可能转危为安。

急性脑炎案

例 21

王某，女，2 岁。

病起于发热，眼多眵，鼻多涕。1月1日身现疹点，下达臀部，至2日下午昏迷不语，入暮高热，抽搐频作，持续到3日上午，病势有增无减。急住入县医院，诊断为麻疹合并肺炎和脑炎，经用中西药1周，麻疹出至下肢两膝，但头面、上肢及两膝以下不见疹，依然高热昏迷抽搐，乃于11日转来省某医院。检查：神志欠清，摇头伸舌，瞳孔反射迟钝，咽红，口腔满布白色乳状斑块，颈软，左膝反射消失，右下肢肌张力增高，全身不停抖动，胸腹下肢密集小水疱，心音稍钝，两肺背部水泡音清晰，体温 38.6℃。诊断：①麻疹并发肺炎；②麻疹并发脑炎；③鹅口疮。经治5天，虽身热见减，饮食稍增，但抽搐依然未止。投以紫雪散合止痉散加味：蜈蚣 10 条，全蝎 15g，僵蚕 30g，地龙 30g。共研细末。每用 3g，与紫雪散 1g 和匀，温开水调服，每隔 6 小时调服 1 次。17 日上午开始服上方（第 1 天加羚羊角粉 0.1g，分 4 次和入上方药末中服）；18 日抽搐见减，神志渐清；19 日抽搐停止，微自汗出，咳嗽日轻夜重；21、22、23 日未再发生抽搐，神志日清，精神日旺，饮食日增，二便正常，近日欲言难出，但看舌和指纹时会哭出声，有时稍见眼斜视、上翻和手足妄动，左半身似有不遂感，肢软无力，舌苔黄。24日再投汤方：丹参、菖蒲、远志、郁金、桃仁各10g，红花5g，芦根15g、桔梗、甘草、杏仁、前胡、生薏苡仁、冬瓜仁各10g。连服3剂，语言渐清，声音渐大，手足渐有力，在稍加扶持的情况下可勉强步行，并能独自站半分钟左右。26日服完散方后，脑炎症状全除，但X线检查肺部仍有炎症。乃改投清肺气以化痰热之方善后调理，至2月11日出院回县。不久，我因赴该县给赤脚医生班上课，访知患儿病已痊愈，康复如常。

本例麻疹初起，郁而不透，在一二日间，即陷入了高热、昏迷、抽搐的险境。可见麻毒太重，虽亦首先犯肺，但即逆传心包，并引动肝风。这和西医诊断为麻疹合并肺炎和脑炎是一致的。由于目前西医对病毒性疾患治法不多，未能控制病情发展，故改用中药治疗。我根据上述麻毒入肺，逆传心包，引动肝风的病机，急投紫雪散合止痉散加僵蚕、地龙以清心开窍、平肝息风。由于药证吻合，故服3天即抽搐停止，6天即神志清明。在继续服用散方的同时，更进清心开窍、活血化瘀、宣降肺气、清化痰热汤方3剂后，口能言，足能行。最后乃专用清宣肺气以化痰热之方善后而痊愈。

例22

毛某，男，3岁。1975年8月24日初诊。

身热时高时低，神志时昏时清已多日。近日高热汗出，手足冷，神昏谵语，时时叫“怕”，两手震颤，入暮烦躁，彻夜不眠，大便不通，舌红中心苔黑，指纹紫红。投以川黄连5g，生栀子5g，连翘10g，竹叶10g，牡丹皮5g，生龙牡各15g，钩藤10g，菊花10g，僵蚕10g，地龙10g，鳖甲10g，白芍10g，甘草10g。服后烦躁稍减，夜寐稍安。

8月25日二诊：守方加菖蒲、远志、郁金各10g，服后夜能安寐，但仍烦躁，有时发呆。

8月26日三诊：守上方先后合用温胆汤和导赤散，共服药4剂，虽曾获得1次色黑量少的大便，但仍烦躁乱叫乱动，大便通而复闭，小便亦少。

8月30日四诊：投丹参15g，生龙牡各15g，菖蒲10g，郁金10g，白通草5g，钩藤15g，僵蚕10g，地龙15g。连服2剂。

8月31日下午五诊：烦躁、乱叫、乱动始见好转，逐渐安静不吵，愿意下地玩耍，稍进稀粥，夜寐尚安，但大便仍未解，小便仍少。

9月1日六诊：守上方加牛黄解毒片2片，服后上午烦躁吵闹了一阵后，又渐安静不吵，饮食增加，中午安睡2个多小时，傍晚得大便1次，先硬后软，量多色黑，夜寐甚安。

9月2日七诊：守方再进，上午仍烦躁，下午渐安静，烦躁时神昏手足震颤，安静时神清手足很少震颤，并有说有笑地玩耍，但有时还会叫“怕”，身热已退（36.8℃），手足回温，小便转长。

9月3日八诊：仍守方再进，烦躁渐除，神志清明，手足不震颤，即使到人多的地方也不叫“怕”，精神、胃纳转佳，二便正常。最后守方加减调理而痊愈。

本例证属热入心包，引动肝风，神魂不宁所致。故用清心开窍（如川黄连、生栀子、连翘、竹叶、菖蒲、远志、郁金）、平肝息风（如钩藤、菊花、僵蚕、地龙、白芍、甘草）、镇定神魂（如琥珀、龙骨、牡蛎、磁石、代赭石）等药获效。但从其治疗全过程来看，可以看出在加用牛黄解毒片（内含大黄）大便获得畅通后，病情好转比较显著。如由高热手足逆冷（热厥）转为热退手足回温，由神情躁扰逐渐转为安静，由常叫“怕”转为不叫“怕”，手足震颤逐渐消失，小便短少转长，日益食增神旺。可见里热实证而大便不通者，通便逐邪确是要招之一。

上述2例热入心包引动肝风（前者重点在肝，后者重点在心）的危重病证治验，都是采用一般清心开窍、平肝息风方药获效，并未选择“三宝”等贵重方药（所用成药紫雪散和牛黄解毒片都较便宜）。这既减轻了病家经济负担，又达到了治疗目的。

例23

黎某，男。1943年秋初诊。

患急性肺炎合并脑炎，发热旬余不退，咳嗽气喘，神昏谵语，脉象虚数不整，势甚危殆。急投紫雪散3g（冲），黄芪10g，党参10g，生牡蛎15g，生龙骨15g，朱茯神15g，尖贝母5g（冲），竹叶10g，生甘草5g。连服2剂，咳喘见减，神清脉整，转危为安。

惟身热咳喘尚未全除，继用辛凉清解法竟功。

本例不仅热壅肺气，而且心神闭塞，心气不支，故见身热咳喘、神昏谵语、脉象虚数不整等症。病情矛盾的主要方面，已由肺而及心，故用紫雪散合参、芪、龙、牡、茯神、竹叶、尖贝母、甘草，在开心窍、安心神、补心气中清宣肺气。由于抓住了病情的主要矛盾，故仅服药2剂，即神清脉整而转危为安。

本证在阳邪壅肺的咳喘病中最险，如果未能及时救治其心，则危及生命。阳邪壅肺的救心方法主要有二：一是清心开窍法，如安宫牛黄、紫雪、至宝等，肺热内闭心神而见神昏谵语等症者宜用；二是强心益气法，如独参汤、生脉散等，肺热内伤心气而见脉虚、神倦、少气等症者宜用（若病由心气虚发展为心阳虚而见身寒肢厥脉沉微细等症者，则宜急投参附汤）。本例阳邪壅肺，不仅内闭心神，而且内伤心气，故既用紫雪以清心开窍，又用党参、黄芪以强心益气。如果身热、咳喘、神昏谵语而脉实，是属肺热内闭心神的实证，则强心益气的参芪自当禁用（《温病条辨》安宫牛黄丸方后有“脉实者金银花、薄荷汤下，脉虚者人参汤下”之注，不可忽略）。如果身热、咳喘、脉虚、神倦少气，而无神昏谵语之症，则清心开窍的牛黄、紫雪、至宝等方自不必用。

例24

黄某，男。1947年4月20日晚初诊。

患急性肺炎合并脑炎，身热汗出而喘，神昏不语，目赤，舌绛，脉浮弦数。投以麻杏甘石汤合牛黄清心丸加味：炙麻黄 3g，苦杏仁 10g，生甘草 10g，生石膏 15g，浙贝母 10g，双钩藤 10g（后下）。1 剂。牛黄清心丸 1 颗，分 2 次化服。

4 月 21 日晨二诊：昨夜睡眠安静，今早神志稍清，语言稍出，目赤稍退，喘促稍减，但身热依然，脉仍浮数。守上方出入：炙麻黄 3g，苦杏仁 10g，生甘草 10g，生石膏 15g，尖贝母 10g，莱菔子 10g，菊花 5g。再进 1 剂。牛黄清心丸 1 颗，分 2 次化服。

4 月 21 日中午三诊：病情继续好转，头部时自汗出，惟颈以下无汗。守上方出入：桑叶 10g，枇杷叶 10g，菊花 10g，天竺黄 10g，牛蒡子 10g，浙贝母 10g，旋覆花 5g，前胡 10g，苦杏仁 10g，生甘草 10g，丹参 10g。再进 1 剂。牛黄清心丸 1 颗，分 2 次化服。

4 月 22 日晨四诊：身热喘促大减，咳嗽痰活易出，稍能进些米汤，但脉仍浮数。守上方出入：桑叶 10g，枇杷叶 10g，菊花 10g，牛蒡子 10g，浙贝母 10g，全瓜蒌 15g，甜杏仁 10g，丹参 15g，双钩藤 10g。再进 1 剂。牛黄清心丸 1 颗，分 2 次化服。

4 月 22 日下午五诊：神志渐清，喘促渐平，目赤全退，惟语言尚欠流利。守上方出入：桑叶 10g，枇杷叶 10g，菊花 10g，牛蒡子 10g，浙贝母 10g，前胡 10g，苦杏仁 10g，生甘草 10g，瓜蒌仁 10g，丹参 10g。再进 1 剂。牛黄清心丸 1 颗，分 2 次化服。

4 月 23 日上午六诊：神志全清，诸症大减，病入坦途，惟热咳尚未全已。守上方出入：炙麻黄 1.5g，苦杏仁 10g，生甘草 10g，生石膏 10g，桑叶 10g，枇杷叶 10g，菊花 10g，金银花 10g，连翘 10g，竹叶 5g，浙贝母 10g，前胡 10g，天竺黄 10g，桔梗10g，干白萝卜丝15g。再进1剂。

4月23日下午七诊：热渐退清，咳嗽渐止。守上方出入：炙麻黄1.5g，苦杏仁10g，生甘草10g，生石膏10g，桔梗10g，浙贝母10g，桑白皮10g，地骨皮10g，干白萝卜丝30g。连服数剂而痊愈。

本例是因温邪犯肺，逆传心包所致。故呈现出身热汗出而喘、神昏不语、目赤、舌绛、脉浮弦数等症，而采用麻杏甘石汤合牛黄清心丸，在清宣肺气中清心开窍，获得良效。

例25

万某，男，7个月。1977年5月7日初诊。

病起感冒发热咳嗽，经治热退咳止，而抽搐时作，发作多在睡醒时，先头向上仰，旋即低头向下，而两手抽搐几次或十几次，同时两脚合拢，头脑反应迟钝，大便结，指纹青紫。投以蜈蝎散合芍药甘草汤加味：蜈蝎散3g，僵蚕10g，地龙15g，白芍15g，甘草10g，当归10g，麻子仁15g。连服3剂，抽搐减少，大便畅行。

复诊：守方再进2剂，抽搐渐止，有时睡醒亦不发作，极少见有两脚合拢。

三诊：单用蜈蝎散（每服1.5g，每日3次，温开水送服）善后。后因感冒发热，抽搐又剧作，咳嗽，喉间痰鸣，有时发呆，大便干结。

四诊：投以紫雪散合蜈蝎散、导痰汤：紫雪散1.5g，分3

次冲服；蜈蝎散6g，分3次冲服；胆南星10g，枳实10g，法半夏10g，陈皮10g，云茯苓15g，甘草10g。连进5剂，诸症悉除，病告痊愈。4个月后，因喝鸡汤，致病复发，后用珍珠粉（每服1.5g，每日2次，温开水送服）竟功。

小儿虽为稚阴稚阳之体，但偏于阳亢者多，故又称为纯阳之体（民间俗语有“小儿不冷酒不冻”和“欲要小儿安，常带三分饥与寒”）。由于阳气偏亢，所以易动肝风，而见抽搐之症，尤其在感冒高热时更为多见。这是因为感冒高热，热极本易生风，加之小儿阳亢肝旺，而里应外合之故。本证一般采用蜈蝎散搜风止痉，疗效颇著。但热盛者，宜合用地龙、僵蚕、紫雪散和芍药甘草汤；痰盛者，宜合用导痰汤。本案就是采用上述治法获得疗效。至其愈后因喝鸡汤而复发，则是采用镇肝息风之珍珠粉竟其全功。这里不可忽视的是，鸡属木而性温，容易引动肝风，凡属肝胆阳亢的病体，切宜禁忌，如误食之，往往动风发病，本案即其例证之一。

饮食疗法为中医的传统治法之一。中医认为，饮食之物都各具有其寒热之性和补泻之能，对疾病也有治疗作用。因此，人在患病时，即使医生给的方药恰当，如果饮食错误，或热病服寒药而反进热的饮食，或寒病服热药而反进寒的饮食，或实证服泻药而反进补的饮食，或虚证服补药而反进泻的饮食，必将难以取得应有疗效，甚至还有可能产生不良后果。例如高血压病肝经阳亢风动者，服平肝潜阳息风药，若食用温肝助阳动风的鸡肉（尤其是公鸡肉），结果血压降不下来，甚至反而升高，这种例子并非少见。过去，西医和护士同志们对此不大相信，经过学习中医和临床验证后，有些同志逐渐相信了。但应指出的是，个别高血压病患者吃了公鸡肉也安然无事，甚至反应良好。这是因为高血压病虽然多见阳亢之证，治宜清降，切忌温升，但如高血压病而见阳气不足之象，服益气或助阳之药，由于鸡肉能益气（有黄芪之功），所以吃鸡肉不但无害，而且有利，不过这种例子比较少见罢了。

急性心包炎案

例 26

武某，女，56岁。1973年5月15日初诊。

患急性心包炎5日，身热，自汗，面赤，胸闷气逼而痛引肩背，精神萎靡，少气懒言，声低气细，胃脘酸胀，恶心吐痰，不思食，舌苔白腻，脉微细数，心包摩擦音显著。投以瓜蒌薤白半夏汤合温胆汤以开胸豁痰，同时用独参汤以扶元固脱。瓜蒌实（皮、仁合用，下同）30g，薤白10g，法半夏10g，陈皮10g，云苓15g，甘草5g，竹茹5g，枳实5g。另用红人参15g，煎汤，代茶频饮。

5月20日二诊：服上方5剂，精神好转，面红见退，胸闷气逼见松，胃脘酸胀亦减，稍思饮食，但食后胃脘不适，咽喉不利，时吐白色泡沫痰，舌尖有烧灼感，尿赤，便闭，脚板常冷。近日傍晚曾阵发1次头昏、面红、自汗、气逼、胸闷，但夜寐尚安。守上方加味：丹参15g，瓜蒌30g，薤白15g，橘络10g，丝瓜络 10g，黄连 5g，黄芩 5g，栀子 5g，连翘 5g，通草 5g，赤芍 10g，郁金 10g，竹茹 10g，枳实 5g，法半夏 10g，陈皮 10g，云苓 30g，甘草 5g，红参 10g。

5 月 27 日三诊：服上方 6 剂，精神更见好转，胸痛渐除，背痛未已，自汗仍多，口干，舌尖烧灼感消失，口味转好，胃中不酸。稍多食则脘胀，大便时通时闭，尿已转清。近日傍晚虽然阵发头昏、面红、自汗、气逼、胸闷，但较前减轻，发时只需喝些糖开水就能缓解（心包摩擦音消失）。守上方出入：红参 10g，沙参 15g，麦冬 10g，五味子 5g，浮小麦 15g，凤凰衣 10g，丹参 15g，瓜蒌实 30g，薤白 15g，橘络 10g，丝瓜络 10g，郁金 10g，云苓 15g。

6 月 17 日四诊：服上方 20 剂，从 5 月 28 日傍晚起到就诊时，未再阵发头昏、面红、自汗、气逼、胸闷，同时脚板冷渐除，精神日益好转，胸痛全除，背痛渐止，自汗渐收，胃中舒适，时时腹饥思食，咽喉已无不利之感，大便已转正常，脉力渐增（6 月 11 日 X 线检查：心包炎症改善，心影恢复正常），病已向愈。守上方加减以善后。

在善后调理 4 个多月（6 月 17 日 ~10 月 19 日）的疗程中，曾因先后 3 次感冒而采用标本兼顾的表里同治之法。治标选用葛根、金银花、连翘、桑叶、菊花、芦根、桔梗、杏仁、前胡、枳壳、甘草等以解表；治本仍用生脉散加丹参、瓜蒌实、薤白、橘络、丝瓜络等以安内，一般都在 2~3 日内迅速得到缓解。最后，则以平补脾胃为主，采用参苓白术散合玉屏风散、生脉散等方，加丹参、橘络、丝瓜络、瓜蒌实、薤白等药，以巩固疗效。此后未再发生感冒，逐渐恢复了健康。随访多年，未见复发，亦未见有任何后遗症。

本例急性心包炎，由于体素气阴两虚（有长期肺结核病史），抵抗力弱，起病即呈内闭外脱的险象。即一方面痰热蕴结于胸膈，脉络阻滞不通，心火时时上炎，并使肺胃气机宣降不利；另一方面热伤素虚之津气，以致心力不支，元气不固，时时欲脱。证属虚实错杂，治当攻补兼施。从全部治疗过程（5月15日~10月19日）来看，可分为前后两个阶段。前阶段（5月15日~6月17日）可分为两步：

第一步，即初诊后的12天。此时由于邪气实而正气虚，一方面痰热蕴结于胸膈，脉络阻滞不通，心火时时上炎，并使肺胃气机宣降不利，呈现身热面红、胸闷气逼而痛引肩背、咽喉不利、口干、舌尖有烧灼感、恶心吐痰、胃脘酸胀而食不下、舌白腻等症，故用自制丹络蒌薤汤（方解详见“心脏病案”）合温胆汤加黄连、黄芩、栀子、连翘、赤芍、郁金等以开胸疏通脉络、清热化痰涤饮、宣降肺胃之气；另一方面热伤素虚之津气，以致心力不支，元气不固，时时欲脱，呈现大汗时出、胸闷、精神萎靡、少气懒言、声低气细、脉微细数等症，故用独参汤大补元气或生脉散敛补津气以固脱。经过12天的治疗，痰热邪气明显减退，胸闷胸痛基本解除，心包摩擦音消失；但元气不固，时时欲脱之势，虽有所改善，仍不够稳定。

第二步，即三诊后的20天。此时由于邪虽减退而正犹未固，故以生脉散为主，继续扶元敛补津气以固脱；同时，由于痰热减退，心火渐平，故不再用黄连、黄芩、栀子等苦寒清火药，而只用丹络蒌薤汤加味，继续开胸疏通脉络、清热化痰涤饮、宣降肺胃之气，以清除余邪。经过20天的治疗，元气欲脱之势完全解除，每天阵发的头昏、面红、自汗、气逼、胸闷停止，同时脚板常冷亦渐除。这里值得指出的是，脚板常冷而时发面红、自汗、头晕、胸闷，是因心肾阴阳气液两虚，阴虚阳浮，气虚不固所致，既有欲脱之势，又有戴阳（属于阴阳两虚的阴不潜阳，阳不守舍，虚阳浮越）之象。久服独参汤和生脉散后，心肾阴阳气液逐渐敛藏，始得转危为安，脉力转旺，精神转佳。且因胸膈痰热基本清除，心包脉络通畅，肺胃气机通利，故胸闷胸痛全除，咽喉不利消失，胃不酸胀，大便畅行，胃纳转佳，时时腹饥思食。治疗至此，病已向愈。

后阶段（6月17日~10月19日）在善后调理的过程中，由于先后发生过3次感冒，尤以第1次感冒为甚，曾给病入坦途的患者以严重威胁。但因通过前阶段的治疗，有力地巩固了元气，基本上清除了痰热，故虽感冒高热，并曾一度胸痛复作，但都在标本兼顾、表里同治中迅速（2~3天）得到缓解而安然度过。最后以平补脾胃为主，采用参苓白术散合丹络蒌薤汤、生脉散，在培补后天之本、增进饮食、化生气血的同时，继续补养心脏气液和开胸疏通脉络，更合玉屏风散大补卫气以防止感冒。患者自服此方后，感冒未再发生，疗效获得巩固，逐渐恢复了健康，并未遗留任何后遗症。可见最后一方，在增强脾胃、防止感冒、巩固疗效、恢复健康方面，起了重要的作用。

心包络为心之外卫，与心同主血脉。《灵枢·经脉》对手少阴心经和手厥阴心包经的血脉病变，都指出有“心痛”之症。因此，无论是心包疾患的心痛或心脏疾患的心痛，只要病机相同治法就是一致的。

败血症案

例 27

潘某，女，2岁。1964年4月25日初诊。

患儿出生后不久，即经常大便溏泄。至去年8月间，不仅泄泻益甚，而且发热不退。曾在某地区医院长期住院，诊断为败血症，久用西药治疗无效。虽然该院一老中医用安宫牛黄丸后一度热退，但不久又复发热不退。近日身热高达39.5℃，四肢冷，先有汗而后无汗，腹泻，每日4~5次，溏粪色黄而臭甚带馊气，有时夹白冻，带泡沫，小便黄短而臊甚，渴不多饮，不思食，白天精神萎靡，入暮烦扰不宁，稍睡即醒，不愿盖被，盖被即掀去。昨在省中医院门诊，再投安宫牛黄丸而身热反甚（体温达40℃以上），舌苔黄而欠润，指纹紫红。投以补中益气汤方：黄芪15g，党参15g，白术15g，炙甘草15g，陈皮5g，升麻10g，柴胡10g，当归10g。

4月26日二诊：药后昨日身热38.7℃，便溏增至6次而多泡沫，频频矢气，四末仍冷。守上方去当归，加重陈皮为10g，更加炮干姜5g，寓理中汤于补中益气汤中。

4月27日三诊：药后昨日便溏减为2次，但泡沫仍多，四末仍冷，身热续减，昨晚为38.3℃，今早为38.6℃。守上方再进。

4月28日四诊：药后昨日仍便溏2次，四肢仍冷，身热续减，昨晚为38℃，今早为38.2℃，胃纳渐开，精神转佳，嬉笑如常。守上方加重干姜为10g。

4月29日五诊：药后昨日仍便溏2次，泡沫仍多，身热昨晚为38.5℃，今早为38.2℃，四肢渐温，其他情况良好。守上方去干姜、陈皮，加山药、白扁豆各15g。

4月30日六诊：药后昨日虽然大便2次，但稀粪转稠，泡沫减少，黄苔渐退，身热续降，昨晚为38.2℃，今早为37.5℃。守上方再进。

经过这一阶段的6天疗程，病情明显好转，进入坦途。这里应加说明的是：①本例久泻不止和久热不退的病机，关键在于脾胃气虚，是李杲《脾胃论》中宜用甘温除热的脾虚阴火病证。脾虚阴火证主要表现在两方面，一方面是脾脏气虚下陷的气短、神疲、嗜卧、大便泄泻等虚寒证，另一方面是心胃阴火上冲的身热、烦渴、头痛、面热、胃中灼热、脉虚大等虚热证。从本例临床表现来看，患儿出生后不久，即大便泄泻不已，甚至便下白冻，四肢常冷，不思食，白天精神萎靡，显属脾虚中气下陷的虚寒证；但因久泻不止，导致久热不退，烦渴，小便黄短，苔黄欠润，指纹紫红，则属心胃阴火炽盛的虚热证。②本例治法方药，始终坚持以甘温除热法的补中益气汤方为主，终使身热由40℃以上逐渐下降至37.5℃，腹泻由日行6次减为日行2次，稀粪转稠，并纳开神旺，嬉笑如常。③从本例一诊用了补中益气汤方的当归而便溏增至日行6次，二诊方去当归加干姜而便溏减为日行2次来看，当归不适宜于脾虚肠滑证，也可见在脾阳虚甚时，于补中益气汤中去当归加干姜，寓理中汤于补中益气汤中，全力温补脾脏阳气是很适宜的。

以上为本例第一阶段的诊疗情况。此后由于先后2次感冒并出麻疹而使症情反复。

第一次感冒从5月1日开始。证见鼻流清涕，咳嗽痰多，不思食，舌苔薄白，身热复升至39℃，便溏又增至3次，精神不振。初用补中益气汤去当归，加防风、桂枝、前胡、杏仁、生谷麦芽，连服6剂，身热降至37.9℃，鼻涕渐止，咳嗽见减而痰仍多，仍不思食，便仍稀溏。至5月7日改用补中益气汤去当归，加干姜、防风，服后便溏有增无减。5月8日出现便溏5次，完谷不化，不臭，不渴。因而改投附子理中汤加姜枣（熟附子10g，炮干姜10g，白术15g，党参15g，炙甘草15g，生姜10g，红枣3枚），服后便溏即减为日行1次，咳痰亦减，稍思饮食，精神转佳。但因药后晚上烦躁不安，未敢续投，而于5月9日改用黄芪、党参、炙甘草各30g，白术15g，升麻、柴胡各10g，服后虽然食增神旺，但便溏又增至日行3次。于是5月10日又投附子理中汤方并倍党参，服后当晚不但未再烦躁，反得安睡，大便溏泄减少。5月11日再服1剂，便溏减为日1次，而且稀粪转稠。5月12日守方去姜枣，加升麻、柴胡各10g，服后大便仍日行1次而粪便更稠。5月13日仍用补中益气汤去当归，加附子、干姜各10g，服后大便日行1次，粪色淡黄而成条，精神眠食均好。由此调治到5月21日，身热降至37.2℃~37.5℃，精神眠食均佳，基本恢复常态。

第二次感冒从5月22日开始。这次感冒病情反复不大，除咳嗽、喷嚏、鼻流清涕、身热一般在38.6℃左右外，其他情况基本良好。经用补中益气汤加防风、荆芥或合桂枝汤等调治，病情得以很快控制，尤其是这次感冒后的大便情况基本良好。调治到5月28日，感冒基本解除，身热降至37.9℃，其他情况良好。家属要求回家继续服药，因而给予两方，嘱先后服用。第一方为补中益气汤去当归，加葛根、防风（黄芪、党参、白术、炙甘草、葛根各15g，升麻、柴胡、陈皮、防风各10g）；第二方为理中汤加黄芪、红枣（党参、白术、炙甘草、黄芪、红枣各15g，干姜6g）。

患儿回家后，据其父于7月15日来面述：自5月28日服第一方后，病情继续好转，基本恢复常态。虽然出了麻疹，但经过顺利，在当地医院住院治疗10多天就痊愈了。出院后，继续服第二方，情况一直良好。然7月2日又突发高热，体温高达40℃以上，大渴喜饮，泄泻日6~7次，所下如蛋花样，但小便畅利，精神眠食尚好。我根据其父面述以甘温除热法为主，投以黄芪、党参、白术、生甘草、生地黄各30g，柴胡、地骨皮各15g，朝白参6g。此方服至7月23日，身热降至39℃，渴虽减而泻不止，但精神眠食仍佳。守上方去党参，加朝红参10g、白薇15g，继续服至7月30日，身热降至38℃，腹泻渐止，其他情况均好。嘱仍守上方再进以靖其余波。时隔8年，于1972年9月间闻及由患儿家乡来的中医王某，得知患儿自服上方后，病即痊愈，从未复发。

从上述3次反复的病情来看，前2次都是由于感冒而使病情反复。第一次反复虽较严重，但第二次反复则很轻微，这显然是因经过长期补中益气的治疗，脾胃元气逐渐充实，抵抗不断增强的结果。最后一次严重反复是在出麻疹后，这是因为麻疹为小儿大病，最能耗伤气液，故在麻疹新病愈后，旧病又严重发作，其所以能够顺利通过，也显然与长期补脾而抵抗力增强有关。在上述3次反复中值得指出的是，第一次反复的关键治疗，是用附子理中汤温补阳气。由于本例大便溏甚，经用补中益气汤加减无效，且见便溏完谷不化、不臭、也不渴，表明脾阳衰微已极。根据《伤寒论》“自利不渴者，属太阴，以其脏有寒故也。当温之，宜服四逆辈”的精神，大胆采用附子理中汤，冶理中、四逆于一炉。初服1剂，便溏即减为日行1次，而且纳开神旺，本应再接再厉，乘胜前进；惟因药后晚上烦躁不安，未敢再投，而仍用补中益气汤法以期稳安，不料服后便溏又增至日行3次，足见人参、黄芪、白术的补脾气作用不能代替干姜、附子的补脾阳功效。因此，又下决心再投附子理中汤，并连服4剂，不但便溏迅速好转以至成条，而且夜能安寐，身热亦渐降至接近常温，患儿基本恢复常态。

例28

邹某，女，59岁。1985年3月16日下午初诊。

病起恶寒发热，头昏痛，全身关节酸痛，继以呕吐泄泻。西医初按感冒治以“感冒灵”和肌注“庆大霉素”等，仍高热不退。乃于1985年3月2日下午住入某医院，诊断为：败血症、中毒性心肌炎、糖尿病、高脂血症、左上慢性纤维空洞型肺结核、右侧渗出性胸膜炎。给予青霉素、异烟肼、格列本脲等治疗，症状不减，反而加重。3 月 4 日血培养报告生长产气杆菌。根据药敏改用抗生素（先锋Ⅵ号及氯霉素等），病情仍未见好转，且于血培养中发现霉菌。从 3 月 8 日起，改用头孢哌酮静滴，仍无效验，病情日趋严重，医院乃下病危通知，并请我会诊。当时患者高热不退，有时寒战，全身酸痛，头昏，神疲肢倦，少气懒言，声低息短，胃脘痞硬，按之微痛，不饥不欲食，口干不欲饮，时有恶心，大便不成形，舌淡红少苔而前部稍见干红，脉滑数、重按无力。显然属于气虚发热，法当甘温除热。投以补中益气汤加减：黄芪 60g，党参、金银花各 30g，升麻、柴胡、鸡内金各 15g，白术、甘草、西洋参各 10g，生谷麦芽各 60g。3 剂。

3 月 18 日下午二诊：病情明显改善，体温曾一度降至正常，现为 37.7℃，身痛全除，口已不干，大便仍软烂不成形。但从昨晚起，胸闷气逼，至今未已。守上方加入瓜蒌皮、薤白、桔梗、枳壳各 15g，冰片 2g（分 3 次研末吞）。再进 2 剂。

3 月 21 日下午三诊：体温已接近正常，但仍胸闷气逼，时时恶心，脘腹胀满，大便仍溏。守上方加减：黄芪 60g，党参 30g，白术、陈皮、茯苓、枳实各 15g，升麻、柴胡、半夏、厚朴、砂仁、白豆蔻各 15g，甘草 5g，冰片 2g（分 3 次研末吞），生姜 5 片。另用西洋参 10g，煎汤代茶。再进 2 剂。

3 月 23 日下午四诊：体温正常 1 天余，胸闷稍减，恶心渐止，大便溏而数量减少，舌前部干红已回润，但仍胃脘痞硬，不知饥，不思食，食亦无味，自觉气不够用，说话、喝水都感吃力。守上方加减：黄芪 60g，党参、陈皮、麦芽各 30g，白术、厚朴、枳实、枳壳、半夏、茯苓、生姜、鸡内金、山楂各

15g，砂仁、白豆蔻、六曲各10g，冰片2g（分3次研末吞）。另用白参15g，西洋参10g，煎汤代茶。再进3剂。

3月27日上午五诊：胸闷大减，胃脘痞硬消失，腹胀亦除，但仍有恶心、口淡，不欲食，大便常随尿时自出，粪软烂而色渐转黄，说话声音渐扬，体温一直正常。守上方加减：黄芪60g，红参、白术、茯苓、山楂、鸡内金、生姜、枳实、枳壳各15g，陈皮、麦芽各30g，半夏、六曲、砂仁、白豆蔻各10g，甘草5g。另用党参60g，麦冬10g，五味子10g，煎汤代茶。再进3剂。

3月29日下午六诊：病情日益好转，知饥思食，胸部白天已无憋闷感，仅在凌晨2~4时稍感胸闷。仍守上方加减以竟全功。

守上方调治至4月29日，复查一切正常而出院。

本例起于感冒，证本单纯，但因素多痼疾，正气内虚，于是内伤招致外感，外感复加重内伤，而形成内外合邪的复杂局面。前期外感邪实为主，本可用攻中兼补之法早日治愈，乃因治不得法，病邪内陷；后期正虚日甚，则应以内伤正虚为主，改行补中兼攻之治。奈何证变而药不变，日事攻邪，不思补正，以致邪既难除，正且更虚，濒于危殆，几至不救。本例一、二诊进补中益气汤热退后，从三诊起，即消补并重以调理脾胃，并坚持到病愈出院为止，可见其病机关键在于脾胃。而这是由于患者脾胃素虚，招致外邪，以致内外合邪，而酿成脾虚阴火证的根源所在。当时我从其症、舌、脉全面仔细分析，认为高热、口干、舌前部干红、脉滑数，是属阴火上冲之候，故虽高热而有低时，口干而不欲饮，舌前部干红而后部淡红，脉滑数而重按无力，加之大便溏泄，神疲肢倦，少气懒言，声低息短，显属脾气下陷之证。且因脾胃升降失调，清浊混乱，以致上焦清阳失宣而胸闷气逼，中焦浊阴填塞而脘腹痞硬胀痛。由于辨证不误，故仅服大剂补中益气汤2剂，即获得甘温除热的显著疗效。其所以在服补中益气汤后，而胸闷气逼者，是因此前早已伏有心肺胃气壅实之机，当服升清有余而降浊不足（本来原方只有一味陈皮，降浊已嫌不足，且一诊方弃而未用，虽然加入谷麦芽和鸡内金，也只能消食，而难以降浊）的补中益气汤后，虚者虽得补，实者则更壅的缘故。所以当二诊出现胸闷气逼，经加入宣心阳、开肺气的瓜蒌皮、薤白、桔梗、枳壳、冰片无效，且见脘腹胀满时，就想到这主要不在于心肺气失宣开，而在于胃气不能主降。故在三诊时，即加入枳实、厚朴等以降胃气。四诊时加大其用量，才使胸闷气逼大减，而脘腹痞硬胀痛亦随之消失。当时如果不敢针对其虚中之实（心肺胃气壅实），大胆在重用参、芪等补虚的同时，重用枳、朴等以攻（消）其实，可以预言，必难全治。

例29

王某，女，15岁。1992年12月8日初诊。

患亚败血症，1年来发热时作无规律，低热为主，38℃以上较少。极易感冒，感则低热不退，服西药解热镇痛剂则热虽可退，但大汗淋漓，精神疲惫。近又感冒，低热不退，伴恶寒，头痛，鼻塞，纳差，口干不欲饮，大便素结，有时带血，舌有齿痕，苔薄白，脉浮数。证属气虚发热，法当甘温除热。投以补中益气汤加味：黄芪30g，党参30g，白术15g，甘草10g，升麻10g，柴胡15g，青蒿10g，陈皮15g，当归15g，防风15g，荆芥10g，葛根30g，薄荷5g，连翘15g，桔梗10g，生谷麦芽各30g。

12月19日二诊：服上方9剂，11日热退后，未再发热，但胃纳仍差，不知饥。守上方加山楂30g、六曲10g、鸡内金15g，再进3剂。

12月22日三诊：昨晨复发热恶寒，下午汗出热退，口干渴喜热饮，鼻仍塞，苔薄白，脉浮数。守上方加生姜3片、红枣5枚，再进7剂。另给乌梅150g，日用50g煎汤冲入适量白糖，代茶饮。

12月29日四诊：1周来未再发热，近日时有头痛，守上方加减：黄芪30g，党参30g，白术15g，甘草10g，升麻10g，柴胡10g，陈皮15g，当归10g，川芎10g，白芷15g，赤白芍各15g，生谷麦芽各30g，鸡内金15g。另用乌梅肉30g，白糖30g，如前煎汤代茶饮。再服7剂。

1993年1月5日五诊：低热未再发生，头痛好转，仍食欲不振。改用参苓白术散方善后：党参30g，茯苓30g，白术15g，白扁豆15g，陈皮15g，山药30g，莲子30g，甘草10g，砂仁10g，生薏苡仁30g，桔梗10g，山楂30g，六曲10g，生谷麦芽各30g，鸡内金15g。

本例与上例同属气虚发热证，只是病情较轻，故所投甘温除热的补中益气汤方用量亦较轻而已。

流行性出血热案

例 30

卢某，女，农民。1986 年 12 月 9 日入院。

患流行性出血热，初起（12 月 2 日）恶寒发热，持续 4 天热退，但头昏痛，腰痛，全身酸痛，恶心呕吐，腹痛，下利赤白，里急后重，尿频、尿急、尿少，昨已卧床不起。现症微寒不热（体温 36.2℃），面目、四肢浮肿，唇爪色暗，口苦纳少，满腹按痛，下利赤白，日行 10 余次，大便窘迫，小便短少，四肢凉，脉沉细，舌红苔白腻。病已进入少尿期，经西医治疗无效，邀请中医会诊。12 月 12 日，询知患者自起病之日起，即有鼻塞，且素患哮喘，现呼吸气促，咽干痰黏难出，心下板闷，恶心呕吐，大便溏而不爽，小便不利（虽经清热利尿逐水而尿量不增），苔白，脉沉细弱。证属湿阻三焦，闭塞肺气。法当通畅三焦，宣降肺气。方用三拗汤合香砂平胃散、五苓散加减：麻黄 10g，杏仁 10g，桔梗 30g，甘草 5g，木香 10g，砂仁 10g，苍术 10g，焦白术 10g，厚朴 10g，陈皮 30g，茯苓 30g，猪苓 10g，泽泻 10g，生姜 10g。上方服 1 剂后，呕止，咽不干，脘腹不觉胀闷，胃纳增加，但尿仍少（日仅 400mL），鼻仍塞。原方生姜改为生姜皮 10g，继进 1 剂。次日（12 月 14 日）尿量增至日 1500mL，鼻塞除，浮肿消，呼吸平稳。由于肺气得宣，脾气得运，膀胱气化通利，而向多尿期移行，并迅速痊愈出院。

例 31

梁某，男，36 岁，农民。1986 年 12 月 18 日入院。

素患胃病（自诉为十二指肠球部溃疡），怕冷，喜热饮食。患流行性出血热。患病第 8 日，由发热期直接进入少尿期（尿量日仅 170mL），胃脘、脐腹、小腹尽痛，食入即呕，渴不欲饮，大便未解，小便黄短，舌淡红，苔薄白润。证属湿阻中焦，以致上、下焦气机不利。法当温运中气为主，兼开上渗下。方用香砂平胃散加味：香附 10g，砂仁 10g，川朴 15g，陈皮 10g，桔梗 10g，麻黄 10g，法半夏 10g，云苓 30g，泽泻 15g，甘草 6g。当日服 2 剂头煎，次日尿量增至日 450mL，诸症减轻。继守上方，香附改为木香，法半夏改为杏仁。再进 1 剂后，尿量日达 1090mL，脘腹痛除。从此进入多尿期，并迅速痊愈出院。

例 32

刘某，女，20 岁，农民。1986 年 12 月 10 日入院。

患流行性出血热，初起为气营两燔的湿热俱重之证。由少尿期移行至多尿期，出现典型的大结胸水热互结证。日晡潮热，从心下至少腹硬满疼痛拒按，舌红苔黄腻，脉弦。12 月 14 日用大陷胸汤：生大黄 60g 煎汤，芒硝 3g（冲），甘遂末 5g（冲）。保留灌肠 2 次，腹痛大减，尿量由日 600mL 增加至日 1150mL。12 月 19 日，各项检查正常，痊愈出院。

例 33

陈某，女，35 岁，农民。1986 年 11 月 19 日入院。

流行性出血热第6日，进入少尿期，24小时尿量300mL。症见头痛，烦躁，出汗，口苦，恶心呕吐，从心下至少腹疼痛拒按，大便秘结，舌红苔黄腻，脉沉弦。上午给加味桃仁承气汤，直肠点滴；下午用大陷胸汤250mg高位保留灌肠，15分钟后，解小便200mL、大便100mg左右，腹痛大减，诸症均减。上二方连用3日，尿量大增，腹痛全除，进入多尿期，后调理而痊愈出院。

例34

万某，女，42岁，农民。

患流行性出血热，恶寒发热、头痛、腰痛已5天，少尿3天。现寒热已罢，面色微红，胸脘痞闷，少腹硬满而痛，按之尤甚，小便不利，24小时尿量不足200mL，头昏，腰痛，口渴不欲多饮，舌红苔黄白相兼，脉沉细，血压12/9.33kPa，腋下可见散在性出血点。证属太阳邪热随经入腑，并于阳明，与水血结于下焦所致。但因气阴虚甚，法当先补后攻。急用参麦注射液和人参多糖注射液静脉推注。在血压恢复正常并稳定后，即投加味桃仁承气汤直肠点滴。1剂未尽，就觉腹胀欲便，排出黑色稀水约300mL，便后继续直滴，当日患者自觉胸脘痞闷缓解，腰痛腹痛减轻。因守上方再进2日，尿量逐日增多，由300mL增至3000mL，而顺利进入多尿期。调理2周，痊愈出院。

例35

孙某，女，35岁，农民。

患流行性出血热第4日，恶寒重，发热轻，头昏痛，默默不欲饮食，全身骨节酸痛，皮肤斑疹片片，小便短赤，舌淡红，苔薄白，脉弦细。证属太阳与少阳同病，风寒外束，湿热内蕴所致。投以柴胡桂枝汤合剂500mL，分2次直肠点滴；另以丹参注射液8mL，加入葡萄糖注射液中静脉点滴。第5日，微汗出而寒罢热退。第6日，复发热，寒热交作，头昏如蒙，汗出不透，胸闷，纳呆，小便黄赤，舌红苔薄白根腻。守上方加入清利湿热方合剂（以茯苓皮汤方为主）500mL，分2次口服，服后让患者啜热粥少许，不久汗透热退，而安然入睡。第7日，再进清利湿热方合剂如昨，服后舌上腻苔渐退，尿转清长，食欲增进，未再寒热，病入坦途。

例36

左某，男，49岁，园艺工人。

患流行性出血热第4日，恶寒重，发热轻，头汗出齐颈而还，面红目赤，心烦喜呕，食入即吐，少气乏力，尿少便闭，舌红苔白黄相兼而腻，脉细弱，血压11.2/9.33kPa。证属太阳与少阳同病，而气阴虚甚欲脱所致。经用柴胡桂枝汤合剂以外解太阳少阳之邪，参麦注射液以内补气阴之虚而固脱，并配合平衡盐扩容，6小时后，血压即升至17.3/12kPa，体温降至36.5℃，但全天尿量仅350mL。第5日，寒热虽退，而腹胀痛（胀甚于痛），食后益甚，大便数日未行，小便短赤，口渴不欲多饮，呃逆频作，气短声低，舌红苔黄而干。证属外邪循经入腑，一方面燥热结于大肠，另一方面水热结于膀胱所致。法当通利二便，使邪有出路。因予增液承气汤合四苓散加味：生大黄30g，芒硝15g，生地黄30g，麦冬30g，玄参30g，白芍15g，枳实10g，泽泻

20g，茯苓 30g，猪苓 15g，白术 10g。服后得大便多次，腹胀痛减轻。第 6 日，小便亦通利，尿量日达 1500mL，自觉腹无所苦，知饥思食，病乃向愈。

例 37

晏某，女，34 岁。1988 年 10 月 19 日入院。

流行性出血热发热期，往来寒热 6 天，午后热甚（体温 39.2℃）无汗，全身酸痛，腰痛，干呕，纳少，微咳，腋下及腰部见大量针尖样出血点，面红，眼胞肿，尿少，舌红苔薄白，脉细。证属少阳病兼太阳，湿热郁滞三焦所致。法当和、汗兼施以解少太二阳之邪，并分消上下之势。投以柴胡桂枝汤合三仁汤加减：柴胡 30g，桂枝 10g，黄芩 10g，法半夏 10g，党参 15g，青蒿 30g，麻黄 10g，杏仁 10g，白豆蔻 10g，生薏苡仁 15g，苍术 10g，厚朴 10g，陈皮 10g，甘草 10g，通草 10g，滑石 15g。首剂寒热减轻，面红消退；再剂寒热解除，诸症消失。继用白茅根饮料善后而痊愈。

例 38

王某，男，40 岁。农民。

患流行性出血热 5 日，高热（体温 40.5℃）微恶寒，头痛，腰酸痛，面红，目赤，颈、胸部皮肤潮红，斑疹密集色红，咽红，渴喜冷饮，尿短色黄，舌红苔黄而干，脉浮大滑数。证属温热毒邪入侵气、营、血分所致。即投加减清瘟败毒饮合剂 250mL，分 4~5 次口服；同时给予出血热饮料 500mL，代茶频饮。药后20小时，体温仍在39.5℃。改用上方直肠点滴，6小时内体温下降至38℃；18小时后降至正常，并由发热期越过低血压休克期和少尿期，向多尿期移行。7天后进入恢复期，住院20天，各项检查正常，痊愈出院。

例39

梁某，女，33岁，农民。

患流行性出血热3日，发热重（体温38.8℃），稍恶风寒，微汗出，面红，头痛，腰痛，口干苦，烦渴引饮，躁扰不安，胸胁皮下瘀斑点点，舌红苔黄白相兼稍腻，脉浮数。证属温热毒邪入侵气、营、血分所致。即投加减清瘟败毒饮合剂500mL，分2次直肠点滴；并以出血热饮料250mL，代茶频饮。当晚8时后，热即渐退，安静入睡。次日清晨体温37.8℃，自觉除口渴、乏力、腰痛外，无其他不适。继以参麦注射液50mL静脉滴注，益气养阴过渡。下午4时，患者又恶风寒。晚上8时，体温又升至39.3℃，经肌注“清开灵”注射液4mL后热退。此后一连数日，午后寒热发作如前，往来寒热之象已著。至第7病日，观其舌质红而苔薄白，诊其脉浮而弦，足见太阳、少阳之邪未解，乃改用柴胡桂枝汤合剂500mL，分次口服。当日下午未再发寒热，夜寐甚安。从此病情稳定，恢复顺利，很快痊愈出院。

例40

胡某，女，34岁，农民。

患流行性出血热4日，体温37.9℃，血压13.3/12kPa，恶寒重，发热轻（有高热大汗史），面色苍白，四肢逆冷，头昏乏力，心烦喜呕，渴欲温饮，不欲食，腋下及腰部瘀斑显露，小便短少，舌苔薄白而干，脉细数无力。证虽属于太少二阳同病，但气液欲脱之势已迫在眉睫。当先益气养阴以固脱，急用参麦注射液100mL静脉推注，再以本品50mL加入葡萄糖注射液中静滴，90分钟后，血压恢复至13.9/9.86kPa，体温上升至38.8℃。继以柴胡桂枝汤合剂50mL，分2次加温直肠点滴。当晚体温降至37.2℃，而安然入睡。次日，热退身凉，呕止纳增。并很快越过少尿期，进入多尿期，稍事调理，即痊愈出院。

例41

饶某，男，18岁，学生。

患流行性出血热，恶寒发热7天，少尿2天而入院。面色苍白，四肢厥冷，少气乏力，血压8.8/6.67kPa，体温38℃，脉细数（112次/分），两腋下可见抓痕样出血点，烦渴引饮，时有干呕，唇齿干燥，舌淡苔黄而干。气液两脱之证显露，法当益气养阴以固脱。急用参麦注射液50mL合人参多糖注射液10mL静脉推注。半小时后，血压稍升至9.33/6.67kPa。重复推注1次，同时用10%葡萄糖注射液500mL加丹参注射液20mL维持静脉滴注。4小时后，血压升至14.7/8kPa，逐渐稳定，四肢回温，心率减慢，心音及脉力增强，舌质转红回润，尿量激增，不但休克纠正，而且顺利越过少尿期，迅速进入多尿期。继予稍事调理，即痊愈出院。

编者按：先生领衔的“七五”国家重点科技攻关项目“中

医治疗血证急症的研究”中的“应用寒温统一热病理论治疗急症（高热、厥脱）的临床研究”课题，选择流行性出血热（江西省是全国重点疫区）为重点，并由课题组副组长万兰清带领全体科研人员深入基层进行临床观察，经过5年艰苦细致的努力，圆满地完成了研究任务，通过国家验收，获得“国家中医药管理局科技进步三等奖”和“江西省科技进步二等奖”。5年来的临床观察发现，江西地区的流行性出血热以湿偏重为特点，多见湿热证甚至寒湿证，温热证则较少见。在辨证论治中，冶伤寒六经和温病三焦、卫气营血的理法方药于一炉，并根据“治湿不远温”的原则，用药多偏于温，除温热证外，慎用寒凉方药。又因本病患者多属农民，大都过劳伤正，邪即乘虚而入，既入又更伤正，因而有时正气难支，常有起病未久即发生虚脱者（多见气液两脱之证，常用参麦注射液救治），即使未至虚脱，也多实中兼虚，常呈虚实错杂之象，必须攻补兼施（或攻补并用，或先攻后补，或先补后攻），以求稳妥。又如本病患者兼有内伤杂病，诊治时必须内外兼顾，才能提高疗效。以上所述病案即其例证。从上可知在对本病辨证论治的过程中，充分地体现了先生的寒温内外统一的学术思想。

急性肝炎案

例42

高某，男，45岁。1977年12月10日初诊。

患急性传染性黄疸型肝炎7日，经某医院用中西药治疗，未能控制其病情发展。现黄疸指数高达60mg/dL，谷丙转氨酶升至680U/L（正常值为40U/L），身黄如橘，目黄如金，尿黄而短，每日午后寒热汗出（但头汗出，齐颈而还）如疟状，头痛，口苦口干不欲饮，恶心，不思食，强食则吐，脘腹胀满，大便不通，舌苔灰白中兼黄腻，脉弦数有力。证属湿热偏盛于阳明而波及少阳所致。现以阳明见症为急，应先荡涤胃肠，通利二便，使邪有出路。方用茵陈蒿汤合小承气汤加味：绵茵陈60g，生栀子10g，生大黄10g，枳实10g，厚朴10g，大腹皮15g，滑石15g。服上方2剂，即二便通畅，脘腹胀满减轻，但午后仍寒热如疟状。从第二诊至第八诊21天中，都以茵陈蒿汤为主，加入柴胡、黄芩、青蒿以和解少阳，并酌情配伍枳壳、枳实、厚朴、大腹皮、山楂、六曲、谷麦芽、鸡内金、白豆蔻、砂仁等行气导滞以助运化之药，使黄疸基本退净，午后寒热逐渐消失，肝功能检查恢复正常。但肝区时有隐痛，胃肠运化功能较差，故从第九诊至第十五诊54天内，改投四逆散合异功散以调理肝脾为主，并佐延胡索、田七行气活血化瘀。此方服至第十诊时，即食欲大振，嗣后肝区疼痛亦基本解除。

在本例治疗中严守清淡素食，切戒油腻荤腥，以免助长湿热，壅滞邪气，不利于湿热的排泄。营养只能从清淡素食中摄取。

例43

华某，女，7岁。

发热，身黄，目黄，尿黄而短，饮食减少，舌根苔黄腻，脉滑数。大便有时下蛔虫。方用茵陈五苓散加减：绵茵陈15g，泽泻10g，猪苓10g，茯苓10g，白术10g，山楂10g，六曲10g，麦芽10g，槟榔10g。初服3剂，身黄、目黄、尿黄减退，食欲渐开。继进10剂，曾有三四夜盗汗出，身黄、目黄、尿黄全退，舌根黄腻苔亦除，大便曾下蛔虫3条，粪成条而色正黄，精神、饮食均正常，病告痊愈。

例44

汪某，男，18岁。1990年1月4日初诊。

1周来，头痛，微热，鼻塞流涕。近日渐见目黄，尿黄，身黄，厌食，厌油，食则欲吐，腹泻日2~3次，舌苔白多黄少而腻，脉濡缓。经某医院检查肝功能异常（黄疸指数24mg/dL，谷丙转氨酶133U/L，麝香草酚（+++）），诊断为“甲肝”。投以茵陈五苓散合平胃散加味：绵茵陈30g，桂枝10g，焦白术15g，焦苍术15g，云苓15g，猪苓15g，泽泻15g，厚朴10g，陈皮15g，白豆蔻5g，砂仁5g，山楂30g，六曲10g，麦芽30g。3剂。

1月7日二诊：身、目、尿黄明显减退，腹泻好转，食欲已开，舌苔基本退去，脉力转旺。守上方再进2剂。

1月9日三诊：大便成条色黄，日行1次，食增神旺，舌脉正常。改投异功散合四逆散加味：党参30g，焦白术15g，云苓15g，炙甘草5g，陈皮15g，柴胡10g，枳实10g，白芍10g，五味子5g。5剂。

1月17日四诊：经某医院复查肝功已正常（黄疸指数降至

8mg/dL，谷丙转氨酶降至正常，麝香草酚降至（+））。守三诊方再进 5 剂以巩固疗效。

本案症见身、目、尿黄而厌食、厌油、欲吐、腹泻、舌苔白多黄少而腻、脉濡缓，显属湿胜于热所致。病机重点在于湿困太阴脾土，故用茵陈五苓散合平胃散加味，以健脾燥湿为主，兼清利其湿热。由于药与证合，故获速效。

例 45

肖某，男，28 岁。1992 年 3 月 30 日初诊。

久患“乙肝”，经治未能转阴。去年 8 月间，曾发现黄疸（阳黄），经治身、目黄退，但尿黄仍存。1992 年 3 月 4 日查肝功能示黄疸指数较高。近日发现黄疸加深，其色晦暗，不渴，口水多，时吐白痰，大便溏，日行 1~2 次，舌苔薄白，脉细弱。投以茵陈五苓散加味：绵茵陈 60g，茯苓 30g，猪苓 30g，泽泻 30g，焦白术 30g，桂枝 5g，法半夏 15g，陈皮 15g，炙甘草 5g。

4 月 3 日二诊：服上方 4 剂，黄疸减退，口水减少，已愿饮水，大便基本成形，尿色晨起黄，下午转淡，精神、胃纳好转。守上方再进 3 剂。

4 月 6 日三诊：黄疸继减，口水基本不流，但仍有痰。守上方减茵陈为 30g，茯苓、猪苓、泽泻、白术各为 15g，桂枝、半夏、陈皮各为 10g，再进 4 剂。

4 月 10 日四诊：黄疸基本消退，肝区已无不适感，饮食、二便正常。守三诊方再进5剂以收功。

一般来说，黄疸是太阴脾湿和阳明胃热郁遏交蒸，由土困而导致木郁，使肝气不得疏泄，胆液不循常道，逆流入血以弥漫全身所致。黄疸有湿热偏胜之分。热胜于湿者，病机主要在阳明胃，其黄疸色较鲜明，并多伴有发热、身无汗、但头汗出齐颈而还、小便不利、大便闭、腹胀满、口渴、舌苔黄腻、脉象滑数等症，一般称之为阳黄；治宜清热为主，祛湿为佐，常用茵陈蒿汤（茵陈蒿为治疗湿热黄疸的专药，具有外透、内清、下渗的作用，深合太阴阳明湿热郁遏交蒸的病机。故本方以此为主药，并辅佐大黄、栀子以加强其清泄阳明湿热的效能）。上述42案是其例。湿胜于热者，病机主要在太阴脾，其黄疸色较晦暗，并多伴有微热不渴、小便不利、大便溏而不爽、舌苔白多黄少而腻、脉象濡缓等症，一般称之为阴黄，治宜祛湿为主，清热为佐，常用茵陈五苓散。若见但寒不热而脉沉等里虚寒证，当按三阴辨证论治，分别采用茵陈理中汤、茵陈四逆汤、茵陈吴茱萸汤等方。

我女兰清1985年冬在某县医院传染科搞流行性出血热科研时，患急性传染性黄疸型肝炎，眼珠黄得发绿，怕冷不发热，头昏，极度疲乏，嗜睡，恶心，纳少，大便溏，舌淡胖苔白，脉缓。一派阴寒之象，证属阴黄无疑。当即自用茵陈理中、四逆汤方，并坚持服月余才退黄。最后以四逆散合四君子汤调理而痊愈。这里仅述其梗概，以供参考。

如上所述，茵陈五苓散本为主治病偏太阴湿胜于热的阴黄之方。但例43案症见身黄、目黄、尿黄，而身热、苔黄、脉滑数，显属病偏阳明热胜于湿的阳黄之证，故用本方去桂枝之辛温，使之成为清利湿热之剂，亦可适用于阳黄。

急性肾炎案

例46

吴某，女，4岁。1971年9月15日初诊。

患急性肾炎4~5日，起于周身疮疖愈后，发热，通身面目浮肿，饮食减少，小便黄短，舌苔淡黄而腻，指纹紫红。投以麻黄连翘赤小豆汤加减：麻黄3g，连翘10g，赤小豆15g，茯苓皮10g，生姜皮3g，桑白皮10g，冬瓜皮10g。连服2剂，发热解除，尿转清长，浮肿基本消失，胃纳好转，黄苔和紫红指纹均见减退。再进2剂而痊愈。

本例水肿发生于周身疮疖愈后，显然是因湿热由表入里内困于肾所致。由于肾为水脏，湿热困肾，气化被阻，则人身水液不能顺利地向下排泄，而向上、向外泛滥，故小便短少而通身面目浮肿。由于热胜于湿，故发热、尿黄、苔黄、指纹紫红。由于湿热内蕴，必然波及中土，而使脾胃纳化功能失常，故饮食减少。《伤寒论》中的麻黄连翘赤小豆汤本为湿热（热胜于湿）发黄而设，今用此合五皮饮加减，变退黄之剂为消肿之方。方中以麻黄为主药，取其入太阳发汗利水以消肿。本例是属湿热困肾的水肿实证，根据太阳与少阴相表里，实则太阳，虚则少阴的机理，治法应开太阳以泄少阴之水。而太阳外主皮肤，内属膀胱。麻黄既能开太阳皮肤毛窍以发汗泄水，又能开太阳膀胱浊窍以利尿泄水，故为肾病水肿实证的消肿要药。虽然麻黄性味辛温，比较适宜于水寒实肿，如《金匮要略》的甘草麻黄汤证等；但若配伍得宜，也适用于水热实肿，如《金匮要略》的越婢加术汤证等。本例之所以不取越婢加术汤，是因其为湿热（而且是热胜于湿）困肾水肿实证，不宜用麻黄配伍白术、生姜的温燥。故采用麻黄连翘赤小豆汤合五皮饮加减，以麻黄配伍生姜皮、茯苓皮、桑白皮、冬瓜皮和赤小豆，通行皮肤之水，渗利湿热之邪为主，并以连翘解散湿热郁结为佐。由于药证吻合，故获速效。

但在这里应指出的是，临床应用麻黄于水肿，利尿之功虽著，而发汗之效不显。从湿热困肾的水肿来看，如本案在服药消肿过程中，就只见其尿转清长，而未见其出汗。从寒湿困肾的水肿来看，例如有一患者，涂某，女，55岁。咳喘，通身面目浮肿而小便不利，纳减，神疲。1964年3月4日初诊，投以射干麻黄汤6剂，咳喘渐平，食增神旺，但浮肿依然（麻黄配伍五味子等只能止咳平喘，而不能利水消肿）。3月11日复诊，改投麻黄附子汤（麻黄10g，熟附子15g，甘草10g），仅服1剂，即小便畅利，而浮肿迅速消退。本案也只见其尿转清长而未见其出汗。这可能是因为水性本自下流，由于湿邪困肾，气化被阻，水液不得顺行向下，而向上、向外泛滥，发为水肿，虽然在服麻黄剂后表里气机同时开启，但因此时水液已恢复其下流之本性，故不从皮肤毛窍透泄，而从膀胱浊窍排出。

例 47

涂某，男，5 岁。1989 年 7 月 31 日上午初诊。

自 1 岁起，患多发性疮疖，久治无效。至去年元月引发急性肾炎，迄今未愈。现仍通身面目浮肿，小便短赤，大便干结，时有低热，渴喜凉饮。平素体虚易感，近又感冒咳嗽咯痰。尿检：尿蛋白（+++），红细胞（++++）。投以麻黄连翘赤小豆汤加减：麻黄 10g，杏仁 10g，生甘草 10g，连翘 15g，赤小豆 30g，生薏苡仁 30g，白茅根 50g，金银花 15g，黄芪 30g，白术 15g，防风 15g。3 剂。

8 月 7 日下午二诊：服上方 3 剂见效，因自加服 3 剂，现尿赤转黄而长，浮肿见消，低热亦退，大便转成软条，咳止。昨晚全身起风团，色鲜红，痒甚，今见减退。守上方加白鲜皮、刺蒺藜各 15g，再进 5 剂。

8 月 12 日下午三诊：风团消失，浮肿全消，小便清长。今日尿检：蛋白（+），红细胞 2~4/HP。守上方去白鲜皮、刺蒺藜，再进 5 剂。

8 月 24 日上午四诊：昨日尿检：蛋白和红细胞消失，仅见白细胞 3~5/HP。守上方再进 5 剂（隔日 1 剂）。

9 月 13 日下午五诊：服上方至今，诸症悉除，近时尿检 2 次均正常。

本例与例 46 证治基本相同，只是由于患儿体虚易感而合用玉屏风散以防治感冒。

例 48

杨某，男，9 岁。1992 年 4 月 11 日初诊。

春节期间出现血尿，间断发生，可自止，未治。今又尿血，面目轻度浮肿，平素纳差，驱蛔后稍好，舌红苔白，脉浮滑。尿常规检查示：蛋白（+++），红细胞（+++），白细胞少许。儿童医院诊断为急性肾炎。投以麻黄连翘赤小豆汤加减：麻黄 3g，连翘 15g，赤小豆 30g，生薏苡仁 30g，白茅根 50g，桑白皮 15g，杏仁 10g，生甘草 3g，藕节 10 个。4 剂。

4 月 15 日复诊：尿血止，浮肿消。守上方再进 7 剂，以巩固疗效。

本例与上 2 例证治基本相同，所不同的是，本例症见尿血，是因湿热困肾，热伤血络所致。但因病机重点在于湿热困肾，故仍用麻黄连翘赤小豆汤加减以解湿热之困为主，并佐一味藕节以凉血止血。由于药证吻合，故获速效。

例 49

张某，男，60 岁。1991 年 7 月 24 日初诊。

浮肿 7 月余。自去年 12 月起，左足跟及外踝肿痛，痛止而浮肿不消。今年 3 月右足跗亦出现浮肿。查尿蛋白（+++）。曾诊为“痛风性肾炎”，用利尿药及激素治疗半月无效。现面色萎黄，精神不振，全身浮肿，头晕乏力，身体沉重，小便清利，夜尿 5 次，大便每日 1~2 次，不溏，口渴喜冷饮，乏味纳少，睡眠欠安。素患高血压、高胆固醇血症。近日又患感冒，服感冒药后好转，舌淡边有紫蓝瘀斑，苔薄白，脉弱滑数。尿检：蛋白（+）。投以麻黄连翘赤小豆汤加减：麻黄 10g，连翘 15g，赤小豆 30g，桑白皮 30g，黄芪 30g，党参 30g，白术 30g，茯苓皮 30g，葛根 30g，防己 30g，陈皮 15g，生姜皮 10g，五加皮 10g，甘草 5g。3 剂。

11 月 9 日二诊：服上方 9 剂，足肿消失，身痒，关节痛，怕冷，纳可，二便平，寐安，夜间咽喉、口舌干燥，口渴喜热饮。查尿蛋白（+）。守上方加桂枝、知母各 10g，赤白芍各 15g，防风 15g。再进 7 剂。

再进上方后，诸证基本消失，尿蛋白转阴，遂停止服药。1992 年 5 月 20 日随访，患者恢复如常。

本例与上 3 例证治基本相同，所不同的是，本例属“痛风性肾炎”，故在麻黄连翘赤小豆汤加减方中合用了《金匮要略》治历节的桂枝芍药知母汤方，获得良效。

例 50

徐某，男，4 岁。1969 年 5 月 31 日初诊。

患急性肾炎，经治月余不愈。现仍通身面目浮肿，身有微热，口渴尿少，有时目赤，鼻衄，大便结如羊屎，2~3 日 1 行，尿检常见蛋白和红、白细胞。投以自制白茅根汤加味：白茅根 60g，生薏苡仁 30g，赤小豆 30g，知母 10g，火麻仁 15g，杏仁 10g。连服 10 剂，诸症悉除，尿检蛋白和红、白细胞消失，大便通畅。

复诊：守上方去知母、麻仁、杏仁，再进10剂以巩固疗效。

本例也和例48一样，是因湿热困肾而热伤血络所致。但由于前者邪热较轻，故用麻黄连翘赤小豆汤合自制白茅根汤加减3剂即愈；后者邪热较重，故未用麻黄，而重用自制白茅根汤（方解详见“慢性肾炎案”）加味，连服至10剂始瘳。

湿温案

例51

1943年9月间，我母患湿温病久热不退。当时我行医未久，缺乏经验，难当母病重任。乃延请当地名医诊治，中西医药杂投无效，病势日趋严重。中医仍日进苦寒、芳香、淡渗类药。我在旁护理，见其日益神衰力疲，少气懒言，不思饮食，尤其是舌上白苔久久不化，心甚惶惑。一日发现其脉数甚，每分钟达120次，曾提出应否考虑用人参扶元气的建议，但未被经治名医采纳，并说“湿温病无补法”，仅在方中减去苦寒药续进。越日，身热忽退，而四肢厥冷过肘膝、蜷卧欲寐、脉沉微细等少阴危象毕露无遗，此时经治名医才处以四逆加人参汤方救急。奈因我母平素操劳过度，体质虚弱，抗病无力，未及服药而亡。事后追思，此证在神衰力疲、少气懒言、不思饮食、舌上白苔不化、脉虚数甚时，就已显露太阴脾气虚陷之机，本当及时升补中气，防其深陷，惜乎见未及此，以致病由太阴进一步陷入少阴，而无力渡过生死关头。抱恨终天，曷其有极。

例52

谭某，男。1944年7月初诊。

患湿温病久热不退，经用三仁汤合黄连解毒汤加减治疗多日，病无进退，仍温温发热，神疲肢倦，少气懒言，不思饮食。当时认为此湿温病常见症，并不在意，仍然日守原方以化湿清热。一日，患者忽然蜷卧不语，久不清醒，呼之虽有时能答，但声音低微，听不甚清，家人惶急，我诊其脉不微细，四肢尚温，即安慰病家不必惊慌。因思此证当是由于湿困太阴日久，损伤脾气，中气下陷，清阳不升所致。必须及时升补中气，防止其进一步陷入少阴（年前我母患湿温病久，就是因为太阴气虚失补，以致阳虚陷入少阴而未能挽回，沉痛教训，记忆犹新），乃毅然投以甘温除热的补中益气汤方1剂，立即煎成，缓缓喂服。1剂服尽，患者逐渐深深入睡，呼之不应，家人更加惶恐，我细审其神态安舒，呼吸调匀，脉虚缓而毫无急疾之象，乃嘱病家切勿呼唤，让其静卧，以养元神。良久，患者醒来，知饥索食，家人喜给糜粥1碗，食后精神顿爽，自云："我的病好了。"原方再进1剂，身热全退，食增神旺，调理而愈。

编者按：先生诊治湿温病的经验，详见《万友生医论选》"湿温病的辨证与治疗"一文中，不再重复。这里仅选2个案例，足见先生在总结经验教训后，对过去所谓"湿温无补法"的认识和体会是极其深刻的。

痢疾案

例 53

张某，男，30 岁。

患赤痢，日 4~5 行，里急后重，身有微热，舌赤，脉弦数。投以白头翁汤加减：白头翁 30g，白芍 30g，生甘草 15g。连服 3 剂即愈。

例 54

刘某，女，32 岁。

患赤痢多日，腹痛里急后重，日行 20~30 次，口干，舌红，脉弦细数。投以白头翁汤加减：白头翁 30g，白芍 30g，生甘草 15g，北沙参 30g。仅服 1 剂，腹痛、里急后重即大减，下痢亦随之而减为日行 4~5 次。守方再进数剂而痊愈。

例 55

万某，男，38 岁。1955 年 8 月初诊。

患赤痢，始见发热不恶寒，头闷微痛，舌苔白黄而腻，脉象浮数，下痢纯赤，当日下八九次，腹痛里急后重。上午进葛根芩连汤合黄芩汤：葛根 15g，黄连 9g，黄芩 5g，白芍 15g，生甘草 10g。1 剂。下午热渐退而下痢未减，改用黄芩汤加白头翁：黄芩 5g，白芍 15g，生甘草 10g，白头翁 10g。再进 1 剂（前后 2 剂，水煎分 4 次服，每隔 4 小时服 1 次）。晚间下痢次数见减。

次日身热退清，头闷痛除，白苔见退，脉转和缓，下痢仍赤，但次数递减。改方用陈士铎治痢方加减：当归 15g，白芍 15g，莱菔子 10g，枳壳 5g，槟榔 5g，青皮 5g，金银花 10g，生甘草 10g。日进 1 剂。第 3 天下痢渐止，赤已尽除，舌苔渐净，食欲已开，病乃告愈。

《伤寒论·辨厥阴病脉证并治》篇说："热利下重者，白头翁汤主之。""下利欲饮水者，以有热故也，白头翁汤主之。""下利，脉沉弦者，下重也。"白头翁汤是后世治痢的祖方。痢疾是因土中湿热蕴结，而木火下迫肠间所致。这可从其所谓"下利，脉沉弦者，下重也"看得出来。因为痢疾的里急后重而脉弦，即肝木横强失柔之象，故善治痢者，莫不注重调肝（如疏肝、清肝、柔肝等）。白头翁汤所主治的热利下重、便脓血、口渴、脉沉弦数，显属热胜于湿而伤及血络之证。方中白头翁和秦皮、黄连、黄柏 4 药也显然具有清热燥湿、凉血止血的作用，尤其是白头翁更具有疏肝、清肝的效能。又黄芩汤和四逆散中所包含的芍药甘草汤，具有柔肝缓急的良好作用，对痢疾腹痛、里急后重尤有殊功。后世治痢下脓血及后重窘迫的芍药汤（白芍 60g，甘草 10g，木香 10g，槟榔 10g，黄芩 15g，黄连 15g，当归尾 15g。如服后痢不减，加生大黄 10g），就是在黄芩汤基础上发展而成。此方主要就妙在重用芍药甘草汤以柔肝缓急。常见热痢服此，里急后重迅速解除而大便畅行，收到"治痢还须利"的稳效、高效，并显示出治痢调肝的优越性。这就是我在上述 3 例治验中都重用白头翁配合芍药甘草汤的理由所在（编者按：参看《万友生医论选》“痢疾的辨证与治疗”一文）。

例 56

范某，男，1岁。1992年10月23日初诊。

患白痢近3个月，大便日2~3行，带白冻。久治少效，且大便次数增多，白冻更多，面白无华，肢凉，小便短少，尿流点滴断续，指纹青过气关。投以活人败毒散：党参30g，云苓15g，甘草10g，枳壳10g，桔梗10g，柴胡5g，前胡10g，羌活10g，独活10g，川芎3g，薄荷3g，生姜3片。3剂。

10月26日复诊：药后显效，白冻已无，大便转黄，日1~2行，呈稀糊状，指纹退至气关以下。守上方再进3剂而愈。

喻嘉言首创“逆流挽舟”法，用活人败毒散治痢疾初起有恶寒等表证，或虽失表于初而“不日之远”，表寒证仍在者，均可用活人败毒散取效（参看《万友生医论选》“逆流挽舟法在痢疾治疗上的商榷”一文）。本案患痢已近3个月，只有里证而无表证，似不宜用逆挽之法。其所以仍用活人败毒散全方取得速效者，是因本案白痢日久，寒湿困脾，以致气虚下陷，清阳不升，故现下痢纯白、四肢冰凉、面白无华、指纹青过气关等症，而活人败毒散方不仅能解散风寒湿邪，且能升发脾气以举清阳之故。由此可见，活人败毒散治痢无论新久、有无表证，只要证属寒湿而脾气虚陷，用之均有良效。本案即其例证。

疟疾案

例 57

王某，男，52 岁。1979 年 6 月 29 日上午初诊。

间歇发热已 6 次，每次发热高达 40℃，用西药解热剂可缓解，间歇期约 1 周。近日（6 月 27 日）复作，开始感到胃痛，继而恶寒，旋即恶寒罢而发热，体温 39.2℃。次日上午 9 时又恶寒，体温上升至 39.5℃，经用中西药无效。晚上体温高达 40.5℃，病情严重，医院下病危通知。现症见寒热往来，腰以上有汗而腰以下无汗，心烦欲呕，胁腹胀满疼痛，不思饮食，头晕神疲，舌苔白黄而腻，舌中心有一条光剥，脉弦细数。证属伤寒邪犯少阳，结于胁下（西医诊断为胆道感染）所致，实可纳入中医“疟疾”范畴。投以小柴胡汤加味：柴胡 30g，黄芩 15g，半夏 10g，党参 30g，生姜 15g，红枣 5 枚，炙甘草 3g，葛根 30g，广木香 10g，青木香 15g。日进 2 剂，昼夜勿停。

6 月 30 日二诊：昨夜体温降至 37℃，脉转柔和，舌中心光剥消失，苔仍黄腻，小便黄短，大便通畅，时时矢气，腹已不胀，能进稀粥，腰以上汗出较多，腰以下也有微汗。守上方再进 2 剂如昨。

7 月 1 日三诊：昨日白天情况良好。晚 7 时许，自汗减少，身上觉凉，恶风，欲呕，体温升至 38℃，即将门窗关闭，温覆后身体转暖，体温降至 37.7℃。到晚 9 时许，体温恢复正常。今日清晨，体温 36.8℃，胸背部自汗出甚多，腰以下汗仍较少，守上方去广木香、青木香，加生黄芪30g，天花粉30g，谷麦芽各30g，生姜减为10g。再用2剂如前。

7月2日四诊：前晚热退清后，未再发热，从昨至今，病情稳定好转，上半身自汗减少，不再怕风，可以用扇，舌苔见退，舌上津回，口仍微干，脉细弱。昨日有时恶心，但进饼干一块即止，胃脘仍感不适，大便从昨至今未解，小便转清，而且量多。仍守小柴胡汤加味：柴胡30g，黄芩10g，半夏10g，党参30g，生姜10g，红枣5枚，炙甘草3g，青蒿30g，生黄芪30g，山楂15g，六曲10g，麦芽15g，鸡内金10g。再进2剂如前。

7月3日五诊：从昨至今，未再发热，自汗亦止，但仍感胃脘不适，有时恶心欲吐，大便溏而不爽，口干不欲饮。仍用小柴胡汤合六君子汤以善后。

例58

吴某，男，18岁。1985年9月21日初诊。

6天前，晚上露宿，夜半冷醒，进屋盖被而卧，仍凛凛恶寒，随即发热，至今未已。经住院检查血常规：白细胞 8.9×10^9/L，中性0.74，尿常规（–），肥达反应（–），骨髓穿刺未找到巨核细胞。现发热（38.8℃~39.2℃），恶寒，汗出，渴喜凉饮，但不欲多饮，每天下午及夜间发热较甚，并有一阵显著的恶寒，头昏痛，精神差，大便2日未解，小便黄热，舌红苔白黄腻，脉浮数而右部按之弱。证属伤寒邪犯少阳所致，实可纳入中医“疟疾”的范畴。投以小柴胡汤加味：柴胡30g，黄芩5g，半夏10g，党参30g，焦白术15g，炙甘草5g，枳实10g，生姜3片，红枣5枚。3剂。

9月24日二诊：汗出较多，体温逐渐下降至正常范围。嘱守上方继续观察1周。此后病情稳定，未见反复，患者自我感觉良好，复查一切正常而痊愈出院。

例59

魏某，男，34岁。

患者食入恶寒，已8个月。病起于1974年底，初因感冒而胃脘不适（久患十二指肠球部溃疡和胃下垂），继而每日每餐（尤其是午、晚餐）食入未尽，即感恶寒，而口干渴喜热饮（不恶寒时口不渴），饮后胃脘作胀，恶寒从背部开始，旋即由上而下寒彻足心，并延及全身，同时哈欠连连，必须立即停止进食而去晒太阳或上床盖被取暖才能回温，夏天也不例外，每次阵寒发作持续20~60分钟不等，因此每餐饭常需在恶寒解除后继续吃完。今年3月和5月间，曾先后患过2次疟疾，虽经采用西药治愈，但食入恶寒至今未已，并伴有嗜睡、纳差、饮食喜热恶冷、噫气多而矢气少、大便软烂不爽、尿色深黄如浓茶、皮肤时起痒疹、头昏、面色萎黄泛黑晕、下肢乏力、行走有飘浮感等症，容易感冒，感冒即头痛，鼻塞，有时胸闷（有肺结核病史），舌红苔白黄厚腻，右脉稍呈濡细，左脉略见弦细，而均不任按。证属湿热郁伏少阳而脾胃中气虚弱所致。法当在开达少阳气机中利小便以通阳为主，并以升补脾气、和降胃气为佐。投以补中益气汤方加减：柴胡15g，青蒿15g，通草10g，茯苓15g，葛根30g，升麻15g，陈皮30g，甘草15g，党参30g，黄芪30g。

8月16日二诊：服上方2剂，食入恶寒减轻，脘胀下移为腹胀，矢气增多，大便渐欲成形，舌苔减退，脉力渐增。守上方再进。

8月19日三诊：再进上方3剂，食入恶寒续减，已不再打哈欠，小便转清（8个月来从未见过），大便每晨畅行1次，但仍呈稀糊状，皮肤痒疹消除，脉濡象退而弦象显。守上方加重柴胡、青蒿各为24g，再加焦白术、大腹皮各15g。

8月23日四诊：再进上方3剂，食入已不恶寒，腹胀全除，但仍头昏，乏力，胸痛时作时止，苔黄未净，脉弦见减。守上方减柴胡、青蒿各为18g，大腹皮为10g，加桔梗、橘络、丝瓜络各10g。

8月26日五诊：再进上方3剂，食入恶寒未再发生，舌根苔仍黄腻，脉弦仍未全退，少佐苦寒以清解湿热。方用：黄芪30g，党参30g，焦白术15g，陈皮15g，升麻15g，柴胡15g，葛根30g，甘草5g，黄芩5g，黄连5g，半夏10g，生姜3片，红枣3枚。

8月29日六诊：再进上方3剂，食入又微有寒意，但稍稍喝点热开水就能回温，胃脘亦不作胀，大便近似成形，尿稍黄而量多，胸痛减少。守上方加防风10g、车前草15g。

9月3日七诊：再进上方5剂，前昨2日午晚餐食入又有恶寒和胃脘作胀，但来势比较轻缓，不打哈欠，也不需晒太阳或上床盖被取暖，只需喝些热开水就可回温，今晨大便转稀，食欲不振。因仍守三诊方加山楂、谷芽、麦芽各

15g，六曲10g。

9月7日八诊：再进上方5剂，食入恶寒即复解除，并常自微汗出，小便黄短，舌根黄苔渐退，脉已不弦。守上方加猪苓、泽泻各10g，继进5剂以巩固疗效。

患者继进上方后，食入恶寒未再复发，病获痊愈。

本例食入恶寒，久经治疗乏效。患者初就诊时，详述中医治疗经过，曾先后按卫虚不固，用过桂枝汤和玉屏风散；或脾胃虚寒用过六君子汤；或脾肾虚寒用过附桂理中汤等均不应。我从有一位老中医按邪伏膜原用过达原饮方稍效而获得启发，认为病属湿热郁伏少阳所致，实可纳入中医所谓“疟疾”范畴，本拟按《金匮要略》“疟病”篇附方“柴胡姜桂汤，治疟寒多微有热，或但寒不热”施治，但因其人久患溃疡病和胃下垂，脾胃中气虚弱，不能升清降浊，不仅现有湿热郁结少阳的寒热往来、尿如浓茶、舌苔白黄厚腻、脉细而右濡左弦之象，还有脾胃中气虚弱的嗜睡、纳减、脘腹胀、饮食喜热恶冷、嗳气、不渴、便软、头昏、面色萎黄、下肢乏力等症。这就非柴胡姜桂汤所能胜任，故重用柴胡和青蒿开达少阳气机，并配合通草、茯苓利小便以通阳为主；同时又重用黄芪、党参、甘草、升麻、葛根和陈皮以升补脾气、和降胃气为佐。此方连服5剂，食入恶寒即见减轻。二诊除加重柴胡、青蒿用量外，更加焦白术、大腹皮以增强其健脾祛湿的作用，再进3剂，病获解除。在治疗中本应守方以巩固疗效，但因当时思想上认为病已向愈，并因舌根黄苔不退，而少加黄连、黄芩以清解残余湿热。不料服后食入恶寒复作，食欲不振，大便转稀。究其病情反复之由，主要是误用黄连、黄芩等苦寒药伤中气所致。本例病机虽属湿热郁伏少阳，但从主证但寒不热来看，可知湿重热轻，加之脾胃中气虚象显著，理应遵守东垣《脾胃论》法，“以甘温之剂补其中而升其阳”，并应“大忌苦寒之药泻胃土”（本例病机湿重热轻，也不适宜苦寒）。奈因当时不够细心，误投苦寒，致使病情小有反复，幸以甘温为主，尚未至影响全局。故再投原方得效后，食入恶寒即复解除，并坚持原方继进而获痊愈。由此可见，临床在病情稳定的情况下“效不变方”的重要性。

例 60

陈某，女，15 岁。1936 年初诊。

患间日疟半年余，多方治疗无效，以至面黄肌瘦，神疲肢倦，不思饮食，舌淡，脉弱。投以独参汤（红人参 15g）。1 剂减轻；3 剂痊愈。

编者按：先生对疟疾的诊治经验详见《万友生医论选》“疟疾的辨证与治疗”一文，此处从略。

痹证案

例 61

秦某，男，26 岁。1976 年 5 月 9 日初诊。

患风湿痹证 2 年，腰膝痛甚，阴雨天寒时尤甚，怕冷，容易感冒，口淡乏味，不渴，舌苔白润，脉沉细弱。投以桂枝附子汤加味：桂枝10g，熟附子10g，炙甘草10g，生姜3片，红枣5枚，白术30g，炒白芍15g，骨碎补15g，桑寄生30g，杜仲15g，续断15g。连服5剂，时自微汗出，腰膝酸痛明显减轻，腿力渐增，阴雨天寒时痛亦不加剧，但大便软烂不成条，夜难入寐。

二诊：守上方加生黄芪30g，党参15g，云苓15g，夜交藤、合欢皮各15g。再进7剂，腰膝酸痛减去大半，胃纳好转，天亮睡醒仍自微汗出。

三诊：仍守上方加生龙牡各30g，制乳没各15g，木瓜、生薏苡仁各15g。再服5剂，腰膝酸痛全除。近日虽因事久坐，半天也不觉痛，知饥食增（每餐能食200~250g），但胃纳不香，脉力渐旺。

四诊：再守原方服5剂，诸症悉除，仅夜寐较差仍存。最后用二诊方10剂，加入红参30g、鹿茸15g、酸枣仁15g，蜜丸长服以巩固疗效。

例62

王某，女，25岁。1974年5月6日初诊。

久患风湿痹证，初起为右侧腰腿痛，经治虽渐好转，但又出现左侧腰腿冷痛而拘急，天气冷时加剧，入暮尤甚，以至夜不能寐。近3个月来，腰腿冷痛月甚，且左腿有麻痹感，终日卧床，不能久坐，步履艰难，需人扶持，行走时左下肢跛躄呈侧弯状，舌淡苔白，脉象细弱。投以桂枝附子汤加味：桂枝

10g，熟附子10g，白芍15g，炙甘草10g，生姜3片，大枣5枚，白术15g。

5月10日二诊：服上方3剂，每次药下须臾，即感全身温暖而微汗，腰腿痛稍见减轻，痛点游走。守上方加桑寄生30g，独活10g，防风10g，党参15g。

5月15日三诊：再服二诊方5剂，每次药下反应如前而汗出较多，白天腿痛明显减轻，入暮仍感痛甚。守一诊方加重白芍为24g，大枣为10枚；更加当归15g，鸡血藤15g，五加皮10g，威灵仙10g。

5月26日四诊：再服三诊方5剂，腰腿痛续减，左腿麻痹解除，脚力渐增，能骑自行车。又服上方5剂，腿力更增，能够行走500米左右，白天腰腿痛很轻微，但入暮痛较明显，下半夜尤甚。守上方再进5剂。

6月1日五诊：由于28日月经来潮而腰腿痛甚。守上方加重当归为24g，白芍、鸡血藤、大枣各30g，甘草为15g；更加桑寄生30g，独活、防风各10g。

6月28日六诊：再服上方20剂，左腰腿痛渐除，不仅白天痛很轻微，入暮也不加重，天气变冷亦不感到痛甚，可以坚持久坐2~3小时，行走更觉有力，左下肢跛躄侧弯已不明显，腰腿冷感消失，屈伸自如，自觉病已基本痊愈，乃上班工作。最后仍守上方加黄芪、杜仲、续断、山药、狗脊等，更进20剂而痊愈。

《伤寒论·辨太阳病脉证并治》篇："伤寒八九日，风湿相搏，身体疼烦，不能自转侧，不呕不渴，脉浮虚而涩者，桂枝附子汤主之。若其人大便硬，小便自利者，去桂加白术汤主之。”“风湿相搏，骨节疼烦，掣痛，不得屈伸，近之则痛剧，汗出短气，小便不利，恶风不欲去衣，或身微肿者，甘草附子汤主之。”两条虽互有异同，但都属于风寒湿邪为患，只不过是表里病机各有偏重而已。从临床实际来看，三方实可合用。我对本证常用桂枝汤加术附，疗效尚称满意，上述两案即其例证。

例 63

唐某，女，32 岁。1990 年 9 月 9 日上午初诊。

患风湿痹证。左腰腿硬痛已四五年，腰痛有沉重感。近年右膝关节酸胀痛甚，怯寒易感，舌苔白黄而腻，脉沉迟弱。投以附子汤加味：熟附子 30g，党参 30g，白术 30g，云苓 30g，炒白芍 30g，当归 15g，鸡血藤 30g，葛根 50g，桑寄生 30g，杜仲 15g，续断 15g。3 剂。

9 月 15 日上午二诊：腰腿痛明显减轻（腿痛减半、腰痛减 1/3），过去不能平卧，现在可以平卧 1 小时左右，硬感稍有减轻，大便成条色黄。守上方再进 5 剂。

9 月 24 日下午三诊：腰腿痛基本解除，硬感转软，可以平卧 2~3 小时，现惟右臀部在卧压时微痛，否则不痛。近又感冒发热恶风寒，鼻塞流涕，昨今好转，未影响腰腿痛。守上方加重桂枝为 30g，再加黄芪 50g、防风 30g。再进 5 剂而愈。

《伤寒论·辨少阴病脉证并治》篇：“少阴病，身体痛，手足寒，骨节痛，脉沉者，附子汤主之。”本证是因伤寒邪犯少阴而外连太阳所致。但其病机重点在于少阴阳衰阴盛，故用附子汤温补少阴阳气以驱散太阳阴邪。有的注家推崇本方为“风寒湿身痛仙丹”，当是根据仲景用以主治身体骨节痛而临床实践有得之言。我对风寒湿邪外犯太阳而内伤少阴的关节痛证，也常用此方获得良效，本案即其例证。

例 64

罗某，男，26 岁。1989 年 11 月 25 日上午初诊。

患风湿痹证。右膝关节肿痛、灼热 40 天，近 20 天来逐渐加剧，拄杖跛行，举步维艰，周身皮肤散见红疹，入暮发热，汗出后怯寒，口渴甚而喜热饮，口微苦，不思食，大便干结，粪色酱黑，小便黄热短少，舌苔白厚微黄而腻，脉浮数。投以麻杏苡甘汤合桂枝芍药知母汤加减：麻黄 10g，杏仁 10g，生薏苡仁 30g，生甘草 10g，桂枝 10g，赤白芍各 30g，知母 30g，防风 15g，防已 15g，川牛膝 15g，木瓜 15g，生姜 5 片，红枣 5 枚，白茅根 30g，赤小豆 30g。3 剂。

12 月 3 日上午二诊：右膝关节热痛基本解除，肿尚未消，跛行基本纠正，今日步行前来就诊，夜间已不发热，口亦不渴，胃纳渐开（每餐能食 100g 米饭），周身红疹消失，大便通畅，小便如前，苔薄，脉平。守上方合五苓散加减：麻黄 10g，杏仁 10g，生薏苡仁 50g，猪苓 15g，泽泻 15g，白茅根 50g，赤小豆 30g，赤白芍各 15g，五加皮 15g，生姜 5 片，红枣 5 枚。再进 3 剂。

12 月 9 日上午三诊：行步基本正常，尿转清长，大便先硬后软色黄，纳佳，寐安。守二诊方加川牛膝、木瓜各15g，再进3剂。

12月14日上午四诊：诸症消除，行步正常，病已向愈。守上方加减：麻黄10g，杏仁10g，生薏苡仁50g，生甘草5g，防己15g，黄芪30g，牛膝15g，木瓜15g，苍术10g，黄柏5g，白茅根50g，赤小豆30g。再进3剂以巩固疗效。12月30日上午来求诊已患11年的癫痫时告知，服上方后，一切恢复正常，已停药13天，疗效稳固。

例65

孙某，男，21岁。1990年12月3日初诊。

患风湿痹证。身热午后较甚（38℃左右），右膝关节红肿热痛月余，膝弯拘急，步履维艰，左目赤已半年，右背痛向左背走窜，头昏，纳差，口干喜冷饮，大便结，小便黄赤频数热痛，舌尖红苔黄而腻，脉浮数。投以麻杏苡甘汤加味：麻黄15g，杏仁15g，生薏苡仁50g，生甘草15g，防己30g，赤白芍各30g，当归15g，鸡血藤30g，葛根50g，牛膝15g，木瓜15g。3剂。

12月6日二诊：近日寒热如疟状，每日二三度发，寒重热轻，热退无汗，渴喜冷饮，饮不解渴，头闷痛，膝痛如故，但大便已不结，尿路刺激征大减。守上方加柴胡30g，桂枝15g，知母15g，生石膏30g，白茅根50g，赤小豆30g。再进3剂。

12月10日三诊：头痛解除，渴减，但仍寒热如疟状，每日数度发，膝痛好转3天，昨夜又复如故。守上方合桂麻各半汤加减：麻黄15g，杏仁15g，生薏苡仁50g，生甘草10g，桂枝15g，赤白芍各15g，生姜3片，红枣5枚，防己30g，牛膝15g，木瓜15g。再进3剂。

12月13日四诊：寒热如疟状解除，尿转清长，胃纳好转（每餐可食米饭2大碗），惟膝痛仍如故。改用桂枝芍药知母汤加减：桂枝30g，赤白芍各30g，知母10g，白术15g，熟附子10g，麻黄15g，防风15g，甘草10g，生姜5片，生薏苡仁30g，防己30g，牛膝15g，木瓜15g。再进7剂。

12月20日五诊：服上方前4剂时肠鸣水泻，日1行；后3剂时肠鸣，大便转软烂，日1行，膝痛基本解除，舌苔白腻（自云晨起白苔厚腻满布），脉仍浮数。守四诊方加重白术为30g，再加苍术15g。再进7剂。

1991年1月10日六诊：右膝关节肿痛全除，已能正常行走，仅跑步时稍感膝痛。守五诊方再进7剂，以巩固疗效。

《金匮要略·痉湿暍病脉证治》篇："病者一身尽疼，发热，日晡所剧者，名风湿……可与麻黄杏仁薏苡甘草汤。"本条是属风湿热痹证，与上条"湿家，身烦疼，可与麻黄加术汤发其汗为宜"的风寒湿痹证相对。风寒湿痹宜用麻黄加术汤方，以麻黄汤发散风寒，加术（白术或苍术）驱其寒湿。风湿热痹宜用麻杏苡甘汤方，在麻黄汤方基础上，去桂枝之辛温，易生薏苡仁之甘凉，以驱散风湿、清利湿热。以上所述例64、例65两案，都属风湿热痹的麻杏苡甘汤证（并随宜配合了桂枝芍药知母汤、五苓散和自制白茅根汤与芍甘归鸡汤等方）。至于前述例61、例62两案的风寒湿痹之所以用了桂枝加术附汤而未用麻黄加术汤者，是因风寒湿痹证有虚实之分，实证固宜用麻黄加术汤方，实中兼虚证则宜用桂枝加术附汤方之故。

例 66

谢某，女，14 岁。1991 年 7 月 4 日中午初诊。

患风湿痹证。脚膝关节疼痛三四年，时痛时止，每月发作二三次，痛引腓肠肌，腰及两手肘关节亦有时痛，冬令足冷难以回温，大便易结。投以桂枝芍药知母汤加味：桂枝 10g，赤白芍各 15g，知母 5g，白术 15g，熟附子 10g，麻黄 5g，生姜 3 片，炙甘草 10g，防风 15g，独活 10g，牛膝 15g，木瓜 10g，生薏苡仁 30g，桑寄生 30g，杜仲 15g，续断 15g，当归 10g，五加皮 10g，威灵仙 10g。5 剂。

7 月 9 日二诊：服上方后，脚膝关节疼痛全止（服至第 3 剂时即止）。守上方再进 5 剂。

7 月 19 日上午三诊：服上方 5 剂后，因效果好，自行加服 5 剂。脚膝疼痛未再发生，昨日上午挑水一担，下午腹痛，得大便后缓解，旋即左腹股沟及大腿部疼痛约 10 分钟自止。守上方去五加皮、威灵仙，再进 5 剂。

7 月 23 日上午四诊：19 日下午配药回家，7 时许右脚及左膝关节疼痛约 1 小时，服上方后，至今未再疼痛，近日汗出较多。守三诊方去麻黄，加黄芪 30g、防己 15g。再进 5 剂以巩固疗效。

例 67

聂某，女，47 岁。1989 年 7 月 27 日初诊。

患风湿性关节炎多年，逐渐发展成为“风心病”（1979 年发现心脏二尖瓣狭窄），病情日益加重，手足关节疼痛、屈伸不利，痛甚时骨间灼热，手足浮肿，起坐行走艰难，大便结，怯寒，脉细涩（间有“早搏”）。投以桂枝芍药知母汤方加味：桂枝 15g，赤白芍各 30g，知母 15g，白术 30g，熟附子 15g，麻黄 15g，防风 30g，黄芪 60g，炙甘草 15g，生姜 5 片，红枣 10 枚。5 剂。

7 月 29 日二诊：昨日中午开始服药（自减附子为 5g）后，周身自觉发热微汗出（体温由 36.8℃升至 37.3℃），感到轻松；晚上 9 时服二煎后也觉发热微汗出，手足浮肿稍见消退，小便短少灼热；今日怯寒减轻，昨今两日均解软便 2 次，腹微痛，脉力好转。守上方再进。

8 月 1 日三诊：上方附子从前日起，由 5g 加至 10g，昨已加至 15g，服后并无不良反应，仅感周身微热微汗，关节肿痛明显减退，自觉轻松，小便次数增加，尿色由浓茶样转至淡黄色，大便软烂不成条，色深黄，不甚臭，昨日上午解 2 次，上午及晚间各解 1 次，腹不痛，咽喉不干痛。守上方加重附子为 20g；再加白茅根 50g，生薏苡仁、赤小豆各 30g。再进 5 剂。

8 月 9 日四诊：浮肿基本消退（平卧时不肿，站立时仍有微肿），尿转清长，大便软烂日行 1~2 次，色深黄，服第 2 剂时，因感冒低热，肩、膝关节痛甚，但持续 1 天自止；昨晚口苦乏味，不思饮食。守上方出入：桂枝 30g，白芍 30g，知母 10g，白术 30g，熟附子 30g，麻黄 10g，炙甘草 15g，生姜 5 片，红枣 10 枚，黄芪 60g，生薏苡仁 30g，木瓜 15g。再进 5 剂。

8月19日五诊：服上方2剂后，身有微热（37.5℃~37.8℃），停药2天，热退继续服2剂，又发热，停药即热退，又服1剂又发热，停药热退后，手足关节肿痛复如故，但怯寒稍缓，现胃纳尚佳。守初诊方改熟附子为制川乌（另用蜜煎1小时取汁冲服），加白茅根、生薏苡仁、赤小豆各30g。再进5剂。并嘱另取红人参切片，时时嚼服。

8月24日六诊：近日时时嚼服红人参（每次1片），自觉舒适，浮肿见消，夜寐甚安，惟自汗较甚，迫切要求止汗。投以生脉散加味：红人参10g，麦冬10g，五味子10g，生黄芪50g，浮小麦30g，生龙牡各30g。以益气养阴、固表敛汗。

9月23日七诊：自服六诊方后，自汗即止，夜寐甚安，肿消痛止，神旺食增，大便通畅，脉起有力，自云病愈，要求停药。

例68

黄某，男，23岁。1991年5月21日上午初诊。

患风湿痹证。今年清明节前起病，发热微恶寒，左腹股沟疼痛灼热，持续半月，寒热虽退，而左腹股沟热痛未已，时轻时重。昨晨痛处起如5分镍币大疱五六个，微痒，今日已消去三四个。昨起疼痛增剧，痛由左大腿延及左小腿，脚筋挛急，不能转侧，只能屈，不能伸，伸直则痛尤甚，并引腰酸胀痛，1周前尚能行走，现已不能步行，需人搀扶前来就诊，扶起时腰不能伸，左脚歪斜不能直立，时出冷汗，不思饮食，无饥饿感，口淡或苦，大便软烂不成条，色深黄，隔日1行，尿清，寐差，舌红苔薄白，脉濡数。投以桂枝芍药知母汤方加减：桂枝10g，赤白芍各50g，知母10g，白术30g，干姜10g，云苓30g，炙甘草10g，苍术10g，黄柏10g，防风15g，防已15g，黄芪50g，当归15g，鸡血藤30g，生薏苡仁50g，牛膝15g，木瓜15g。3剂。

5月24日上午二诊：痛减大半，纳开（每餐能食150~200g米饭），神旺，面色转华，已能坐起（过去只能平卧，不能坐起），舌苔已退，脉力渐增，现惟髋臀部及左腹股沟、大腿有时隆起热痛由上而下游走，左足胫骨外侧按之则痛，不按则不痛，扶起站立时，腰能伸直，但脚膝仍不能伸直（坐时可以伸直）。守上方加乳香、没药各10g。再进3剂。

5月29日上午三诊：服上方3剂，因效果好，自行加服3剂，现髋臀部及左腹股沟已不觉痛，脚痛亦渐止，已能站立如常，但尚不能行走，行走即痛，大便已正常，食增神旺，面部肌肉渐丰。守二诊方再进3剂。

6月2日上午四诊：上方尚未服下，因过食生冷（番茄）而使髋臀部疼痛复剧作，痛处隆起，乃于30日着家人来询问，是否需要改方。即嘱原方照服，并给云南白药10瓶，嘱专服其中的保险子，每次随药方服1粒，每日3次（早、午、晚）。今日其姐来告，髋臀部疼痛基本消失，但仍稍见隆起，摸之身有微热，并感头昏眼花，出冷汗，不饥不思饮食，舌苔白厚。改投附子理中汤合黄芪桂枝汤加味：熟附子15g，炮干姜10g，白术30g，党参30g，炙甘草10g，黄芪50g，桂枝15g，炒白芍30g，生姜5片，红枣5枚，白豆蔻10g，砂仁10g，云苓30g。3剂。

6 月 5 日上午五诊：身热、出冷汗、头昏眼花均已解除，知饥食增（每餐可食 200~250g 米饭），但觉痛又加重。守二诊方出入：桂枝 10g，赤白芍各 30g，白术 30g，炙甘草 10g，防风 15g，黄芪 50g，当归 15g，鸡血藤 30g，党参 30g，云苓 15g，桑寄生 30g，独活 15g，杜仲 15g，续断 15g，防己 15g，黄柏 5g。再进 3 剂。

6 月 11 日中午六诊：服上方 3 剂，因效果好，自行加服 3 剂，现左髋臀部及大腿痛已减 9/10，仅左下肢外侧仍有微痛，已能勉强自主行走，脉仍细弱。守五诊方再进 5 剂。

6 月 21 日上午七诊：服上方 5 剂，因效果好，又自加服 5 剂，今日独自步行来诊，现仅行走时左髋臀部（仍稍见隆起）及膝关节微痛，左脚踝关节稍感麻木。守五诊方去苍术、黄柏、党参、云苓，加川芎 10g、赤小豆 30g。再进 5 剂。

7 月 4 日中午八诊：痛已基本痊愈。守上方出入：桂枝、当归、五加皮、威灵仙、木瓜各 10g，赤白芍、白术、防风、防己、云苓、牛膝各 15g，黄芪、党参、生薏苡仁、赤小豆各 30g，炙甘草 5g。再进 5 剂，以巩固疗效。

例 69

黄某，女，3 岁。1991 年 6 月 22 日上午初诊。

患风湿痹证。发热 1 周，住院治疗热退后，脚痛不止已 4 天，大、小腿起包块 4 个，脚背 1 个，浮肿，现脚不能站立行走，医院检查血象偏高，按关节炎处理无效，鼻涕多，时出冷汗，纳减，大便成条色黑，指纹紫红。投以桂枝芍药知母汤方加减：

桂枝5g，赤白芍各15g，知母10g，生甘草5g，防风10g，防己10g，独活10g，牛膝15g，木瓜10g，五加皮5g，威灵仙5g，苍术10g，黄柏5g，黄芪15g，当归10g，金银花15g，连翘15g，夏枯草15g，生薏苡仁30g，赤小豆30g。3剂。

6月26日上午复诊：脚痛全除，已能站立行走，脚上包块已消去2个，脚背包块亦消，胃开食增。守上方再进3剂而痊愈。

例70

熊某，男，13岁。1991年12月15日上午初诊。

患风湿痹证。左脚膝关节疼痛已2个月，膝以下冷，右腓肠肌稍见萎缩，跛躄而行，头昏，面色无华，舌苔白黄润滑，脉细弱。投以桂枝芍药知母汤方加减：桂枝10g，赤白芍各15g，炙甘草10g，防风15g，防己15g，独活10g，五加皮10g，威灵仙10g，苍术10g，白术15g，黄柏5g，牛膝15g，木瓜10g，生薏苡仁30g，当归10g，黄芪30g。3剂。

12月20日上午复诊：据患者父亲面述，左脚痛基本消失，现仅弯膝时按之稍有痛感，跛行已完全纠正，步履如常。守上方再进3剂而痊愈。

例71

李某，男，30岁。1964年12月10日初诊。

患风湿性关节炎近10年，通身关节疼痛，尤以腰腿为甚，阴雨天痛剧，舌苔白黄，脉濡细数。投以桂枝芍药知母汤加减：桂枝5g，白芍15g，知母15g，甘草15g，麻黄15g，黄芪15g，防风10g，生姜10g，当归10g，乳香10g，青风藤15g，红藤10g。连服3剂（第1剂方缺知母，服后口干渴甚；第2剂方有知母，服后则口干渴止），关节疼痛明显减轻，因守方服至60剂，腰腿关节疼痛消失，病告痊愈。

例72

涂某，男，62岁。1992年6月10日初诊。

全身关节肿痛灼热月余，尤以下肢为甚，不能活动，肢麻，神困嗜睡，脉缓，舌苔白微黄厚腻，饮食、二便尚可。投以桂枝芍药知母汤加味：桂枝10g，赤白芍各30g，知母10g，白术15g，熟附子10g，麻黄10g，生姜皮10g，炙甘草10g，防风15g，防己30g，独活10g，当归15g，鸡血藤15g，川牛膝15g，木瓜10g，生薏苡仁30g。

6月12日二诊：服上方3剂，诸症减轻，舌苔减退，舌多津，守上方再进3剂。

6月17日三诊：症减十分之四，关节灼热消失，现仅踝关节日肿夜消，踝以下麻，双膝痛，左肘痛致屈伸不利，乏力，脉细。守上方加泽兰30g，五加皮、威灵仙各10g。再进5剂。

6月22日四诊：症减十分之七，惟大便溏泄，日二三行，欲呕，神疲思睡。守上方加重熟附子、白术各为30g。再进5剂。

6月26日五诊：诸关节肿消痛止，痛已向愈。现惟神疲，足软，趾端麻冷，便溏日2行，脉虚软不任按，苔白舌多津。守上方去木瓜、薏苡仁、赤芍，减白芍为10g，加重白术为50g，更加黄芪、党参各30g。再进5剂以收功。

《金匮要略·中风历节病脉证并治》篇："诸肢节疼痛，身体尪羸，脚肿如脱，头眩短气，温温欲吐，桂枝芍药知母汤主之。"尤在泾注："诸肢节疼痛，即历节也，身体尪羸，脚肿如脱，形气不足，而湿热下甚也。头眩短气，温温欲吐，湿热且从下而上冲矣，与脚气冲心之候颇同。桂枝、麻黄、防风，散湿于表；芍药、知母、甘草，除热于中；白术、附子，驱湿热于下；而用生姜最多，以止呕降逆，为湿热外伤肢节，而复上冲心胃之治法也。"本条是属风湿痹证中的寒热虚实错杂证，近人称之为"尪痹"（形容关节肿大而身体消瘦），比较顽固难治。以上所述6案即其例证。并由此可见，本方之于本证卓有疗效，但在具体运用时，必须随证适当加减，才能提高疗效。如腰痛加桑寄生、杜仲、续断；脚痛甚（跛行）加牛膝、木瓜、独活、威灵仙、五加皮；浮肿合自制白茅根汤；气虚合四君子汤或玉屏风散；血虚合自制芍甘归鸡汤等。

例73

于某，女，7岁。1992年5月21日上午初诊。

久患风湿痹证。现左脚板右旋，足趾不能上翘，跛躄而行，但不痛，左小腿肌肉稍见萎缩，青筋暴露。近时继发颈部淋巴结核，经西医诊治低烧虽退，但结核依然。投以独活寄生汤方加减：独活10g，桑寄生30g，杜仲15g，续断15g，当归10g，川芎5g，赤白芍各10g，生地黄10g，党参15g，白术10g，云苓15g，炙甘草5g，黄芪15g，桂枝10g，牛膝15g，木瓜10g，生薏苡仁30g，威灵仙10g，五加皮10g，补骨脂15g，骨碎补

15g，制乳没各10g。3剂。

6月24日上午二诊：服上方3剂见效，因自加服3剂，现左脚板右旋基本复原，跛行大有改善，颈部淋巴结核消失。守上方加山药、石斛各15g。再进5剂。

7月1日上午三诊：跛行基本纠正，左小腿肌肉萎缩基本复原。守二诊方再进5剂而痊愈。

独活寄生汤是一个通治风湿痹证的著名古方，至今尤为临床医生所喜用。如能善用加减，确实是有良效的。但因本方是在八珍汤（仅缺白术，但可加用）补养气血的基础上加以祛风湿，扶正药多于祛邪药，所以比较适宜于风湿痹证日久正偏虚者，尤其对风湿邪入心脏的气血两虚之证颇为相宜。但对风寒湿邪入心而阳气偏虚者宜合附子汤；对风湿热邪入心而阴血偏虚者宜合生脉散。本方若用于风湿痹证初起而邪偏实者，必须妥善加减，才能取效。否则，如属风寒湿邪偏实而用人参、熟地黄等壅补，必致邪滞难解；如属风湿热邪偏实而用桂心、细辛等温散，必致热势愈炽，不但无益，反而有害。不过临床所见风湿痹证，大都迁延日久而致气血两虚，故运用本方的机会较多，本案即其例证。

例74

罗某，男，13岁。1992年7月初诊。

患顽痹证。左手腕关节内旋而不能外展，手指呈鹰爪状，向内不能伸展，左足内旋，踝关节以下欠灵活，行步歪斜但不痛，下肢有力，肌肉未萎缩，大便秘结，数日1行，舌脉尚无异象。投以补阳还五汤方加味：黄芪60g，当归30g，赤白芍各30g，川芎10g，生地黄30g，地龙30g，桃仁10g，红花10g，甘草15g，伸筋藤30g，鸡血藤30g。3剂。

7月11日上午二诊：鹰爪手指能勉强自动伸开。守上方加葛根50g，麻黄30g，桂枝30g，杏仁15g，生姜5片，红枣10枚。再进3剂。

7月21日三诊：鹰爪手指更见灵活，可以大幅度展开和收拢，右足行走时自觉较前灵活。守二诊方加熟地黄30g，牛膝、木瓜各15g，生薏苡仁30g。再进10剂。

7月30日上午四诊：服三诊方10剂，左下肢运动基本正常，行走已不歪斜，左手指鹰爪状明显改善，大便仍结但易行。嘱守三诊方坚持服至病愈为度。

例75

陈某，女，50岁。1985年4月18日上午初诊。

患顽痹证，两手指关节变形外旋、肿大，两足踝关节亦肿大但未变形，上下肢尽疼，手指有痒感，足有灼热感，怯寒，舌淡，脉细涩。投以补阳还五汤合桂枝附子汤方：黄芪120g，当归15g，赤芍15g，白芍30g，川芎10g，地龙15g，桃仁10g，红花10g，桂枝15g，熟附子15g，白术15g，炙甘草10g，生姜5片，红枣5枚。5剂。

4月27日下午复诊：手指关节自觉轻松。守上方加重赤白芍各为60g、当归为30g、白术为30g，续进，并嘱坚持服至病愈为止。

王清任《医林改错》中的补阳还五汤方（生黄芪四两，归尾二钱，赤芍一钱半，地龙（去土）一钱，川芎一钱，桃仁一钱，红花一钱，水煎服）是以益气为主，活血化瘀为辅；为中风半身不遂等症的著名古方，至今尤为临床医生所喜用。我认为此方不仅适用于中风半身不遂等症，也适用于因气虚血瘀而成的其他病证。如上述两例因痹证日久，气虚血瘀以致手足关节变形的治验，即其例证（但前例因血虚肠燥、大便秘结而合用了自制芍甘归鸡汤，后例因阳虚怯寒、舌淡、脉细涩而合用了桂枝附子汤，同中稍异）。

例 76

彭某，男，4 岁。1985 年 7 月 9 日上午初诊。

患者于今年 5 月 30 日在风雨中玩耍后，下午 4 时许突然左脚叫痛，行走异常，入暮尤甚，彻夜哭闹不眠，两脚左直右弯不能活动，不能弯腰，高热达 39℃以上。6 月 1 日住入省儿童医院，高热达 40℃以上，经输液后，热退痛止，左脚稍能活动；次日两脚渐能抬起；3 日可以下床拐行，但至晚上脚痛剧烈；4 日脚又左直右弯不能活动如前，经输液后痛止，但仍只能拐行，有时还会手痛能伸不能屈。经会诊，或认为是风湿病，或认为是小儿麻痹，或认为小儿淋巴结炎，或怀疑为白血病，未能确诊，6 月 7 日出院。8 日住入当地县医院，晚上脚又剧痛哭闹了一夜，经输液后痛虽止，但不能站立行走。此后脚痛每隔 1~2

天剧作1次，脚不痛时稍可拐行。因治疗无效，乃再住入省儿童医院，仍无起色。今日前来就诊，投以自制芍甘归鸡汤方加味：当归10g，赤白芍各30g，甘草10g，鸡血藤15g，牛膝10g，木瓜10g，生薏苡仁30g，五加皮10g，威灵仙10g。

8月14日上午二诊：服上方12剂时，大见效验，脚痛只轻度发作1次（较前痛减十之八九）。服至20剂时，由于感冒，又轻度发作1次，此后未再发作，现仅右肩微肿而已。患儿平素脾胃虚弱，运化不良，食少，大便易溏。日前曾腹泻1次，近日泻止，仍日行软便2~3次。守上方合玉屏风散、异功散加味：当归10g，赤白芍各15g，甘草5g，牛膝10g，木瓜10g，生薏苡仁5g，五加皮10g，威灵仙10g，黄芪15g，防风10g，党参15g，白术30g，云苓15g，陈皮10g，山楂15g，六曲5g，麦芽15g。

1986年10月14日三诊：服二诊方20剂，一切恢复正常，但仍容易感冒。守一诊方合玉屏风散以善后。

例77

吕某，男，49岁。1972年1月2日初诊。

久患风湿腰痛。1956年仅感腰部不适；1959年逐渐感到腰痛，时作时止，但痛不甚，尚能参加体力劳动；至1965年后，腰痛逐渐加剧，以致不能参加体力劳动。近年来腰腿痛甚，尤以右侧髋、膝关节更为明显，右大腿外侧皮肤麻痹而灼热，最近且见右小腿皮肤红肿，舌红苔薄黄，脉弦细数。西医检查发现第7腰椎骨裂，并有风湿性关节炎和高血压病史。

投以自制芍甘归鸡汤方加味：当归 15g，生白芍 15g，生甘草 15g，鸡血藤 15g，牛膝 10g，木瓜 10g，杜仲 15g，续断 15g，白茅根 30g，生薏苡仁 30g，赤小豆 15g，云南白药 1 瓶。连服 4 剂，腰腿痛基本消失，其他症状悉除。患者原因无法去北京参加会议颇感焦急，幸而服药病已基本痊愈，乃欣然启程赴京报到。

例 78

柳某，男，19 岁。1974 年 12 月 20 日初诊。

患风湿性关节炎，腰腿关节痛甚，行走无力，手指关节亦痛，每隔五六天腰及上下肢关节必发阵痛 1 次，咽喉干燥，大便秘结，脉细数。投以自制芍甘归鸡汤加味：当归 15g，白芍 30g，甘草 15g，鸡血藤 30g，川牛膝 15g，木瓜 10g，生薏苡仁 15g，桑寄生 30g，独活 10g。连服 10 剂，腰腿关节疼痛大减，手指关节痛全止，行走轻快有力，大便畅利而粪软烂不成条，脉已不数。

二诊：守上方加白术 15g。再进 10 剂，腰痛基本解除，仅感微酸，未再阵发剧痛，惟下肢膝、踝关节和脚后跟以及脚板心等处时有游走性微痛。

三诊：仍守上方加减以善后。

以上 3 例风湿腰脚痛，都属肝肾阴血不足以养筋骨而外邪留滞之证。我对本证常用自制芍甘归鸡汤方（当归、芍药、甘草、鸡血藤）为主，随症加味（腰痛甚加桑寄生、杜仲、续断，脚痛甚加牛膝、木瓜、五加皮、威灵仙，浮肿加白茅根、生薏苡仁、赤小豆）治之。方中主药用量至少各15g，多则30~60g。此方疗效甚佳，不可轻视。

伤寒夹阴案

例79

罗某，男，34岁。1988年10月11日上午初诊。

病起于性交受寒，前日恶寒发热，头痛作呕，至昨夜半加剧，周身发麻，时出冷汗，头重不欲举，伏案就诊，舌苔薄白而润，脉寸浮尺弱。急投参附龙牡汤合桂枝加龙牡汤：红参15g，熟附子30g，生龙骨50g，生牡蛎50g，桂枝15g，白芍15g，炙甘草10g，生姜5片，红枣5枚。2剂。

10月12日上午复诊：昨日上午服第1剂后病即大减，下午继服第2剂后病告痊愈。昨夜安睡通宵，今早神清气爽，尺脉已起。守上方减量，再进3剂以巩固疗效。

例80

徐某，男，53岁。1988年10月2日上午初诊。

近患肺炎高热初愈，因性交受寒，以致头重不欲举，眩晕耳鸣，心里难过，气不得续，口微干苦，不思饮食，大便溏，日2~3次，时自汗出，精神萎靡，伏案就诊，舌苔中黑边黄，脉沉细弱。急投参附龙牡汤合生脉散加味：红参15g，熟附子15g，生龙骨30g，生牡蛎30g，麦冬15g，五味子10g，生黄芪

50g，党参 30g，白术 30g。1 剂。

10 月 3 日上午二诊：黑苔减退 2/3，但脉仍如故。守上方加重熟附子为 30g，再加鹿茸末 2g（冲服）。续进 1 剂。

10 月 4 日上午三诊：心里已不难过，神旺纳开，眩晕大减，耳鸣停止，脉起有力。守上加味，再进 1 剂而痊愈。

例 81

涂某，男，32 岁。1994 年 8 月 31 日初诊。

病起于性交受寒，以致头昏重不欲举，后脑及背部时冒冷气，身寒肢冷，时打呵欠而汗毛笔直，腰酸胀沉重，脚膝无力，会阴部及肛门有内缩感，舌淡苔白，脉虚数甚。急投参附龙牡汤合桂枝加龙牡汤、麻黄细辛附子汤：红参 30g，熟附子 15g，生龙骨 50g，生牡蛎 50g，桂枝 15g，白芍 15g，炙甘草 15g，生姜 5 片，红枣 10 枚，麻黄 10g，细辛 5g。1 剂。

9 月 1 日二诊：服上方 1 剂后，脉转有力，白苔减退，舌淡转红。守上方再进 2 剂。

9 月 3 日三诊：诸症减轻，但仍怕冷。守上方加重熟附子为 30g，去白芍，再进 2 剂。

9 月 5 日四诊：诸症基本解除，会阴部及肛门不再内缩，不再怕冷。仍守上方，再进 2 剂以巩固疗效。（此后曾复发缩阴 1 次，仍守上方加黑锡丹和鹿茸，并热敷脐下和热水泡脚。治愈后，未再复发。）

伤寒夹阴病证，是因性交受寒，寒邪乘虚侵入少阴（肾），元阳欲脱所致。故以上3案都以参附龙牡汤温固少阴阳气为主。其所以合用桂枝加龙牡汤者（例79和例81），因此方乃治男子失精的主剂（《金匮要略》用此方主治"男子失精"，"少腹弦急，阴头寒，目眩，发落，脉极虚芤迟"，功能调和阴阳，收敛浮越之阳气。至于三案中之一案（例80）未合用者，是因该案在热病后阴液亦稍受损，故用参附龙牡汤合生脉散在温固阳气为主中兼养阴液，而不欲再合用桂枝汤以助长附子之燥热。其所以合用麻黄细辛附子汤者（例81），是因本案不仅少阴脏寒，而且少阴经寒，必须合用此方，才能双解少阴经、脏之寒。

《伤寒论》所谓"伤寒，阴阳易之为病，其人身体重，少气，少腹里急，或引阴中拘挛，热上冲胸，头重不欲举，眼中生花，膝胫拘急者，烧裩散主之。"（可与上述《金匮要略》所谓"男子失精"的桂枝加龙牡汤证合参）是即后世所谓伤寒夹阴病证。这可从上述3例所现"头重不欲举"，"脉寸浮尺弱"（例79），"头重不欲举，眩晕"，"脉沉细弱"（例80），"头昏重不欲举"，"腰酸胀沉重，脚膝无力，会阴部及肛门有内缩感"，"脉虚数甚"（例81）等症（其中尤以3例共有的"头重不欲举"为突出）中看出。但烧裩散方不可靠，后世医家用此方治此病，也非随证加用补药不能收效（如《证治准绳》说："尝治伤寒病未平复犯房室，命在须臾，用独参汤调烧裩散，凡服参一二斤余，得愈者三四人，信哉用药不可执一也"）。这就是我之所以治此病不用此方的缘由所在。

内伤病案

编者按：中医所谓内伤病包括西医所谓内科各系统（如呼吸、循环、血液、神经、精神、消化、泌尿、生殖、内分泌等）病。在这类病案中，主要叙述先生以肺、心、脾、肝、肾五脏病变为中心，灵活运用其理法方药进行辨证论治的经验。

呼吸系统病案

慢性支气管炎及肺气肿案

例 82

文某，男，13 岁。1975 年 4 月 2 日初诊。

患慢性支气管炎多年。3 岁时麻疹病后声嗄，继而干咳无痰，甚至喘息，喉间有梗塞感，容易感冒，感即咳喘剧作而面色青白，纳差，大便隔日 1 行，夜尿 2~3 次。投以桔梗汤合异功散加味：桔梗 15g，甘草 15g，杏仁 10g，枳壳 10g，紫菀 15g，款冬花 15g，党参 15g，白术 15g，云苓 15g，陈皮 10g。5 剂。

8 月 15 日二诊：服上方见效，因自加服至 30 剂，喘平，咳大减，喉间梗塞感渐除，声嗄好转。守上方加黄芪 15g、防风 10g，合玉屏风散以增强其益气防感之力。

1978 年 10 月 6 日三诊：先后服上方 50 剂，病愈已 2~3 年。最近又因感冒而旧病微作，仍守上方治愈。

本例证属外邪留滞，肺气不宣，久而肺脾气虚，易招外感所致。法当开宣肺气以祛邪，补土生金以扶正。故用桔梗汤合异功散、玉屏风散加味，并坚持久服，始获痊愈。

例 83

万某，男，43 岁。1990 年 6 月 15 日上午初诊。

久患慢性支气管炎。咳嗽痰多色黄或白，胸逼气喘，口干喜热饮，饥而不欲食，大便 3~4 日 1 行，色黑或青黄，或成条状，或如羊屎状，尿频而不畅（点滴而出），舌淡苔白润滑，脉细弱。投以三拗汤合三子养亲汤、异功散、玉屏风散加味：麻黄 10g，杏仁 10g，甘草 10g，白芥子 5g，苏子 10g，莱菔子 15g，党参 30g，白术 15g，云苓 30g，陈皮 30g，黄芪 30g，防风 15g，生姜 5 片，细辛 3g，五味子 10g，桂枝 10g，瓜蒌皮 15g，薤白 15g。3 剂。

6 月 22 日下午二诊：服上方见效，因自加服 3 剂，现咳喘大减，胸逼已松，大便日行 1 次。守上方再进 5 剂。

6 月 26 日上午三诊：病去十之七八。仍守上方再进 5 剂，以巩固疗效。

本例证属痰饮阻滞上焦，肺气宣降不利，久而导致中焦脾虚失运，并兼下焦肾气不固所致。法当以开宣肺气、健补脾气为主，收纳肾气为佐。故用三拗汤合三子养亲汤加瓜蒌皮、薤白、细辛、桂枝、生姜以宣肺气而蠲痰饮；异功散合玉屏风散以补脾气而杜痰源、固藩篱为主；并佐以五味子收纳肾气，获得良效。

例 84

张某，男，34 岁。1971 年 12 月 13 日初诊。

患慢性支气管炎已三四年，极易感冒，一吸冷风即咳嗽剧作，因而口罩常不离口。近时咳嗽复作，喉痒甚，日夜剧咳不已，咯痰牵涎，色白而稀，胸闷不舒，头昏目胀；又因患有胃黏膜脱垂，经常脘腹胀痛，不思饮食，神疲肢倦；舌红苔薄白，脉细弱。前此屡投以治肺为主的方药无效，乃改投香砂六君子汤加味：广木香 10g，砂仁 10g，党参 15g，白术 10g，半夏 10g，云苓 15g，甘草 5g，山楂 10g，六曲 10g，谷麦芽各 30g，蛇胆陈皮末 2 支（冲服）。5 剂。

12 月 19 日二诊：咳减十之七八，脘腹胀痛渐除，时感腹饥思食，脉力转旺。守上方再进 5 剂。

12 月 27 日三诊：咳减十之八九，脘腹胀痛全除，食增神旺，病已向愈。守上方去蛇胆陈皮末，再进 5 剂以巩固疗效。

本例同时患有慢性支气管炎和胃黏膜脱垂，肺和胃的症状都比较显著，前此屡投治肺为主的方药无效，乃改投治胃为主的香砂六君子汤奏功。由此亦可见补土生金法妙用之一斑。

例 85

时某，男，60 岁。1986 年 4 月 17 日初诊。

患“老慢支”合并肺气肿。平素容易感冒，感即咳喘增剧，痰多色白而稀，纳差，苔白脉弱。投以射干麻黄汤合玉屏风散：射干、麻黄、半夏、紫菀、款冬花各 10g，细辛 3g，五味子 5g，生姜 3 片，红枣 5 枚，黄芪 30g，防风、白术各 15g。5 剂。

6 月 23 日二诊：咳喘大减。守上方加重黄芪为 60g，再进 10 剂。

10 月 14 日三诊：自服上方后，病情缓解，未再感冒，乃返家探亲，并疗养于北戴河，直至 9 月底回南昌，在外亦未再感冒。要求善后处理，因给予玉屏风散（黄芪 300g，防风 150g，白术 150g，共研细末，每服 5g，温开水送吞，每日 2 次，早晚各 1 次），嘱坚持长服以巩固疗效。

本例证属痰饮伏肺，肺脾气虚，卫外不固所致。法当温化痰饮，益气固表。故用《金匮要略》治冷哮的射干麻黄汤以温化痰饮，并合用玉屏风散以益气固表，获得良效。又从服大剂玉屏风散作汤剂后半年未再感冒来看，可见有人认为用此方防治感冒，应遵古法作散剂缓图之，若作汤剂则欲速不达的见解，并不尽然。

例 86

王某，男，68 岁。1990 年 11 月 13 日初诊。

患“老慢支”合并肺气肿十多年，冬作夏止。去年夏天亦作，终年感冒不休，感即喘甚，咳嗽痰多色白，怕冷，食欲不振，不渴，四肢乏力，举步维艰，舌苔白腻，脉弦。投以小青龙汤合六君子汤、玉屏风散加减：炙麻黄10g，桂枝10g，杏仁10g，炙甘草10g，五味子10g，法半夏10g，陈皮10g，白术15g，云苓15g，党参30g，黄芪30g，防风15g，白果30g。5剂。

1991年1月10日二诊：从12月6日开始，服上方5剂（每剂分2天服），喘咳减轻，已不怕冷，因自加服至15剂后，感冒完全脱体。守上方加细辛3g、干姜5g，再进。

2月5日三诊：继服上方15剂，喘咳续减，手足渐觉力增，能步行前来就诊。过去大便秘结，非服大黄不解，自服上方后，药下即肠鸣矢气，大便竟自畅行，已不服大黄多时，白苔渐退，脉已不弦。仍守上方继进以巩固疗效。

本例痰饮伏肺，脾气虚弱，卫外不固的病机与上例同。所不同的是本例感冒缠身不得脱体，常呈表里俱寒之象，故采用表里双解其寒的小青龙法为主，辅以六君、玉屏健脾益气固表，获得良效。

例87

王某，男，57岁。1975年5月14日初诊。

患“慢支”合并肺气肿已七八年，咳喘胸闷，咯白色泡沫痰，晨起尤甚，有时自汗淋漓，睡醒时咽喉、口舌干燥灼痛，食欲不振，舌尖红，舌边青紫，舌面有裂纹，舌苔薄白根部微黄，脉细弱。投以自制二参二百二海二前汤方：党参、沙参、百合、百部各

15g，海蛤粉、海浮石、白前、前胡各10g。5剂。

5月28日二诊：咳喘大减，除晨起稍有一阵咳喘外，余时已不咳喘，汗亦大减，食增，苔退，但脉仍细弱。守上方再进5剂。

6月3日三诊：咳喘渐除，嘱守上方坚持长服以巩固疗效。

本例证属痰热胶结于肺，以致气液两伤所致。法当清化痰热，补养气液。故用自制二参二百二海二前汤方以补养气液，获得良效。自制二参二百二海二前汤方补养气液而不碍邪，清化痰热而不伤正，对“慢支”合并肺气肿的痰热蕴肺而气液两伤之证，疗效尚称满意。

慢性支气管炎的病机，主要在上焦肺。从邪方面看，主要是一个“痰”字，可分为寒湿痰和燥热痰两种；从证方面看，主要有肺气虚、肺阴虚和肺气阴两虚的区别。一般来说，肺有寒湿痰者容易伤气而现肺气虚证，肺有燥热痰者容易伤阴而现肺阴虚证，病延日久，又可由肺气虚发展为肺阴虚，或由肺阴虚发展为肺气虚，而成为肺的气阴两虚之证。并可由上焦肺发展到中焦脾或下焦肾，而成为肺脾同病或肺肾同病，甚至肺脾肾三脏同病之证。根据个人临床体会，其病机以寒湿痰结和肺脾气虚尤其是脾气虚者较为多见，而且脾虚不仅多见于寒湿痰结证中，还可在燥热痰结证中碰到。这是由于“脾为生痰之源，肺为贮痰之器”的缘故。脾之所以成为生痰之源，是因胃为水谷之海而主津液，胃属脾之腑，脾气健运，则水谷熟腐，津液流通，痰饮就无由而生；若脾气虚弱，则运化失职，必致水谷停滞，津液潴留，而变为痰饮。且因脾土能生肺金，具有母子关系，平时互相倚赖，病时互相影响，当肺病日久，子食母气，必损及脾，脾虚则生内湿，而痰饮上泛于肺。所以说，“脾为生痰之源，肺为贮痰之器”。肺司呼吸而肾主纳气，彼此关系也很密切，故痰饮咳喘病久，常由肺发展到肾而呈现肾不纳气之证。又因肺与心同居上焦，有直接影响，故痰饮咳喘病久，常由肺发展到心而呈现心阳不宣之证。

本证治法，除在急性发作期表证显著时应以祛邪为主兼扶正外，一般应在扶正培本的前提下，除其痰根，以平咳喘。属于寒湿痰结的宜温化；属于燥热痰结的宜清化；属于气虚的宜补气；属于阴虚的宜养阴；属于气阴两虚的宜补养气阴；病只在肺的宜理肺；病已及脾的必须健运脾气；病已及肾的必须固补肾气；病已及心的必须通补心气。

近时治疗慢性支气管炎，大都着眼于咳、喘、痰三字，而采用止咳、平喘、化痰的方法。但咳、喘、痰，证分寒热虚实，治别温清攻补。急则治其标，缓则治其本，治标得法，近期疗效显著；治本得法，远期疗效巩固。如果拘执一方一药生搬硬套，则有时有效，有时无效，甚至发生流弊。一般来说，治标较易，治本较难。治本主要是指后天之本的脾和先天之本的肾，即脾虚为主的当补脾，肾虚为主的当补肾，脾肾两虚的当双补脾肾，但个人体会，补脾尤其重要。我对本病的瘥后处理是：①守用得效汤方1~3个月，可由隔日1剂逐渐减为隔2~3日1剂；②长期坚持服用对证的扶正培本丸剂；③在所服汤方或丸剂中，都应适当配合玉屏风散以固补卫气，增强抵抗力，防止感冒；④有烟酒（尤其是烟）嗜好的，必须戒除。

“咳嗽咳嗽，医生对头。”不仅久咳难医，即使新咳也非易治。我对新病咳嗽常用自制宁咳汤（甘草15~30g，桔梗、杏仁各10~15g，冰糖30~60g）作为基本方，随证加味：风寒咳嗽加麻黄、紫苏或防风、荆芥；风热咳嗽加桑叶、薄荷、枇杷叶、马兜铃；寒湿痰加半夏、陈皮；燥热痰加贝母、瓜蒌等，尚有一定疗效。例如张某，女，53岁。久患慢性支气管炎，时作时止。近因感冒急性发作，咳嗽剧烈，引脘腹痛，胸闷气喘，痰黄稠不易出，口干不欲饮，舌红少苔，右脉滑数。投以宁咳汤方加瓜蒌实、枇杷叶、橘络、丝瓜络、枳壳、前胡。初服1剂，咳即大减；服至5剂，胸闷全除，咳喘基本控制，仅早晚上下床时稍有咳痰而已。《医学心悟》止嗽散（桔梗、甘草、百部、白前、紫菀、陈皮、荆芥）温清并用，平证可取，大都用以通治一切外感咳嗽，也有一定疗效。但如能根据具体病情适当加减使用，则其疗效更佳。

支气管哮喘案

例88

柴某，女，34岁。1971年12月16日初诊。

患哮喘12年。近因受寒剧作，咳嗽气喘，喉间痰鸣如水鸡声，怯寒甚，舌苔白，脉沉细弱。投以射干麻黄汤方加味：射干10g，麻黄10g，半夏10g，细辛5g，五味子5g，生姜10g，大枣5枚，紫菀10g，款冬花10g，白果30g，参茸黑锡丹1瓶。10剂。

12月28日二诊：服上方后，哮喘已平。守上方减半量再进10剂。

1972年1月8日三诊：哮喘未再发作。仍用上方10剂，蜜丸如梧桐子大，每服10g，温开水送吞，每日早晚各1次，以巩固疗效。

例89

万某，女，55岁。1964年3月4日初诊。

久患哮喘，近日剧作，咳喘痰板气逼，喉间如水鸡声，舌淡苔白润，脉缓。投以射干麻黄汤方加味：射干10g，麻黄10g，半夏10g，细辛5g，干姜10g，五味子5g，紫菀10g，款冬花10g，杏仁10g，甘草10g，大枣3枚。

3月8日二诊：服上方3剂，咳喘减大半。守上方再进。

3月11日三诊：再进上方3剂，咳喘平定，神旺食增。继予善后调理。

例90

郑某，男，65岁。1963年5月12日初诊。

久患哮喘，冬寒尤甚。近日剧作，咳喘痰板气逼，喉间如水鸡声，腹胀甚，舌苔白，脉弦紧。投以射干麻黄汤加味：射干10g，麻黄5g，半夏10g，细辛2g，五味子5g，生姜3片，大枣3枚，紫菀10g，款冬花10g，厚朴10g，大腹皮10g。

6月9日二诊：服上方20余剂，哮喘大减，精神转佳。以往步行500米都感困难，中途必须停歇几次；现在可以不停顿地缓行1000米，并不感到吃力。痰见减少但仍不大易出，腹胀已除，但大便仍不甚爽。守上方再进。

12月3日三诊：继服上方后，哮喘平定已半年。近日因食高丽参蒸瘦猪肉后，胃脘异常难受，欲吐不吐，大便2日不行。自云寒痰为参肉壅补而内结，要求吐、下以攻其实邪。但细加诊察，胸中无痞硬，心下不胀满，按腹亦不痛，显然内无实邪结聚，只是由于胃失和降所致。法当和胃降气。方用二陈汤加味：半夏10g，陈皮10g，云苓10g，甘草10g，苏梗10g，谷芽30g。

12月4日四诊：服上方1剂，胃气即和而安。现已知饥思食，大便亦通，但仍较干结，稍感头昏、疲倦。守上方加减以善后。

以上3例哮喘治验，都是用《金匮要略》射干麻黄汤方为主获得良效。此方与小青龙汤方基本相同，所不同的主要是射干一味。此药性味苦平，功能开泄顽痰瘀血、散结定逆，本为咽喉肿痛要药，极合哮喘病机，且其性味不寒不热，故不论冷哮还是热哮都适用。但此方用射干配合麻黄、细辛、生姜、半夏等宣肺散寒蠲饮之药，则只对冷哮有良效。惟此方在小青龙汤方的基础上，去桂枝的辛热，易射干的苦平，并配紫菀、款冬花的温润，具有温而不燥的优点，较之小青龙汤方更为平稳。在上述三例射干麻黄汤证中，或因怯寒甚、脉沉细，而加参茸黑锡丹以壮元阳、纳肾气；或因腹胀甚，而加厚朴（合用《金匮要略》厚朴麻黄汤方）、大腹皮以行气导滞除满，都起到了较好的辅助作用。

例91

王某，女，50岁。1991年6月8日初诊。

患哮喘8年余，对多种异味如香烟、油烟、汽油、灰尘等过敏，一触即发。此次又发2小时，吸气困难，胸部逼闷甚，不能平卧，咽喉、口舌干燥而不欲饮水，每发即服“喘息定”，略可减轻，但动则喘甚，每夜仅能入睡2小时许，不耐寒热，夏季心烧，冬天怯寒甚，纳便尚可，舌淡胖有齿痕，苔薄黄，脉细弱。投以定喘汤方加减：白果30g，炙麻黄10g，杏仁10g，炙甘草10g，桔梗10g，紫菀10g，款冬花10g，苏子10g，桑白皮15g，黄芩5g，射干10g，细辛3g，五味子10g。7剂。另给散方：蛤蚧2对研末，每服5g，每日2次，随药送吞。

6月15日二诊：服上方1剂即效；服至3剂，即停服“喘息定”，略可平卧。守上方再进10剂。

6月29日三诊：已能平卧，口干、心烧均减。守上汤、散方再进7剂。

11月13日四诊：哮喘大为好转，眠安。守上汤、散方再进10剂。

1993年4月17日五诊：服上方后，哮喘痊愈，至今2年未再复发，特来相告（上方共服130剂、蛤蚧69对），并要求调补身体。

本例属哮喘中的寒热错杂证，故用定喘汤方为主获得良效。此方寒热并用，汪讱庵歌之曰：“定喘白果与麻黄，款冬半夏白皮汤，苏杏黄芩兼甘草，肺寒膈热喘哮尝。”方中主药白果性味甘苦平涩，功能化痰涤垢，益肺气而定喘嗽。《本草述钩元》指出：“方书用银杏治喘，盖治喘之哮者。是证缘胸中之痰，随气上升，粘结于喉咙以及会厌悬雍，致气出入不得快利，与痰引逆相击而作声……此果经霜乃熟，秉收降之气最专，故气血之凝滞而为痰为浊者，必以是摧之陷之。”又《本草纲目》载：“金陵一铺，治哮喘白果定喘汤，服之无不效者，其人以此起家。其方：用白果二十一个炒黄，麻黄三钱，苏子二钱，杏仁去皮尖、黄芩微炒各一钱半，甘草一钱，法制半夏、桑白皮蜜炙各二钱。水三盅，煎取二盅，分作二服。”此方不仅对哮喘寒热错杂证有良效，也适用于“慢支”寒热错杂证。例如同事陶某，患慢性支气管炎，近因感冒风寒剧作，喘甚于咳，痰板难出，咽喉干痛如烟火熏灼，口苦，胸中烦热，舌苔白黄相兼，脉象浮弦。多药少效，我即投以定喘汤全方加蛇胆陈皮末。初服5剂，喘咳大减；再进5剂，喘平咳止，诸症全除。

例 92

叶某，女，57岁。1991年9月28日初诊。

患哮喘20年，形寒易感。近又感寒发作半月余，久治少效，喘咳胸闷痰多，喉间痰鸣，鼻流清涕，口腻多涎，渴喜热饮，纳可，便调，舌胖嫩有齿痕，苔薄白，脉沉弱。投以自制白果三子二陈汤合玉屏风散：白果30g，炙麻黄10g，杏仁10g，炙甘草10g，白芥子10g，苏子10g，莱菔子10g，法半夏10g，陈皮15g，云苓15g，黄芪30g，防风15g，白术15g。7剂。

1992年9月28日复诊：服上方后，哮喘即除，因自坚持长服，至今年未再复发。最近不慎感寒，鼻塞甚（素患慢性鼻炎），哮喘有复发之势。守上方加苍耳子、辛夷花、白芷各

15g，薄荷 10g（即合苍耳子散）。再进 7 剂而愈。

例 93

胡某，女，21 岁。1991 年 10 月 13 日上午初诊。

患哮喘 3 年，起于过敏性鼻炎，每年剧作 1 次。现又复发，喘咳喉间痰鸣，痰板气逼胸痛，痰梗喉间，吐不出吞不下，近日大便溏泄，上半身时自微汗出，下半身无汗，舌苔白腻，脉细弱。投以自制白果三拗三子二陈汤加味：白果 30g，炙麻黄 10g，杏仁 10g，炙甘草 10g，白芥子 10g，苏子 10g，莱菔子 10g，法半夏 15g，陈皮 15g，云苓 15g，党参 30g，白术 30g，桔梗 10g，枳壳 10g，橘络 10g，丝瓜络 10g。5 剂。

10 月 27 日晚复诊：喘咳及痰梗咽喉显见松减，胸已不痛，上半身自汗停止，但仍时感鼻塞。守上方去橘络、丝瓜络，加苍耳子、辛夷花各 10g，薄荷 5g，黄芪 30g，防风 15g。再进 5 剂。后据其父面告，服此方后，鼻塞即除，因自加服多剂，哮喘痊愈未再复发，近已出国学习。

例 94

李某，男，54 岁。1992 年 12 月 8 日初诊。

患支气管哮喘。咳喘喉间痰鸣，痰黏难出，胸闷，怯寒肢冷，腰膝酸软，夜尿较多，尿有余沥难净，舌苔薄白，脉缓。投以自制白果三拗三子二陈汤加味：白果 30g，麻黄 10g，杏仁 10g，甘草 10g，白芥子 10g，苏子 10g，莱菔子 10g，法半夏 10g，陈皮 15g，茯苓 30g，桔梗 10g，枳壳 10g，桂枝 10g，五味子 5g。

12月12日二诊：服上方4剂，咳、喘、痰均减轻。除守上汤方再进7剂外，另给散方如下：蛤蚧10对，研细末，每服1g，每日2次（早晚各1次），温开水送吞。

12月19日三诊：药后病续减轻，纳、便、睡眠均正常。近日时时鼻塞喷嚏（素患过敏性鼻炎），守上汤方加苍耳子、辛夷花、白芷各15g，再进7剂。

12月26日四诊：鼻塞解除，喷嚏减少，咳喘痰续减，自觉服蛤蚧粉效果好。守三诊方再进7剂。

1993年1月5日五诊：咳喘已微，惟神疲思睡，夜尿仍较多，舌淡红胖少苔，脉弱。除守三诊汤方再进7剂外，再给散方（蛤蚧5对，研末，服如前法）。

1月12日六诊：咳喘基本消失，鼻炎亦好转。守上三诊汤方加党参30g、白术15g，再进7剂。

近年来，我常用自制白果三拗三子二陈汤（白果、炙麻黄、杏仁、炙甘草、白芥子、苏子、莱菔子、半夏、陈皮、茯苓）加味，脾气虚加党参、白术，即合六君子汤；肾气虚合参茸蛤蚧散；容易感冒合玉屏风散；慢性鼻炎经常鼻塞合苍耳子散。治疗冷哮，疗效尚称满意。这里仅举上述三例为证。

例95

李某，女，40岁。

久患哮喘，每夜睡至12时许，必因喘作而醒，即需坐起以待天明，渐渐习以为常，面目微浮，脸色比较晦暗，特别怕冷，极易感冒，感即剧喘，食欲不振，大便常溏，舌淡苔白，脉象沉细。投以白果三拗汤合玉屏风散：白果30g，炙麻黄10g，杏仁10g，炙甘草10g，黄芪30g，防风15g，白术15g。每日煎服1剂，并另用蛤蚧、鹿茸、红参各等份共研细末，每服1g，每日3次，随药送吞。患者坚持服用1年余，哮喘竟获痊愈。随访多年，未见复发。

本例哮喘病机为肺、脾、肾三脏虚寒。由于肺脾气虚，故极易感冒，食欲不振，大便常溏，舌淡苔白；由于肾阳衰微，故子夜喘甚，特别怕冷，面目微浮而脸色晦暗，脉象沉细。因此，采用白果三拗汤合玉屏风散以补肺脾之气而宣散寒邪，防止感冒，同时用参茸蛤蚧散以壮元阳而纳肾气。

例96

王某，女，38岁。

患哮喘17年，每年除7~9月病情比较缓和外，余时均喘无宁日，尤以冬春两季为甚，常须住院救治。哮喘发作时，胸部憋闷，有时胸痛连背，痰多难出，不仅喉间如水鸡声，而且自觉胸乳上部亦有痰鸣音，痰出色白而稀（如痰转黄稠，则病渐缓解），食欲不振，身寒肢冷特甚，脉沉微细。久治无效，患者苦不欲生。投以肺脾肾标本同治丸方：鹿茸30g，红参90g，蛤蚧90g，紫河车150g，黄精300g，麻黄90g，细辛30g，熟附子90g，干姜90g，桂枝90g，甘草90g，五味子90g，白果150g，核桃肉150g，黄芪150g，白术150g，防风90g。共研细末，蜜为丸，每服 10g，每日 3 次，温开水送吞，1 剂。服后病情明显减轻，未再住院救治。因嘱坚持多服几剂，以期竟功。

哮喘是一种顽固难治之症，近效虽较易得，根治则颇为困难。我对阳虚冷哮虽有一定心得体会，但对阴虚热哮则经验贫乏，遇之甚少，深感缺憾。有一哮喘病友，广医多药少效，偶有 1 次自食淡菜炖猪精肉后，哮喘大减，因而继续服用多次，竟获痊愈。从此验方具有养阴清热化痰作用来看，其证必属阴虚痰热哮喘无疑。猪为水畜，能滋肾阴，常见民间在热病后阴虚火旺时，服猪肉饼汤有显著效果。淡菜滋阴潜阳之功，见于《温病条辨·下焦篇》小定风珠方中。又从李时珍《本草纲目》所谓“淡菜生海藻上，故治瘿与海藻同”，能“消瘿气”来看，可见其不仅能滋阴，而且能消痰。因此，该验方对阴虚痰热哮喘得效是值得重视的。

胸膜炎案

例 97

徐某，男，55 岁。1971 年 9 月 25 日初诊。

患胸膜炎 20 余年。前 10 年间，右胸胁及背部仅有不适感，此后逐渐由不适转为疼痛。近四五年来，疼痛日益增剧，无法坚持工作，长期疗养无效。现右胸胁终日憋闷疼痛不止，咳时尤甚，并引右颈、右背以及胃脘亦痛，痛有向内吸着感，痛甚时胸脘痞硬灼热。频频嗳气，半咳不畅，痰涎特多而常从口呕出，呈泡沫或水样，其中有的稠黏胶结，吐在地上久久不干，大便秘结，小便短少。由于右胸胁及背部终日疼痛，右半身常有束缚感。近日胃脘胀痛较甚，食欲不振，舌苔白黄而腻，脉象弦数有力。投以三子养亲汤合葶苈大枣泻肺汤加味：白芥子 5g，苏子 5g，莱菔子 5g，猪牙皂 5g，甜葶苈子 15g，大枣 30g，旋覆花 15g，橘络 10g，丝瓜络 10g。

9 月 26 日二诊：服上方 1 剂，半咳见松，尿量增多，胃脘胀痛减轻。守上方再进。

10 月 3 日三诊：再进上方 3 剂，胃脘胀痛全除，噫气减少，半咳已畅，不仅完全咳得出来，而且可以大声咳嗽。但右胸胁及背部疼痛依然如故，痰涎仍多。改用十枣汤加味：甘遂 5g，大戟 5g，芫花 5g，大枣 10 枚，白芥子 5g，旋覆花 10g，法半夏 10g，陈皮 10g，云苓 15g。

10 月 6 日四诊：服上方 3 剂，右颈、右背疼痛，噫气呕痰以及舌苔均明显减退，自觉病去其半，惟右胸痛尚未见松，仍然便结、尿短、脉弦。守上方加甜葶苈子 10g、瓜蒌实 30g。

10 月 12 日五诊：再服上方 4 剂，右胸胁憋闷疼痛减去 2/3，右背痛已全止，右半身束缚感渐除，右胸胁及胃脘上连右侧颈筋仍有互相牵引之感，胃脘仍觉痞硬隐痛灼热，小便虽转长，大便仍秘结，有时肠鸣，舌苔薄白而腻，脉仍弦数。守上方出入：甘遂 5g，大戟 5g，芫花 5g，大枣 10 枚，白芥子 5g，莱菔子 15g，旋覆花 30g，枳壳 15g，瓜蒌实 30g，橘络 10g，丝瓜络 10g。

10 月 19 日六诊：服上方 5 剂，右胸胁痛范围日益缩小，现仅感右腋下及右肩胛骨下如有痰吸着在内而闷痛，并仍牵引右侧颈筋以致时时嗳气，每当嗳气作时，必吐痰一口，色黄而稠黏；如嗳气不作时，则感到舒适。胃脘痞硬减轻，胃痛由持续性转为间歇性，右半身束缚感全除。大便仍结，2~3日1行，粪成条，肠鸣减少，精神、饮食基本恢复正常，自觉病去十之七八。但近日药下2~3小时，胃中有不适感，因暂停十枣汤以观察之。处方：甜葶苈子15g，大枣10枚，桔梗15g，枳壳15g，杏仁10g，瓜蒌实30g，旋覆花30g，莱菔子15g，橘络10g，丝瓜络10g，陈皮10g，前胡10g，甘草10g。

10月29日七诊：服上方6剂，右胸胁痛范围稍见扩大，并牵引右背痛，舌苔薄白微黄而腻，脉仍弦数有力。仍用十枣汤加味：甘遂5g，大戟5g，芫花5g，大枣90g，白芥子5g，苏子5g，莱菔子10g，海浮石15g，海蛤粉15g。

11月4日八诊：服上方3剂，右胸胁痛范围又见缩小，右背痛亦大减，大便逐渐见松，先硬后软，粪色深黄，日行1次或间日1行。守上方加瓜蒌实30g，橘络、丝瓜络各5g。

11月13日九诊：服上方5剂，右胸胁痛减9/10，背痛全除，精神、饮食、二便均已正常，但胸脘仍稍有憋闷向内吸着感，仍微有咳痰，苔已退去，脉仍弦数。继予善后调理而痊愈。

例98

钟某，男，44岁。1971年1月11日初诊。

患悬饮月余，右胸胁疼痛有沉重感，并觉其中常有水声，咳嗽引痛尤甚，不能左侧而卧，否则咳甚，不思食，食后胃脘饱闷痞塞，大便不畅，舌根苔黄，脉沉细。投以十枣汤加味：

甘遂 5g，大戟 5g，芫花 5g，大枣 60g，白芥子 10g，旋覆花 10g，制香附 10g，云苓 30g，橘络 10g，山楂 15g，六曲 10g，谷麦芽各 30g，鸡内金 10g。

1 月 14 日二诊：服上方 3 剂，每天呕痰 1 次，胁痛咳嗽均见减轻，左侧卧亦不甚咳，大便日行 3~4 次，呈未消化状，量少色黑，仍不畅利，小便短少黄赤，胃纳稍有好转，但食后仍有饱闷痞塞感。守上方再进。

1 月 20 日三诊：再进上方 3 剂，近日又呕痰多次，量甚多，呈豆腐状，右胸胁痛渐除，已能左侧而卧，咳亦甚少。由于饮邪被逐，中气受挫，以致神疲肢倦，法当健脾益气，方用六君子汤加味以善后。

例 99

李某，女，44 岁。1972 年 11 月 19 日初诊。

今年 8 月患左侧胸膜炎，经西药治疗炎症消退后，发生胸膜粘连，左胸胁闷痛至今未已，动则痛甚，阴雨天胸闷尤甚。投以十枣汤加味：甘遂 5g，大戟 5g，芫花 5g，大枣 60g，白芥子 5g，旋覆花 10g，法半夏 10g，陈皮 10g，云苓 15g，制香附 10g。连服 10 剂，左胸胁痛基本解除，活动时已不觉痛，只是深呼吸时微有痛感，阴雨天仍觉胸闷。复诊守上方再进以竟全功。

例 100

陈某，男，41 岁。1976 年 1 月 8 日初诊。

患左侧胸膜炎 5 个月，左胸胁闷痛，咳痰色白，口不渴，胃纳尚可，大便偏干，舌红苔白黄腻，脉弦。投以十枣汤加味：甘遂5g，大戟5g，芫花5g，大枣30g，白芥子5g，旋覆花15g，制香附10g，桔梗10g，枳壳10g，橘络10g，丝瓜络10g。连服5剂，胸胁闷痛全除，咳亦渐止。近日因事停药，虽然稍感胸闷，但未再发生胸痛。

复诊：守上方再进以巩固疗效。

《金匮要略·痰饮咳嗽病脉证并治》篇指出："饮后水流在胁下，咳唾引痛，谓之悬饮……脉沉而弦者，悬饮内痛……病悬饮者，十枣汤主之。"柯韵伯说："仲景利水之剂，种种不同，此其最峻者也……甘遂、芫花、大戟皆辛苦气寒而秉性最毒，并举而任之，气同味合，相须相济，决渎而大下，一举而水患可平矣。然邪之所凑，其气已虚，而毒药攻邪，脾胃必弱，使无健脾调胃之品主宰其间，邪气尽而元气亦随之尽，故选枣之大肥者为君，预培脾土之虚，且制水势之横，又和诸药之毒，既不使邪气之盛而不制，又不使元气之虚而不支，此仲景立法之尽善也。"中医所谓悬饮，相当于西医所谓渗出性胸膜炎，临床常用十枣汤逐水取效，但必实证始可用。今就上述4例实证治验分析之。

例97案患胸膜炎20余年，其顽固的程度不言而喻。从本例胸胁闷痛咳时尤甚、痰涎特多而脉弦有力来看，实证的临床表现是比较突出的。初诊本应采用十枣汤，但因年老久病，未敢遽投，而选用较为平稳的葶苈大枣泻肺汤合三子养亲汤加味，虽然获得一些效果，但主症胸胁闷痛、痰涎特多依然如故。至三诊时才放胆使用十枣汤加味，由于药证吻合，故初服3剂，患者即觉病去其半；继进9剂而病去十之七八。当时根据《内经》“大毒治病，十去其六”的精神和药下胃中不适的反应，曾在六诊时停用十枣汤而改用初诊方加减6天，不料病势退而复进，因仍用十枣汤加味再服8剂，终使悬饮十去其九，并予调理而安。可见用毒药治病，只要药与证符，就应大胆放手，除毒务尽，而不应踌躇不前，或半途而废。何况十枣汤实有履险如夷之妙，非其他逐水峻剂可比。

这里有必要提出讨论的是甘遂、大戟、芫花的性味、功用及其与甘草相反的问题：①甘遂、大戟、芫花的性味，柯韵伯谓：“辛苦气寒而秉性最毒，并举而任之，气同味合，相须相济。”曹颖甫《经方实验录》载张任夫胸胁胀痛、干呕、短气、脉弦的悬饮案，服十枣汤后，即感咽喉有辛辣刺激甚于胡椒，并有烦热口干声哑等反应，经2小时许，才泻下臭水，而胸胁舒适，转侧自如，调理而愈。从其药下即感咽喉有辛辣刺激甚于胡椒，并有烦热声哑口干等反应来看，显然与李时珍所谓大戟“其根辛苦，戟人咽喉”之说一致（如研末用胶囊装吞，或同大量红枣水煎服，则可避免上述反应）；也可能与芫花性味辛温有关（现代药理研究证明，芫花根中的挥发油能刺激皮肤黏膜发疱）。但甘遂前人均言苦寒无辛味，是否也与上述反应有关，则尚须探讨。从现代药理研究证明三药均对消化道黏膜有刺激作用来看，如果三药研末不用胶囊装吞，则必刺激咽喉而产生上述反应，甘遂似难例外。本例采用十枣汤煎剂，先服多剂，并无咽喉刺激反应，后来渐感胃中不适，在加重大枣为90g以护其胃后，即无不适之感，可见前人所谓“得枣则不损脾”之说是可信的。

②甘遂、大戟、芫花的功用，同为逐水，但前人认为同中有异。如张山雷说：“甘遂苦寒，攻水破血，力量颇与大戟相类，故《本经》《别录》主治腹满浮肿，下水留饮，破癥坚积聚，与大戟主治大同小异，但兼能消食，通利谷道，稍与大戟不同，则攻坚之力，殆尤为过之。”黄宫绣说：“芫花味辛而苦，气温有毒……与大戟、甘遂皆能达水饮窠囊隐僻之处。然此味苦而辛，苦则内泄，辛则外搜，故凡……里外水闭，危迫殆甚者，用此毒性至紧，无不立应。不似甘遂苦寒止泄经隧水湿，大戟苦寒止泄脏腑水湿。”又本例方用十枣汤还配合了控涎丹［《三因方》：紫大戟、白甘遂、白芥子（微炒），各一两，为末，姜汁打糊丸如梧子大，每服十丸或二十丸］。李时珍说：“大戟能泄脏腑之水湿，甘遂能行经隧之水湿，白芥子能散皮里膜外之痰气，惟善用者，能收奇功也。”现代药理研究证明，甘遂、大戟、芫花均能刺激肠管，增加肠蠕动，产生泻下作用，并能利尿；芫花且有止咳祛痰功效。这是完全符合前人经验的。③东汉时并无甘遂、大戟、芫花反甘草之说，这可从《金匮要略》“痰饮”篇中治留饮脉伏心下坚满的甘遂半夏汤中甘遂与甘草同用得知。现代药理实验研究证明，甘遂、大戟、芫花反甘草的作用与甘草用量关系密切，即甘草用量小于或等于其用量时无相反作用，有时甚至还可能解除其副作用；如甘草的用量大于其用量时则有相反作用（不仅它们的泻下和利尿作用明显减弱，且有使其毒性增强的倾向）。这和上述《金匮要略》甘遂半夏汤方甘遂用大者三枚和甘草用如指大一枚的用量比例的经验似有共同之处。但近人杨永华曾亲身体验说：“甘草与

甘遂相反，而《金匮要略》甘遂半夏汤乃甘遂与甘草并用。予曾以甘遂一钱、甘草四钱，并服而验之，至20分钟，觉肠鸣；至3小时后，腹痛，旋止；至6小时腹痛亦即止，无他异也。又单服甘遂末三分，至半小时觉胃内炎热；1小时肠胃觉痛，其力上下奔豚，时而肠鸣，时而绞痛，此乃刺激肠腺之蠕动，以助其泄泻之力；至2小时其疼由轻加重；3小时后大便1次；至4小时又如厕，方见溏便；后又水泻2次，始愈。经此实验之结果，乃知《金匮要略》二药并用，非特不反，且用甘草正所以缓和甘遂之猛烈，此如大承气汤中之用厚朴，以免硝黄绞肠之患，同一理也。”似此，则甘草量大于甘遂服之亦无害。可见动物实验的结果，证之人体，并不尽然。最近有学过中医的西医同志认为，甘草与甘遂、大戟、芫花相反，可能是指对体内水液的相反作用而言，即甘草中的主要有效成分为甘草素，水解后得甘草次酸，有类似肾上腺皮质激素样作用，能促进水、盐在体内滞留和钾离子的排出。健康人长期服用甘草浸膏后，能引起水肿，而这恰与甘遂、大戟、芫花善于攻逐水饮以消除水肿的作用相反。也可能是指对胃肠黏膜的相反作用而言，即甘遂、大戟、芫花能刺激胃肠黏膜，而甘草则能保护胃肠黏膜，这种见解，虽亦可供参考，但仍有待深研。如李时珍引刘河间《保命集》云：“凡水肿服药未全消失，以甘遂末涂腹绕脐令满，内服甘草水，其肿便去。”又《百一选方》云：“脚气上攻，结成肿核及一切肿毒，用甘遂末水调敷肿处，即浓煎甘草汁服，其肿即散。二物相反而感应如此。清流韩诒病脚疾，用此一服，病去七八，再服而愈。”又如《金匮要略·水气病脉证并治》

篇治水肿诸方，多用甘草配合发汗利水药奏功，并不禁用甘草。必须指出中医所谓相反的药物，是指同用会引起严重不良后果（甚至致死）者而言，否则就不称其所谓相反。所以临床中医一般是禁止同时使用相反药的。这和某些药物虽然作用相反，但常互相配合以成其功者，并无共同之处。因此，上述从刺激或保护胃肠黏膜来理解甘遂、大戟、芫花与甘草的相反作用，显然不符合中医所谓相反的本意。由此还可进一步设想，十枣汤中大枣的作用，同甘草相比，从保护胃肠黏膜来说是一致的。但张仲景为什么不用甘草而用大枣配甘遂、大戟、芫花？这样配伍的十枣汤固然屡建奇功，但如配以甘草，是否一定就会引起严重不良后果？这都有待今后从理论到临床不断进行研究，以求得更为确切的答案。

例98~100三案的胸膜炎均较例97案为轻，故均用十枣汤为主获得速效。其中以例100案疗效更为满意（病历5个月，服药仅5剂而痊愈。）

肺结核案

例101

丁某，男，61岁。1961年6月14日初诊。

久患肺结核，骨蒸寒热不已，寐则盗汗淋漓，咳嗽痰多，不思饮食，神疲肢倦，少气懒言，大肉尽脱，卧床不起，脉虚细数。投以六君子汤加味：党参15g，白术10g，云苓15g，甘草30g，黄芪15g，京半夏15g，炙陈皮10g，银柴胡15g，地骨皮 15g。连服 3 剂，骨蒸寒热解除，胃纳渐开，但盗汗仍多。

复诊：守上方去银柴胡、地骨皮，加生龙骨、生牡蛎各 15g。患者坚持服用此方半年多，日益食增神旺，终至病愈体丰。

例 102

许某，男，28 岁。1975 年 5 月 4 日初诊。

久患肺结核，时轻时重。去年 7 月咳痰带血，经治血止而咳不止。12 月在医院检查，发现右肺中下部有透光区。今年 1 月又咳痰带血而色紫量多，并伴有低热、盗汗，持续半月咳始止。现仍干咳不已，胸部闷痛，气短，尿黄，大便干结，胃纳尚可，舌红，脉细弱。投以甘草 30g，百部 15g，百合 15g，沙参 15g，山药 15g，桔梗 15g，白及 30g，合欢皮 30g，党参 15g，云苓 15g，紫菀 15g，款冬花 10g，橘络 10g，丝瓜络 10g，白果 15g，核桃肉 15g。

5 月 9 日二诊：初服上方 5 剂，咳嗽胸痛基本解除；继进 10 剂而诸症消失，自觉病愈，因而停药；至 3 月中旬，因劳累过度，又咳痰带血，但量较少而色鲜红，3~4 天即自止。现惟劳动时稍感胸痛气促，休息即缓解，有时干咳、低热、盗汗、尿黄，眠食、舌脉正常。仍守上方再进。

1976 年 2 月 21 日二诊：再进上方 35 剂，诸症又渐消失，但在劳累时稍感胸痛气促。去年 10 月在医院透视拍片复查，发现原有右肺中下部透光区已消失，但两肺上中部仍稍有阴影，因嘱仍守上方长服以巩固疗效。

例 103

杨某，男，30 岁。

久患肺结核病，咳痰胸痛，午后颧红，手足心热，咽喉、口舌干燥，肌肉消瘦，舌红，脉细数。投以甘草 30g，百部 15g，百合 15g，桔梗 15g，沙参 15g，天冬 15g，麦冬 15g，橘络 5g，丝瓜络 5g。患者坚持服用上方 60 余剂，咳痰胸痛全除，体重增加 8kg，经过胸透复查，病已基本痊愈。

中医认为肺结核病是因肺脏阴阳失调而结核杆菌肆虐所致。一般来说，中医治病主要着眼于内在的正气失调，而把外来的邪气（细菌等）干扰放在次要地位，认为只要正气恢复，抗力充足，邪气就无立足之地，故须在扶正基础上祛邪。因此，中医诊治肺结核病，着重于调整肺脏阴阳。但既要看到气虚、阴虚和气阴两虚的正虚方面；也要看到火亢、痰阻和血瘀的邪实方面。治法应在益气、养阴的前提下清火、祛痰、化瘀。同时还要看到本病病机常常由上焦肺传入中焦脾以至下焦肾，而伤及先后天之本（尤其是后天之本脾），必须从脾肾扶正培本（尤其是“补土生金”法），才能提高疗效。今就上述治验三例分析之：

例 101 虽属肺结核病，而且发展到肺肾两虚，金水不能相生，以致骨蒸寒热不已，寐则盗汗淋漓，脉象细数而虚；但因病久损及脾胃，土不生金，以致咳嗽痰多，不思饮食，大肉尽脱，神疲肢倦，气少声低。由于病机关键在脾，故采用“补土生金”法，投以六君子汤加黄芪、银柴胡、地骨皮，3 剂而寒热顿除，坚持半年而病愈体丰。这里还须指出的是，当本病已传脾时，大都是用参芪为主药的“补土生金”法；但如已由气虚发展到阳虚时，又当大胆采用姜附为主药的“补土生金”法。例如有一妇人，患肺结核病年余，肌瘦面白，午后潮热颧红，子夜后至天明热渐退而身凉肢冷，咳痰稀而多，不思饮食，大便时溏，脉象微弱。前经数医多方治疗无效；后由一医毅然采用附子理中汤，连服3剂，诸症大减，调理1月，竟获痊愈。即其明证。

例102病属肺脏气阴两虚（偏于阴虚）所致。由于肺脏阴虚火亢，时伤血络，故常见咳血、低热、盗汗、尿黄、便结、舌红、脉细；由于肺气亦虚，故见气短；由于肺气失宣，肺络阻塞，故见胸部闷痛；但因肺阴偏虚，故干咳时多；病未传脾，故胃纳尚可。因此，方用百合、沙参、山药以润养肺阴；党参、白果、核桃以固补肺气；桔梗、甘草、紫菀、款冬花、橘络、丝瓜络、百部、合欢皮、云苓以开肺通络、化痰止血。此方初服5剂，咳嗽胸痛即基本解除；继进10剂而诸症消失。后虽因停药过早而病稍复发，但再进上方35剂，不仅临床症状全除，而且胸透复查原有病灶消失，因嘱仍守上方长服以巩固疗效。

例103病属肺脏阴虚，肺络阻塞所致。故现咳痰胸痛，午后颧红，手足心热，咽喉口舌干燥，肌肉消瘦，舌红，脉细数等症。方用百合、沙参、天冬以润养肺阴；桔梗、甘草、百部、橘络、丝瓜络以开肺通络、化痰止咳。患者坚持服用此方60余剂，临床症状全除，体重增加8kg，并经胸透复查，病已基本痊愈。

这里须加说明的是：①我之所以重用甘草治肺结核病，是以《金匮要略》所附《千金》甘草汤治上焦虚热肺痿为根据的。徐忠可注："肺痿之热由于虚，则不可直攻，故以生甘草之甘寒，频频呷之，热自渐化也。"若治上焦虚冷肺痿，则宜用甘草干姜汤（炙甘草配炮干姜）以温之。有一老友，是某医院内科主任，曾用一味甘草流浸膏治愈过一些服西药无效的肺结核病，值得重视和研究。现代药理研究证明，甘草具有多方面的重要作用，如在呼吸系统方面，能镇静止咳（中枢性）、解痉平喘（支气管痉挛）；在消化系统方面，有解痉（肠管平滑肌）止痛和抗溃疡作用；在心血管系统方面，能升高血压和降低胆固醇；在内分泌系统方面，具有肾上腺皮质激素样作用；此外，还能抗菌（结核杆菌、金黄色葡萄球菌、大肠杆菌、阿米巴原虫及滴虫）、抗炎（关节炎）、退热、解毒（药物中毒、食物中毒、体内产物中毒）等。②百部为治肺结核要药。现代药理研究证明，百部对结核杆菌有抑制作用。但此药味苦，攻而不补，肺结核的虚证宜慎用，不可因其有抑制结核杆菌作用就不辨寒热虚实而滥用之。否则，不但难以收到预期的疗效，反有可能引起不良的后果。③百合性味甘平（微寒），为润养肺阴的要药。近代医家对阴虚内热型肺结核病，大都喜用百合固金汤（百合、甘草、桔梗、贝母、生地黄、熟地黄、沙参、麦冬、当归、白芍），确有良效，但必纯属阴虚内热者才适宜；若属气阴两虚者则应适当加减；若属脾气虚甚至阳虚者又当禁用。

这里附录一例用"回龙汤"治愈的肺结核病案以供参考：

患者吴某，1987年2月18日来信说："2月16日《江西日报》‘新春寄语’中见到您的大名，使我很高兴。回忆40年代，我16岁在泰和县学徒时，身患肺结核病，当时虽可凭难民证到省医院治疗，但治1年多，病情有增无减，透视后大夫说到了晚期，这时我悲观失望。后因事去吉安，经吴某介绍，请您诊治，吃了几帖中药。因我不能长期留在吉安治病，您根据我的情况嘱我长服‘回龙汤’，也可以治此病，既方便，又有效。但学徒期间，利用别人的尿不可能，只好用自己的尿，初时1个月内，犹豫不决，服不下去，后想到您的医德和医术，坚定了我的信心，一直服了14个月。18岁去透视过1次，肺结核病已经钙化，至今没有复发过。今见报，知您尚在执教，特向您汇报一下，此方很有作用。”

肺脓肿案

例104

刘某，女，72岁。1964年6月29日初诊。

素患皮肤痒疹与头痛交替而作，至今未已。近时咳嗽夜甚，痰多色白黄青绿相兼，夹血，有腥臭气，胸闷不痛，口味酸苦，食欲减退，腰膝疼痛，舌苔白黄而腻，舌质紫暗，脉弦数（西医诊断为肺脓肿）。投以《千金》苇茎汤合《金匮要略》桔梗汤加味：芦根15g，白茅根15g，冬瓜仁15g，生薏苡仁15g，桃仁10g，桔梗10g，生甘草15g，白芍10g。连服4剂，咳嗽大减，痰由五花色转为白色，胸闷已舒，口不酸苦，食欲渐开，身不痒，头不痛，但仍腰酸痛。复诊守上方继进4剂以收功。后据患者女儿刘某因病就诊时面告，继进上方后，病即痊愈。

从本例咳嗽、胸闷、吐五花色腥臭痰等主症来看，病属肺脓疡无疑。本病是因湿热瘀浊蕴结腐败于肺中所致。法当开宣肺气，清利湿热，化瘀排脓。故用苇茎汤合桔梗汤获得速效。此方主药苇茎即芦根，为清肺良药，性味甘寒，功能清热生津，并能清利湿热，可以重用而无流弊。近时不少临床医生常用此为主药治疗急性肺炎有效，是亦清肺的明证。辅佐药薏苡仁味淡性微寒，生用功能清利湿热，《药性本草》谓其能治“肺气积脓血，破毒肿”。《济生方》和《汪范方》均独任以治咳唾脓血。桃仁性味苦甘平，《本经》主治“瘀血血闭癥瘕”。《名医别录》“止咳逆上气”。瓜瓣究何所指，《金匮要略》原文不详，近人大都采用冬瓜子仁或西瓜子仁。冬瓜子仁性味甘寒（平），功能清热利湿，《本草纲目》用以治肠痈；《本草述钩元》谓其“主腹内结聚，破溃脓血，凡肠胃内壅，最为要药”。西瓜子仁性味甘寒，亦为主治腹内结聚，破溃脓血，肠胃内壅的要药。由上述可见，千金苇茎汤确为主治肺脓肿的良方。又因此方中的薏苡仁、桃仁、瓜瓣三药亦常用于肠痈，如《金匮要略》治肠痈所用的薏苡附子败酱散、大黄牡丹汤和《千金方》治肠痈的薏苡瓜瓣汤等。本例所配合的桔梗汤加白芍（亦可用赤芍或赤白芍同用），还含有《金匮要略》治肠痈的排脓散（枳实、芍药、桔梗）和排脓汤（甘草、桔梗、生姜、大枣）之意。王旭高注此二方说：“排，斥也。脓，血肉所化也。前方枳实、赤芍，佐以桔梗，直从大肠泄气破血，斥逐其脓；后方甘、桔、姜、枣，乃从上焦开提肺气，调和营卫，俾气行而脓自下。”《经》曰：“营气不从，逆于肉里，乃生痈肿。”故欲消其痈，必先行气，欲排其脓，必先提气。举此以推，疡科之要可知矣。于此亦可见肺与大肠相表里的理论在临床上妙用之一斑。

循环、血液系统病案

心脏病（冠心、高心、风心、肺心）案

例 105

张某，男，49 岁。1975 年 1 月 12 日初诊。

患“冠心病”，胸闷微痛，心悸心慌，脉搏有时数（120 次 / 分）而促，有时迟（50 次 / 分）而结，左脉按之细。头晕神疲肢倦，容易感冒，食欲减退，口淡乏味，大便时结时溏，尿黄，右胁时痛（有血吸虫病史），口干渴饮，口腔左侧有白斑，咽喉干燥有异物感（有慢性咽炎史），寐差，舌质红而苔稍呈灰白色。投以自制丹络蒌薤汤加味：丹参 30g，橘络 10g，丝瓜络 10g，瓜蒌实 30g，薤白 10g，夜交藤 30g，合欢皮 30g，党参 15g，焦白术 15g，云苓 15g，甘草 10g，桔梗 10g，青陈皮各 10g，生黄芪 10g，防风 15g。

2 月 23 日二诊：服上方 30 剂，胸闷心悸渐除，脉不促不结，左脉亦不细，舌上灰白苔减退，头晕减轻，大便基本正常，但仍纳差，腹胀矢气则减。守上方加山楂 15g、六曲 10g、谷麦芽各 15g、鸡内金 10g、大腹皮 15g。

3月8日三诊：继进上方40剂，胸闷心悸未再发生，但心前区有时仍有微痛，腹胀渐除，食欲渐开，夜寐已安。守上方去山楂、六曲、谷麦芽、鸡内金、青皮、夜交藤、合欢皮，加降香10g。

1976年2月3日四诊：自服上方后，诸症全除，自觉病愈。乃住院治疗血吸虫病，经注射锑剂18针，因出现心律不齐而止。复查平板运动试验又呈阳性，但疗养3个月后即转阴性。现虽微感胸闷心悸，但脉不结促，虽口苦或淡，有时腹胀，而胃纳尚可。嘱仍用一诊方坚持长服以巩固疗效。

例106

汤某，男，49岁。1971年12月19日初诊。

患冠心病2年，近时加剧，心动悸甚，胸闷背胀，时时咯血，舌质紫暗，舌苔淡黄而腻，脉结。投以自制丹络蒌薤汤加味：丹参30g，瓜蒌实30g，薤白15g，橘络10g，丝瓜络10g，甘草10g，云苓30g，琥珀末3g，川贝末10g，万年青根30g。连服4剂，心悸大减，胸闷背胀全除，咯血停止，自觉舒适无病，因此主持了1次会议，第一天尚好，第二天又见咯血，并感胸闷背胀，但较前为轻；续进上方5剂，病情又见好转，胸闷背胀又渐解除，咯血又渐停止。守上方加老茶树根30g，再进而愈。

例107

赵某，女，51岁。1974年9月21日初诊。

患冠心病，左胸憋闷时痛，时自汗出，头昏眼花，神疲肢倦，晨起面浮，入暮脚肿，少寐多梦，纳差脘胀，大便先硬后溏，腰痛，尿浮脂膏，舌质晦暗，脉细缓弱。投以自制丹络蒌薤汤加味：丹参10g，橘络10g，丝瓜络10g，瓜蒌实30g，薤白15g，山楂肉30g，红参10g，黄芪15g，焦白术15g，云苓15g，炙甘草10g，山药30g，莲子30g，酸枣仁15g，柏子仁15g，五味子10g，生龙牡各30g，白茅根30g，生薏苡仁15g，赤小豆15g。

10月10日二诊：服上方15剂，左胸闷痛减轻，自汗减少，精神转佳。守上方再进。

10月18日三诊：再服上方7剂，左胸闷痛渐除，自汗渐止，小便较多，浮肿消退，腹胀渐除，食欲渐开，精力日增，行走感到轻快。嘱守上方长服以巩固疗效。

例108

孙某，男，36岁。1993年2月6日初诊。

患冠心病，心慌心悸，心前区闷痛，全身乏力年余，近时加剧，每于下午4~5时即作。平素易感，感即咳嗽，咯黄痰。现仍干咳未已，口干，口淡乏味，无饥饿感，有时脘腹胀痛，大便素结，2~3日1行，不畅，矢气多，近来饮酒多，大便转稀，日1行，舌红根部微黄，脉细弱。投以自制丹络蒌薤汤合香砂六君子汤：丹参15g，橘络10g，丝瓜络10g，瓜蒌皮10g，薤白10g，广木香15g，砂仁10g，白蔻仁10g，太子参30g，焦白术15g，云苓15g，甘草10克，陈皮15g，葛根50g。上药10剂共研粗末，分成30包，每日1包，开水泡服。

3月16日二诊：药后显效，心慌心悸大减，胸闷痛除，胃亦不痛，大便畅行，仍胸有微闷。守上方再进7剂，每日水煎服1剂。

3月23日三诊：心悸胸闷已除，仍不饥，舌红少苔，脉弱。守上方出入：黄芪30g，防风15g，白术30g，党参30g，云苓30g，甘草10g，法半夏10g，陈皮15g，广木香10g，砂仁10g，山楂30g，六曲10g，谷麦芽各30g，鸡内金15g，丹参10g，橘络5g，丝瓜络5g，瓜蒌皮5g，薤白5g。上药10剂共研粗末，分成30包，每日用1包，开水冲泡代茶饮。

例109

何某，男，54岁。1993年3月4日初诊。

患冠心病，左胸闷痛，久治少效。现左胸痛引左腋，上下肢亦痛，怕冷，大便日1行而干结难下，舌边紫暗，眠食尚正常。投以血府逐瘀汤方：桃仁10g，红花10g，当归15g，赤白芍各15g，川芎10g，生地黄15g，柴胡10g，枳实10g，甘草10g，桔梗15g，川牛膝15g。

3月6日二诊：服上方3剂，左胸闷痛基本消失，惟左腋下及四肢仍痛，舌边已不紫暗而色转红。守上方再进3剂。

3月9日三诊：左胸闷痛解除，左腋下痛亦止，惟近日感冒鼻塞微咳，上下肢痛甚，舌苔白腻。守上方加防风30g、荆芥10g、薄荷5g、羌活10g、独活10g，再进5剂而安。

例110

刑某，男，45岁。1972年10月28日初诊。

患冠心病，近日剧作，住入某地区医院抢救，疗效不显。

适余因公出差到该地，应邀会诊。症见胸闷气逼，心悸脉促，时自汗出，咳痰带血，咽喉口舌干渴，不思食，腹胀，有时恶心吐水，大便不通，舌苔黄而干。投以生脉散加味：朝白参10g，五味子5g，麦冬10g，瓜蒌实30g，薤白15g，川贝母10g（末冲），云苓15g，谷芽30g，浮小麦15g。

10月29日二诊：胸闷气逼、心悸、脉促明显改善，痰血、咽喉口舌干渴渐除，精神见好，腹胀亦减，时有矢气，胃纳渐开，但仍时自汗出。守上方加重浮小麦为30g、五味子为10g，再加生龙牡各30g。

10月30日三诊：病情继续好转，诸症渐除，惟自汗仍较多。守上方加生黄芪15g，继进而安。

例111

万某，男，66岁。1991年11月28日初诊。

患冠心病14年。长期心胸憋闷，日益加重，现行走稍急即大作，非“救心丸”不得缓解，遇寒或稍劳作尤甚，心悸，面浮，脚肿（按之凹陷），小便频数，见水即欲溺，夜尿3~4次，身寒，多痰，舌红苔白黄相兼略腻，脉缓。投以人参四逆汤加味：红参15g，熟附子30g，炮干姜15g，炙甘草15g，瓜蒌皮15g，薤白15g，菖蒲15g，远志15g，黄芪50g，当归15g，川芎10g，泽兰30g，益智仁30g。3剂，并给“心宝”3瓶，日1瓶，随药送吞。

11月30日复诊：心胸憋闷大减，但心悸仍甚。守上方加生龙牡各30g，嘱坚持长服。

例 112

龚某，男，78 岁。1992 年 10 月 19 日初诊。

素患“慢支”“肺气肿”“冠心病”“心律失常”“心功能不全”等病。近 1 周出现下肢凹陷性水肿，脚软行走困难，动则心悸气喘胸闷，形寒尤甚，脘胀，纳差，大便呈不消化状，舌苔白润，脉结代。投以麻黄附子汤合自制白茅根汤加味：麻黄 15g，熟附子 30g，甘草 10g，焦白术 30g，黄芪 50 壳，白茅根 50g，生薏苡仁 30g，赤小豆 30g，泽兰 30g，桑寄生 50g，杜仲 30g，鸡内金 15g。

10 月 23 日复诊：服上方 5 剂，水肿基本消退，现仅下午足跗微肿，行走自如，胃脘不胀，纳增，但怯寒仍甚，苔仍白润，脉仍结代。嘱守上方坚持长服以期竟其全功。

例 113

陈某，男，65 岁。1975 年 11 月 26 日初诊。

患冠心病合并高心病，经常胸闷心悸，气喘，血压常在 21.3/13.3kPa 左右，头昏胀而沉重，耳鸣，目胀，脚软，步履有飘浮感，腰酸痛，夜尿多，经常失眠，晨起咽喉口舌干甚而渴喜热饮，口淡而腻，纳差，只能进软食，不能进硬饭，食后脘腹作胀，时时矢气而不畅，大便软烂而不爽，舌红有瘀斑而苔黄腻，脉结代而左弦右细不任按。投以自制丹络蒌薤汤加味：丹参 30g，橘络 10g，丝瓜络 10g，瓜蒌皮 15g，薤白 10g，夜交藤 15g，合欢皮 15g，党参 15g，焦白术 15g，云苓 15g，炙甘草 10g，陈皮 15g，山楂 15g，葛根 15g，桑寄生 30g，杜仲 15g，续断15g。

12月4日二诊：服上方5剂，血压降至18.7/10.7kPa，头部自觉轻松，夜能安寐，尿亦较少，食欲转佳，脘腹胀减，矢气通畅而次数减少。守上方再进。

12月9日三诊：再服上方5剂，胸闷心悸明显好转，血压正常，睡眠安稳，胃纳增加，腹胀渐除，大便通畅，矢气减少，舌苔已退，左脉不弦。守上方再进，并嘱用上方加酸枣仁、柏子仁、磁石、枸杞子各15g，菊花、钩藤各10g。10剂共熬成膏，长服以巩固疗效。

1976年3月9日四诊：服上汤方和膏方后，胸闷心悸基本解除，寐安，纳佳，能进干饭，舌上黄苔和瘀斑均已消失，耳鸣目胀减轻，但血压尚不稳定。守上汤方加珍珠粉1g、夏枯草10g、决明子15g、青木香各10g，膏方照原再进。

例114

刘某，男，53岁。1976年5月10日初诊。

患冠心病合并高心病，经常心胸疼痛，血压高达29.3/17.3kPa，头晕巅顶痛，虽尚能食而不香，脉弦。投以自制丹络蒌薤汤加味：丹参30g，橘络10g，丝瓜络10g，瓜蒌实30g，薤白15g，天麻10g，菊花10g，草决明15g，珍珠粉1g，夏枯草15g，桑寄生30g，杜仲15g，续断15g，青木香15g，山楂30g，六曲10g，谷麦芽各15g，鸡内金10g。连服10剂，心胸痛止，头痛亦止。嘱守上方长服以巩固疗效。

例 115

孙某，女，19 岁。1971 年 9 月 21 日初诊。

患风心病，胸闷微痛，动则气喘，心悸头昏，怯寒肢冷，血压偏低（10.7/6.67kPa），口淡不思饮食，胃脘及左胁下痞闷而按之微痛，舌苔薄白微黄而润滑，脉沉细弱。投以人参四逆汤加味：熟附子 10g，炮干姜 5g，炙甘草 5g，党参 15g，焦白术 15g，桂枝 10g，陈皮 10g。

9 月 23 日二诊：服上方 2 剂，胸闷大减，四肢回温，两脉见起，血压升至 14.7/12kPa，但仍胃脘痞痛不思饮食。改用香砂六君子汤加味：广木香 10g，砂仁 10g，党参 15g，白术 15g，云苓 15g，法半夏 10g，陈皮 15g，炙甘草 5g，谷麦芽各 15g，参茸黑锡丹 1 瓶。

9 月 26 日三诊：服上方 3 剂，胃脘痞闷大减，但仍有微痛，守上方再进。

10 月 10 日四诊：服上方 3 剂，胃脘痞痛全除，知饥食香，精神转佳，但停药多日，又感胸闷痛而动则气喘，脉又沉细，并有时左胸乳下阵痛而灼热（每隔 2~3 天发作 1 次，每次持续 1 小时左右）。守一诊方加云苓 15g，参茸黑锡丹 1 瓶。

10 月 15 日五诊：再进上方 5 剂，胸闷痛除，气不喘，心不悸，头不昏，但左胸乳胁下仍有灼热感，胃脘又感痞痛，并见面浮尿急而阴中不适。改用自制白茅根汤加味：白茅根 30g，生薏苡仁 15g，赤小豆 15g，云苓 30g，北沙参 15g，柏子仁 15g，党参 15g，山楂 15g，六曲 10g，谷麦芽各 30g。

11 月 5 日六诊：连服上方 10 剂，左胸乳胁下灼热全除，心悸未再发作，面浮已退，胃脘痞痛除而知饥食香。守上方加减以善后。1978年4月，据其胞姐孙某因病就诊时面告，该患者风心病已痊愈，曾经医院反复检查证实，能担负繁重工作。

例116

刘某，女，21岁。1975年10月2日初诊。

患风湿性关节炎13年。今年2月在某医院检查，确诊为风湿性心脏病。现症见胸闷气逼，左背时痛，心慌心悸，面脚浮肿，小便短少，口干渴饮，两膝关节酸痛，有时胃脘疼痛，大便易溏，但胃纳尚可，舌红少苔，脉象细弱而涩。投以自制丹络蒌薤汤加味：丹参15g，瓜蒌皮15g，薤白10g，橘络10g，丝瓜络10g，桔梗10g，枳壳10g，青陈皮各10g，党参15g，焦白术15g，云苓15g，白茅根30g，生薏苡仁15g，赤小豆15g。

10月12日二诊：服上方5剂，胸闷气逼见松，小便较多，口不干渴。守上方再进。

10月19日三诊：再服上方5剂，胸闷气逼大减，但仍心慌心悸，面脚浮肿，近日药下腹中阵痛而大便溏泄。改用参苓白术散加减：党参15g，焦白术15g，云苓15g，莲子15g，山药15g，白茅根30g，生薏苡仁15g，赤小豆15g，琥珀末3g（冲），生龙牡各30g，桑寄生30g，续断15g。

10月26日四诊：服上方5剂，浮肿见退，面部已无紧绷感，脸色渐华，腹部阵痛解除，大便正常，但仍心慌心悸，两膝关节酸痛。守三诊方出入：党参15g，白术15g，云苓15g，炙甘草15g，莲子15g，山药15g，生薏苡仁15g，木爪10g，川牛膝

10g，桑寄生30g，续断15g，生龙牡各30g。

11月2日五诊：服上方5剂，心慌心悸见缓，右膝关节痛减。守上方加黄芪15g。

11月10日六诊：服上方5剂，左背痛已全除，安静时已不心慌心悸，眠食二便正常，脉虽细弱而不涩，入暮面部潮红。仍用丹络蒌薤汤加味：丹参15g，橘络10g，丝瓜络10g，瓜蒌皮15g，薤白10g，琥珀3g，珍珠粉1g，赤白芍各15g，生地黄15g，龟板15g，鳖甲15g，生龙牡各30g，党参30g，白术10g，云苓15g，炙甘草15g，山药15g，莲子15g。

11月14日七诊：服上方5剂，心慌心悸渐除，脉力好转，近日胃脘时痛（动则作，静则止），大便溏泄，日4~5次。守上方去生地黄、赤白芍，加重白术为30g，更加檀香、砂仁各10g。

11月19日八诊：服上方5剂，心慌心悸消失，大便溏泄停止，胃痛渐除，纳可寐安，脉力增强。嘱守上方长服以巩固疗效。

例117

涂某，女，32岁。1974年11月10日初诊。

患风心病，经查心脏二尖瓣狭窄，左胸闷痛，周身关节疼痛，心悸，多梦，头昏，纳差，脉细。投以自制丹络蒌薤汤加味：丹参15g，橘络10g，丝瓜络10g，瓜蒌实30g，薤白10g，降香10g，桂枝5g，党参15g，白术15g，云苓15g，炙甘草10g，桔梗10g，枳壳10g，砂仁10g。1976年7月4日据其爱人万某因病就诊时面告，患者长期坚持服用上方，诸症全除，至今未见复发。

例 118

汪某，女，41 岁。1987 年 12 月 18 日初诊。

患风心病合并糖尿病，胸闷，饥饿特甚，四肢乏力，步履不稳，夜寐差，舌紫红而干，脉细数而弱。投以自制丹络蒌薤汤合生脉散加味：丹参 30g，橘络 10g，丝瓜络 10g，瓜蒌皮 10g，薤白 10g，党参 30g，麦冬 15g，五味子 10g，山药 60g，石斛 30g，玉竹 30g，沙参 30g。嘱坚持长服。1988 年 1 月 22 日，患者来信云："效果非常好，特别肚子明显不饿，胸闷改善，脚走路有力，能挺胸走"。

例 119

章某，女，35 岁。1995 年 4 月 15 日初诊。

患风湿性心脏病（二尖瓣关闭不全）。平素体虚易感，怕冷，下冷水即鼻塞，咽喉常感干燥，不敢吃热性食物。1995 年 2 月 8 日，突发心胸闷痛，经查为风心病，服西药后好转。近日感心烦甚，夜不能寐，心悸，胸部有时微痛，舌质较淡，脉缓。投以自制丹络蒌薤汤合玉屏风散加味：丹参 15g，橘络 10g，丝瓜络 10g，瓜蒌皮 10g，薤白 10g，黄芪 30g，防风 15g，白术 15g，桔梗 10g，生甘草 10g，小麦 30g，红枣 10 枚，夜交藤 15g，合欢皮 15g。3 剂。

4 月 26 日二诊：服上方 3 剂见效，因自加服 7 剂，初感轻松，继而心烦不寐解除，现惟上楼仍感心悸。守上方加重黄芪为 50g，防风、白术各 30g。再进 5 剂。

5月12日三诊：服上方5剂，病情日益好转，因自加服10剂。现食增神旺，心悸减轻，大便软烂色黄，日2行，近又轻微感冒1次，现已愈。守上方加减：黄芪50g，防风15g，党参30g，白术30g，云苓30g，山药30g，莲子30g，桔梗15g，生甘草10g，小麦30g，红枣5枚，酸枣仁15g。再进10剂。

5月22日四诊：心悸大减，胸部舒适，饮食、二便、睡眠正常，惟仍时有轻微感冒。守上方出入：黄芪50g，防风30g，白术30g，党参30g，云苓30g，甘草10g，桔梗15g，山药30g，莲子30g，小麦30g，红枣10枚，荆芥10g，薄荷5g，连翘15g。再进10剂。

6月1日五诊：诸症悉除，要求治疗慢性鼻炎。给予苍耳子散合玉屏风散。

例120

周某，男，55岁。1974年10月13日初诊。

患“慢支”合并肺心病，经常咳喘，痰不易出，每晚上床和清晨起床时必须将痰咳出方快，睡眠在改变体位时，自觉胸腔有痰液流动，头昏目眩，胸闷痛心悸，食欲不振，时时嗳气，舌苔白黄浊腻，脉细缓弱。投以自制丹络蒌薤汤合六君子汤加味：丹参15g，橘络10g，丝瓜络10g，瓜蒌实30g，薤白10g，党参15g，白术15g，云苓15g，炙甘草10g，半夏10g，陈皮15g，干姜5g，细辛3g，五味子5g。3剂。

10月20日二诊：服上方见效，因自加服3剂，胸闷痛除，咳痰易出，舌苔明显减退。守上方再进5剂。

10 月 29 日三诊：咳喘痰显见松减，胃纳好转，食增神旺，但仍心悸时作。守上方加琥珀末 5g（冲服）再进。

本例证属肺脾气虚，痰阻胸膈，心阳失宣所致。但因病机重点已由肺及心，故用自制丹络蒌薤汤开胸通络以宣心阳为主，并合六君子汤加姜、辛、味温补脾肺以化痰饮为佐，获得良效。

例 121

周某，男，80 岁。1976 年 1 月 25 日初诊。

久患“慢支”合并肺心病。近因重感冒而剧作十多天，症见寒热咳喘痰不易出（味咸），心胸闷痛，不能平卧，更不能起床，头晕，精神萎靡，不思饮食，小便不利，大便已十多日未解，夜不能寐，舌苔黄多白少而厚腻，脉象虚数。投以自制丹络蒌薤汤合桔梗汤加味：丹参 30g，橘络 10g，丝瓜络 10g，瓜蒌实 30g，薤白 15g，桔梗 10g，甘草 10g，杏仁 10g，枳壳 10g，前胡 10g，白前 10g，云苓 30g，白通草 10g，山楂 15g，六曲 10g，谷麦芽各 15g，朝白参 6g。5 剂。上方服第 1 剂，寒热即除，大便即通，咳喘胸闷气逼见松，痰较易出而味不咸；但服至第 3 剂，寒热又作，胸闷气逼甚。乃守上方加红参 15g，麦冬 15g，五味子 15g。服至第 5 剂，诸症悉除，精神大好，欣然步行三四公里回家欢度春节。

本例病机一方面表邪袭肺，痰热内闭，心肺气机阻滞，脉络不通，故现寒热咳喘、气逼胸痛、二便不利（肺主通调水道，又与大肠相表里，肺气阻滞于上，则二便不利于下）、舌苔黄多白少厚腻等症；另一方面，素弱之心气不支，故现脉象虚数、精神萎靡、头晕不能起床等症。病属邪实正虚，法当攻补兼施。故用自制丹络蒌薤汤加味以开胸通络，清化痰热，宣畅心肺气机；又用朝白参以补心气。此方初服1剂，即获显效。其所以服至第3剂而病情反复者，是因方中仅用朝白参6g，培补心气之力不足，而正虚日甚，余邪退而复进所致。因即加入生脉散，其中红参、麦冬、五味子各用至15g，服后不仅诸症迅速缓解，而且精神迅速恢复，病入坦途。由此可见，生脉散对心脏气液两虚欲脱重证是有其非常良好的作用的。

例 122

黄某，男，61岁。1988年10月3日初诊。

久患慢性支气管炎，逐渐发展至肺气肿、肺心病。近因感冒风寒而急性发作，寒热咳喘，住入当地医院，经治无效，日益加剧，且出现尿毒症，已下病危通知，并劝其出院。现身微热而喘咳甚，痰板不得出，胸部紧逼，心里难过，气不得续，时出冷汗，小便不通，口干喜热饮，不思食，白天精神恍惚，有时谵语，入夜尤甚，舌苔黄腻，脉弦紧数不整。证属太阳寒水郁热于肺，乘虚并入少阴，心肾交困，膀胱气化不行所致。法当急投参附汤合生脉散以扶元固脱为主，兼用小青龙汤以宣肺化痰。方用：红参15g，熟附子15g，麦冬15g，五味子10g，麻黄10g，桂枝10g，白芍10g，甘草10g，干姜10g，细辛3g，半夏15g，陈皮15g，云苓15g。

10月4日上午二诊：昨晚7时半开始服药，每隔3小时1次，最后1次是凌晨3时半，药后曾吐出多口浓痰。昨夜谵语停止，今晨自云心里稍感好过些，精神略有好转，现已熟睡。昨日夜至今晨小便仍未通，时欲尿而不得，可见膀胱气机滞涩殊甚。除守上方再进1剂外，并嘱间服下方：麻黄15g，杏仁15g，桂枝15g，甘草10g，云苓30g，猪苓30g，泽泻30g，白术30g，木通30g。

10月5日上午三诊：昨日中午小便2次，昨夜小便1次，但尿量甚少，未再谵语，舌苔见退，脉仍弦紧但已匀整。守上方出入：麻黄20g，杏仁20g，桂枝15g，白芍15g，陈皮15g，半夏30g，云苓50g，甘草10g，木通15g，细辛5g，五味子10g，白术30g，红参15g，熟附子15g。

10月6日上午四诊：心里难过大减，胸逼基本解除，但小便仍难出。昨日上午出院回家，直至夜间先后得少量小便4次，都是在床上努责而出，食欲稍开。今早进稀粥半碗和冲鸡蛋1枚。守上方出入：麻黄30g，杏仁15g，甘草10g，白术30g，云苓30g，猪苓30g，泽泻30g，肉桂15g，熟附子30g，红参10g，五味子10g，半夏15g，陈皮15g，细辛5g，木通30g。

10月7日上午五诊：昨夜共得小便4次，量较多，较前天通畅，又得半泻大便1次，粪色黑，食欲渐开。昨日中午进软饭及精肉饼各1两多，今早吃了1枚冲鸡蛋，但心里又有些难过。守上方加重红参为15g，减麻黄为15g。

10月8日上午六诊：小便渐通利，昨日3次，尿呈黄色。昨夜1次比以前畅快，自觉头脑清醒，但精神、胃口仍较差，时有火气上冲，心胸烦闷不舒，大声呻吟则好受些。今晨掀被叫人给他脱衣服，口干渴思冷饮。证有阳回热起之势，改用生脉散合导赤散：生晒参 15g，麦冬 30g，五味子 15g，生地黄 30g，竹叶 15g，木通 15g，生甘草 10g。

10 月 9 日上午七诊：火气上冲感减轻，二便通畅，但身热复炽，头额扪之灼手，口舌干燥喜冷饮，脉洪数。证由少阴转出阳明，佳象也。守上方合白虎汤：生石膏 30g，知母 15g，生甘草 10g，粳米 30g，生晒参 15g，麦冬 30g，五味子 15g，生地黄 30g，竹叶 15g，木通 15g。

10 月 11 日上午八诊：服上方 2 剂，汗出热退，心里难过全除，小便自利，但大便不畅。守上方减生晒参为 10g、五味子为 10g、木通为 10g，加杏仁 10g、瓜蒌仁 15g。

10 月 13 日上午九诊：再进上方 2 剂，精神、饮食均佳，但仍时有火气上冲而烦躁，咳痰稠黏，小便热痛。守上方加减以善后。

本例太阳（肺、膀胱）与少阴（心、肾）同病，呈现内闭外脱之证。故既用参附汤合生脉散以救外脱，又用小青龙汤、麻黄汤、五苓散以开内闭（尤其是用大剂麻黄、五苓开尿闭起了决定性作用）。最后病机由阴出阳，而见阳明经证，故用白虎汤清解。这是一例伤寒六经病机由阳入阴（太阳病并少阴）又由阴出阳（少阴转属阳明）的生动体现，值得深入体会。

以上所述心脏病案 18 例（其中“冠心”8 例，“冠心”合并“高心”2 例，“风心”5 例，“肺心”3 例），其中有 12 例都用了自制丹络蒌薤汤方。此方由丹参、橘络、丝瓜络、瓜蒌实、薤白 5 味药组成。前人对此主要有如下记述：

丹参：张山雷说，丹参专入血分，其功在于活血行血，内之达脏腑而化瘀滞，外之利关节而通经络，详核古人主治，无一非宣通运行之效。李时珍说，丹参色赤味苦，气平而降，入手少阴、厥阴二经，功能活血通络。

橘络：张隐庵说，橘络能行胸中之饮，又能疏达络气。赵学敏说，橘络能通经络滞气，又能活血。

丝瓜络：李时珍说，丝瓜络通经络，行血脉，治血气作痛。

瓜蒌实：张山雷说："蒌实入药；古人本无皮及子仁分用之例。仲景书以枚计，不以分量计，是其确证。盖蒌实既老，其壳空松，故能通胸膈之痹塞，而子又多油，善涤痰垢黏腻，一举两得。自《日华子本草》有其子炒用一说，而景岳之《本草正》只用其仁。张石顽之《逢原》亦云去壳纸包压去油，则皆不用其壳矣，大失古人专治胸痹之义。观濒湖《纲目》附方极多，全用者十之九，古人衣钵，最不可忽……所以欲用其全者，宁以蒌皮、蒌仁列为二物，乃能得其老者，始有实验。"

薤白：李时珍说，薤白治胸痹刺痛，下气散血。黄宫绣说，薤白实通气滑窍之佳品。王士雄说，薤白辛温，散结，定痛，宽胸，活血。

基于上述，我所制丹络蒌薤汤方五药合用，具有活血化瘀、豁痰蠲饮、行气导滞、疏经通络的综合作用，能够开宣心胸之闭塞，解散心胸之结气，且五药相配，性味中和（丹参、瓜蒌实、丝瓜络稍偏于凉，而薤白、橘络稍偏于温，两相配合，适得其中），对心脏病血气阻滞和痰饮停聚的心胸闷痛之实证，颇为适宜。惟方中瓜蒌必须皮与仁全用，并注重其皮（上述验案中的瓜蒌实，都是皮、仁各半合用，近时则多用其皮，而少用其仁）。但因心脏病多见虚实错杂之证，多用通补并行之法（实多虚少者则通中兼补，虚多实少者则补中兼通）；而本方则功专于通，故用时常须随证加入补虚之药，始克有济。心脏病的虚证，虽有气虚、阳虚、血虚、阴虚、阴阳气血俱虚之别，但以气虚、阳虚证较为多见，尤其是脾气虚者。如：

例105、107、108（“冠心”）、例113（“冠心”合并“高心”）、例116、117、118、119（“风心”）、例120（“肺心”）9案，都属虚实错杂之偏于脾气虚者，故均用丹络蒌薤汤合四君子汤，或参苓白术散，或玉屏风散等方以补益脾气。

至于例118的“风心”合并糖尿病，由于心脾气阴两虚，故合用了生脉散以敛补心之气液，并重加山药、石斛、玉竹、沙参以滋养脾阴。例114（和上述例113）的“冠心”合并高血压病，是因兼有肝阳上亢的高血压，故加珍珠粉、草决明、菊花、夏枯草、天麻、桑寄生、杜仲等药以平肝息风。例106的冠心病，是因心火克肺金致伤阳络而咯血，故加川贝母以清润肺金而止血。其所以加万年青根和老茶根者，是因近人验证其有强心和利尿作用，对心脏病有一定疗效。但此二药性味甘苦寒，心脏病而见虚热证固然可用，若见虚寒证的则不宜用。本例证偏虚热，故兼用之。

以上是属心脏病实多虚少之证，法当通中兼补，故均用丹络蒌薤汤方为主，随证酌加补虚方药获效。若属虚多实少的心脏病证，治法则当以补为主，补中兼通，甚至须先专补以固脱。如：

例112案“冠心”“心功能不全”而出现重度水肿，是因心肾阳虚水泛所致，故用麻黄附子汤加味以温阳利水。

例110案“冠心”是因心脏气液虚甚，故用生脉散敛补心脏气液以防脱为主，兼用瓜蒌、薤白等以开胸痹。至于加川贝母清化痰热以止血，也和例106案一样是因火克金致伤阳络之故。

例111案“冠心”是因心肾阳气虚甚，故用人参四逆汤方温补心肾阳气以防脱为主，兼用瓜蒌、薤白等药以开胸痹。

例115案“风心”是因心肾阳气更虚于例111案，故专用人参四逆汤方温补心肾阳气以急固其脱。

例122案“肺心”，由于寒水袭肺日久，心肾气液两脱，故用参附汤合生脉散以双补心肾气液而固脱为主，兼用小青龙汤以宣肺化痰。

心脏病虽然多见如上所述的虚实错杂证甚至虚证，但也间见实证，而治法宜攻忌补。如例100案之冠心病，专主血府逐瘀汤全方获效是其例。

高血压病案

例123

万某，男，51岁。1963年2月19日初诊。

久患高血压病，经治数年少效。现血压高达29.3/18.7kPa，头晕甚而巅顶重痛，头皮麻木，切其指甲不知痛痒，两目迎风流泪，四肢麻痹无力，神疲，怯寒甚（每当天寒风大时即不敢外出），如受凉即胸胃隐痛，口淡出水，饮食减少而喜热恶冷，时或噫气吐酸，大便不调（时闭时通，时结时溏，但溏时较多）而粪色淡黄，小便不利而尿色清白，面色晦暗而浮肿，声音重浊，舌暗淡而润滑，脉弦劲而迟。此属厥阴阴盛阳衰，浊阴冲逆所致。法当温肝降逆。投以吴茱萸汤方加味：吴茱萸 15g，生姜 15g，大枣 15g，党参 15g，黑锡丹 3g（分 3 次吞）。

2 月 24 日二诊：服上方 5 剂，头晕减轻，血压稍降，精神、胃纳稍见好转，但药下咽后，即有短暂的胃中嘈杂微痛感，稍进饼食即止。守上方加重大枣为 30g，更加青木香 15g。

3 月 2 日三诊：再进上方 5 剂，药下胃中已无嘈杂微痛感，头晕续减，巅顶痛除，头皮麻木感大减，面色渐见开朗，怯寒大为减轻，血压降至 21.3/14.7kPa。守上方再进。

3 月 9 日四诊：续服上方后，头晕减而复增，血压复升至 24/16kPa。虑其阳损及阴，恐非纯阳方剂所能竟功，乃改用阴阳双补法。处方：熟附子 15g，肉桂末 3g（冲），熟地 15g，山萸肉 10g，山药 15g，云苓 10g，牡丹皮 10g，泽泻 10g，川牛膝 10g，车前子 10g。

3 月 11 日五诊：服上方 1 剂，即感不适，头痛，胸胃亦痛，坐卧不宁，不能入寐，二便不利，怯寒复甚，饮食复减，血压又升至 26.7/16kPa。可见阴未受损，阴药难投，仍应坚持前法。处方：吴茱萸 15g，生姜 15g，大枣 30g，党参 15g，旋覆花 15g，代赭石 15g。

3 月 12 日六诊：服上方 1 剂，即得安睡良久，醒来大便 1 次，先硬后溏，小便 2 次甚畅利，精神觉爽，口味转佳，胸胃痛减，但嗳气吐酸较甚。守上方加大其剂量：吴茱萸 24g，生姜 20g，大枣 60g，党参 15g，旋覆花 24g，代赭石 24g。

3 月 14 日七诊：再进上方 2 剂，血压降至 25.3/16kPa，胸胃痛渐解除，精神、胃纳均佳，惟大便又闭。除守上方再进外，另用陈皮、甘草各 15g，煎汤代茶。

3 月 16 日八诊：再进上方 2 剂，大便通畅，面部浮肿见退。仍守上方加重大枣为 90g，党参、生姜各为 30g。

3 月 20 日九诊：再进上方 4 剂，头晕渐除，晨起已不觉晕，面浮基本消退，精神、眠食均佳，大便日行 1 次，粪已成条，血压已降至 24/16kPa。守上方再进。

3 月 26 日十诊：再进上方 6 剂，头晕基本消失，沉重麻木全除，面色由晦转明，嗳气减少，二便正常，脉已不迟，弦象亦减，但血压未见续降。仍守上方再进。

4 月 1 日十一诊：再进上方 6 剂，一切情况良好，惟血压未见续降。乃守上方加重代赭石为 60g。

4 月 7 日十二诊：再进上方 6 剂，血压降至 20/12kPa。守上方再进。

4 月 19 日十三诊：再进上方 12 剂，血压稳定在 18.7/10.7kPa 的正常范围已多日。仍守上方再进以巩固疗效。患者坚持上方服至 4 月底，血压一直正常，精神、眠食均佳，上班工作。

本案曾以《吴茱萸汤温降高血压》为题，撰文介绍于《江西医药》月刊 1963 年第 7 期。本处摘录其中两段：

综观上述证候，可以看出头晕巅顶痛是主症。此症有阴阳之分，大致地说，头晕巅顶痛而拒按，喜冷恶热，脉弦而数者，属阳证，一般称之为“厥阳头痛”，宜用大定风珠等方主治；头晕巅顶痛而喜按，喜热恶冷，脉弦而迟者，属阴证，一般称之为“厥阴头痛”，宜用吴茱萸汤等方主治。三阴经脉惟足厥阴一支与督脉会于巅顶，故厥阴病无论阴风或阳风冲逆，都可出现头晕巅顶痛之症。但阳风冲逆的，必阳亢而热，故现晕痛拒按、喜冷恶热、脉弦而数等症，宜用具有滋肝助阴抑阳的大定风珠等方以清降之；阴风冲逆的，必阳虚而寒，故现晕痛喜按、喜热恶冷、脉弦而迟等症，宜用具有温肝助阳抑阴的吴茱萸汤等方以温降之。本案显然属于后者，至其所兼见的面色晦暗而浮肿、两目迎风流泪、口淡出水、饮食减少而喜热恶冷、受寒则胸胃隐痛、噫气吐酸、二便不调等症，则是因为厥阴阴盛阳虚，木邪侮土，土虚不能制水，浊阴或随阴风而上泛，或随木郁气滞而内结所致。这和《伤寒论·辨厥阴病脉证并治》篇所谓：“干呕，吐涎沫，头痛者，吴茱萸汤主之。”是完全符合的。

按西医学所谓之高血压病，中医临床观察，多见肝阳上亢之证，大都宜用滋水平木的清降方剂，极少见有用助阳抑阴的温降方剂者。因此，我对本案颇感兴趣。本案之所以能够达到治愈目的，主要是坚持了大剂的吴茱萸汤以温肝降逆；其次是加用了大剂的旋覆花、代赭石以化浊平冲。但本案在治疗过程中是有些缺点的，这主要是由加青木香到改用肾气丸这一点。青木香虽有疏和肝木的作用，但只适宜于肝之阳证，而不适宜于肝之阴证，所以久用之后，血压降而复升。当时不但未注意及此，反而虑及阳损及阴，改用肾气丸阴阳兼顾，几乎反胜为败。通过这例治验，还获得了这样一个体会，即中医临床应该按照中医的学术体系严格进行辨证论治，才能提高疗效，不能从中西医病名上随便对照，以致抱有治疗成见。例如本案，经诊断为高血压病已历数年之久，如果对高血压病抱有肝阳上亢的成见，一味地采用滋水平木的清降方剂，可以断言，不但无效，而且势必加剧。这可从本案一度误用阴寒药后加剧获得证明。又如果对高血压病抱有只能用镇静的寒药而不能用兴奋的热药的成见，似亦可以断言，必难治愈本例高血压病。这又可从本案病历数年久服清降或镇静的中西药无效获得证明。当然，不可否认，在临床上，高血压病适宜清降法的较多，而适用温降法的较少。因此，本案运用大剂吴茱萸汤温降高血压，只能看成是一个特殊的例子，必须按照中医的方法辨证，一定要有是证，才能用是方。

还有必要指出的是：①吴茱萸大辛大热和其他大辛大热的药如附子、干姜、肉桂等不同的特点是温而能降，故前人有“吴茱萸下气最速”之说。凡浊阴壅阳向上冲逆之证，用吴茱萸温降浊阴是有卓著疗效的。但此药对胃黏膜有强烈的刺激作用，大量使用时，必须根据具体病情，适当地和以甘药，如大枣等。本案初服吴茱萸汤，药下即有胃中嘈杂微痛感，就是因为茱、枣等量辛多甘少之故。所以复诊即倍用大枣以和胃，并随着吴茱萸的用量增加而增加，患者服后始感胃中舒适。当然这是就本案厥阴阳虚浊阴上逆之证而言。若就脾肾阳虚浊阴壅中的腹胀满症来说，则“吴萸下壅”（《本草述钩元》），正其所宜，而大枣壅中，正其所忌，又未可执一而论。②代赭石具有平肝镇逆的作用。张锡纯认为：“赭石……善镇逆气，降痰涎，止呕吐，通粪结，用之得当，能建奇效……生研服之不伤肠胃，即服其稍粗之末亦与胃肠无损，且生服则氧气纯全，大能养血……若煅用之则无斯效，煅之后以醋淬之，尤非所宜。且性甚和平，虽降逆气而不伤正气，通燥结毫无开破，原无需乎煅。”现代药理研究证明，代赭石能收敛胃肠壁，保护黏膜面，若被机体吸收，除能促进红细胞及血红蛋白的新生外，还具有镇静中枢神经的作用。近时临床医生治疗高血压病常用的镇肝息风汤（张锡纯方），代赭石即其方中主药之一。虽然此方只适宜于厥阴风阳上鼓的高血压病，而不适宜于厥阴浊阴上逆的高血压病，但代赭石性味平和，高血压病用以平肝降逆，则无论阳证或阴证都可用。故本案从五诊起，都在吴茱萸汤方中加用了旋覆花和代赭石（不只是针对噫气而加）；并在一切情况良好而血压未见续降的情况下，加重代赭石为60g，竟使血压迅速恢复正常。可见此药降压的良好作用，是遍及于高血压病的阴阳两证的。

例124

曲某，男，53岁。1974年9月23日初诊。

久患高血压病，血压常在22.7~26/14.7~16kPa之间，体胖面红，头晕眼花脑涨，自觉上重下轻，行走有飘浮感，四肢乏力，腰酸痛，口苦，舌苔黄厚，左脉弦。投以龙胆泻肝汤加减：龙胆草10g，黄芩10g，白芍15g，生甘草10g，夏枯草15g，决明子15g，菊花10g，钩藤15g，桑寄生30g，杜仲30g，续断

30g，川怀牛膝各 15g。

10 月 8 日二诊：服上方 5 剂，血压降至 20/12.4kPa，头晕眼花脑涨解除，颇感舒适。由于工作繁忙停药多日，血压又稍见回升，但头脑仍然清爽，未再发生昏胀，弦劲脉见减退。守上方再进。

10 月 29 日三诊：再进上方 7 剂，血压再降至 20/12kPa，但因事忙又停药多日，血压又稍回升，惟自觉舒适，毫无所苦。嘱守上方坚持长服以巩固疗效。

例 125

李某，男，37 岁。1971 年 9 月 6 日初诊。

患高血压病，头晕胀痛，心悸，动则气喘，全舌发麻，咽喉干燥，渴喜冷饮，寐少梦多，舌心有紫蓝斑点，舌根部苔深黄，脉弦细数。初投滋水平肝之剂无效。9 月 10 日改投龙胆泻肝汤加减：龙胆草 12g，黄芩 10g，栀子 10g，生地黄 30g，牡丹皮 10g，赤白芍各 15g，丹参 30g，生甘草 30g。此方仅服 2 剂，头晕痛、心悸气喘、舌麻即大为减轻，舌心紫蓝斑点亦明显减退。因嘱守方坚持长服，以期竟功。

高血压病的肝阳上亢证有虚实之辨，虚证治宜滋水平肝，如杞菊地黄汤等方；实证治宜泻火平肝，如龙胆泻肝汤等方。二者不可混淆，否则无效。以上两例高血压病，均属于后者，故都用龙胆泻肝汤方加减以泻火平肝，获得良效。方中龙胆草性味苦寒，为泻肝经实火的主药，凡高血压病见肝阳上亢之实证，必不可少。

这里须加说明的是：现代药理研究证明，甘草具有肾上腺皮质激素样作用，能够升高血压，所以目前临床治疗高血压病一般是忌用甘草的。上述例 115 案的高血压病，根据中医理论而大量使用甘草，主要是针对其心悸较甚，取其补心安神的作用；其次是甘草和白芍相配，具有酸甘化阴、柔肝缓急（符合《内经》“肝苦急，急食甘以缓之”之旨）的功能。从其服后不仅无害而且显效来看，单味药的成分并不能决定复方的作用。当然，在一般情况下，并无非用不可的必要，还是以不用或少用为妥。

例 126

万某，女，32 岁。1971 年 9 月 19 日初诊。

久患高血压病。现血压为 22.7/14.7kPa，头晕，巅顶胀痛，两目干涩发胀，耳鸣，心悸，寐少梦多，脉细弦数。投以菊花 10g，钩藤 10g，酸枣仁 15g，柏子仁 15g，川芎 5g，云苓 15g，知母 10g，生甘草 5g，杞菊地黄丸 1 瓶（另服）。

9 月 22 日二诊：服上方 3 剂，两目干涩发胀减轻，近日夜卧胸闷。守上方加瓜蒌皮、薤白各 10g。

9 月 26 日三诊：再服上方 3 剂，胸闷见松，夜寐渐安，但仍头顶胀痛耳鸣。守上方加减：菊花 15g，钩藤 15g，磁石 15g，决明子 10g，黄芩 10g，青木香 10g，桑寄生 30g。

10 月 8 日四诊：又服上方 3 剂，头顶胀痛、耳鸣、目胀干涩基本解除，但入暮面目微肿，久坐则腓肠肌胀急。守上方加白茅根 30g，生薏苡仁、赤小豆各 15g。

10 月 13 日五诊：又服上方 5 剂，腓肠肌胀急减轻，但入暮面目仍浮肿，且有干燥感。守上方加桑叶10g、胡麻仁15g。

11月1日六诊：又服上方10剂，面目浮肿渐消，夜寐甚安，血压已降至16/10.7kPa，但因行经停药多日，耳鸣复作。守上方出入：菊花10g，钩藤10g，黄芩10g，青木香10g，磁石15g，珍珠母15g，决明子15g，桑寄生30g。

11月15日七诊：自服上方后，耳鸣全除，血压正常。嘱守方长服以巩固疗效。（1978年4月间，患者友人孙某因病就诊时面告，其高血压病早已痊愈，多年未见复发。）

例127

胡某，男，42岁。1971年10月28日初诊。

患高血压病8年。近2日来，头胀痛，面潮红，耳鸣，失眠，寐则多梦纷扰，急躁易怒，头重脚轻，有飘浮感，血压常在18.4/12kPa以上，舌红，脉细数。投以菊花15g，钩藤15g，黄芩10g，决明子10g，磁石15g，珍珠母10g，青木香10g，桑寄生30g。

10月31日二诊：服上方3剂，头胀痛大减，但失眠依然。守上方加酸枣仁15g，云苓30g，川芎5g，知母10g，生甘草10g。

11月3日三诊：自服二诊方后，夜寐转安，头胀痛基本解除，血压已降至17.3/10.7kPa。嘱守方坚持长服以巩固疗效。

以上2例高血压病都属肝阳上亢的虚实相兼证，故既现有肝阳偏亢的头晕巅顶胀痛、急躁易怒和肝阴不足的两目干涩等症，又现有心肾阴（血）虚火旺的心悸、耳鸣、失眠等症（肝与心肾具有母子关系，平时互相依赖，病时互相影响）。本证治法以平肝息风泻火为主，滋阴养血以益肾宁心为佐。在泻实方面，主要采用了菊花、钩藤、决明子、珍珠母、黄芩、磁石、桑寄生、青木香等药。其中主药菊花性味芳香甘凉，“清头目风热，定风虚眩晕。”（《本草图解》）“凡清芬之药，气轻而升，多能治头目之疾。但香气胜者，无不辛燥，惟菊花秉秋金肃降之气，清芬不浊，绝无燥烈之弊，故治头目，疏风清热，抑降肝胆木火炎上之病，尤为驯良。”（张山雷），故菊花不仅能清散外风，而且能平息内风。《金匮要略·中风历节病脉证并治》篇的侯氏黑散用以为君，实具深意，不可等闲视之。以上2例高血压病阳证用此为主药，则是取其清肝息风的特长。钩藤性味甘苦微寒，为少阴心、厥阴肝要药，肝主风，心主火，风火相煽，则风因火而愈盛，火亦因风而益炽，得此则风静火熄。决明子性味咸苦甘平微寒，为足厥阴肝家药，功能外散风热，内息风火，以其专入肝经，故为肝阳上亢的要药。现代药理研究证明，其有降压作用，能治疗原发性高血压和某种肾性高血压，并对高血压头痛有良效。珍珠母性味甘咸而寒，功能滋肝阴、清肝火，主治眩晕、耳鸣、心悸等症。前人认为此药入心肝二经，与石决明仅入肝经者不同，故涉及神志病者，非此不可。石决明性味咸寒，功能潜阳息风、清热明目，乃足厥阴肝经药，其与珍珠母功用基本相同，都适用于肝阳上亢之证，只是后者兼能入心安神，故应用的机会更多。但珍珠母的功效远逊于珍珠，过去只是因其药稀价昂而较少用，现因人工繁殖，市上珍珠充分供应，已成常用之药。珍珠味甘微咸，气寒无毒，入心肝二经，功能镇心气以安神、潜肝阳以息风。近人验证，此药对高血压病肝经风阳上鼓的眩晕不能起床，服其粉剂 1~2g，立效。黄芩性味苦寒，功能清泻肝胆实火，为高血压病肝阳上亢的实证必用之药。青木香（马兜铃根）性味辛苦而寒，对高血压病的阳热实证有较好疗效。桑寄生性味甘苦而平，为平补肝肾、强筋健骨、祛除风湿、降低血压药，以其性味平和，故无论高血压病的阳证或阴证都可用（杜仲亦为平稳的降压药，常与桑寄生同用）。在补虚方面，主要采用了杞菊地黄丸和酸枣仁汤二方，前者滋养肝肾之阴以潜阳息风；后者滋养心肝之血以安定神魂。此外，还因耳鸣较甚而加磁石入肾以镇养精阴、敛降浮阳；面目浮肿而加自制白茅根汤以清肾利水消肿；夜卧胸闷而加瓜蒌皮、薤白以开豁心胸。

例 128

1971 年 10 月 1 日初诊。

妊娠 8 个半月。近因精神过度紧张，以致烦躁易怒，失眠，有时精神失常而大喊大叫，面部潮红，头晕目眩，血压高达 21.3/14.7kPa，脚肿，尿少（尿检：蛋白（+）），饮食时有窒息感，舌红，脉弦。投以龙胆泻肝汤方加减：龙胆草 10g，黄芩 10g，白芍 15g，百合 15g，生地黄 15g，菊花 15g，钩藤 15g，桑寄生 15g，白茅根 15g。

10 月 4 日二诊：服上方 3 剂，夜寐即安，小便畅利，血压恢复正常。守上方再进 3 剂。

10月8日三诊：诸症全除，自觉舒适，毫无所苦。但停药2日，又稍有烦躁、失眠、面红。仍守上方再进3剂以竟其功。

本例妊娠中毒症，水肿和蛋白尿虽较轻，但血压较高，加之头晕目眩，烦躁易怒，失眠，有时精神失常而大喊大叫，舌红脉弦，显属肝阳上亢之先兆子痫。故用龙胆草、黄芩、菊花、钩藤、白芍、桑寄生以平肝息风泻火；并配百合地黄汤以养心安神；白茅根以清肾利水，获得良效。

这里附带介绍一例子痫治验：

农历丁亥（1948年）腊月下旬一天下午，有一杨姓病人家属慌慌张张地来请我出诊。他说："我的妻子昨夜分娩（初产）后，忽然发生抽风，每隔2~3小时发作1次，持续约数分钟即醒。"我即随同至其家，只见亲友环集，并闻病床震动声，入室见病人仰卧床上，头部笼罩渔网，全身呈痉挛状态，手足抽搐，目睛上视，牙关紧咬，痰涎壅盛，神志昏迷，脉伏不显，片刻转醒，自云头昏眼花，再诊其脉渐露弦象。即嘱病家每隔1小时用温开水送服三蛇胆南星末1筒。病家遵嘱服至深夜，病势顿挫，抽风未再发作。次日仍用三蛇胆南星末每隔3小时用温开水送服1筒，至第3日病即痊愈。记得患者痊愈那天，正值腊月30日，病家转忧为喜，欢然度岁，我心甚慰。（摘自《江西中医药》月刊1951年6月第1卷第3期"临床偶得"）

例129

熊某，男，40岁。1988年2月14日初诊。

患高血压病多年，近年加剧，头晕痛，心慌，眼蒙干涩，左眼时自抽掣，腰酸，夜寐醒时喉舌干燥，月前曾尿血1次，脉浮弦（血压现为22.7/17.3kPa）。投以杞菊地黄汤加味：枸杞子15g，菊花10g，熟地黄30g，山萸肉15g，山药30g，茯苓30g，泽泻10g，牡丹皮10g，桑寄生30g，杜仲30g，天麻10g，珍珠粉3瓶。

2月23日下午二诊：服上方5剂，血压见降（21日曾一度降至17.3/12kPa的正常范围），头晕痛显著减轻（曾消失过2天），心慌基本消失，小便由黄转清，眠食均佳，大便正常，但昨夜因事至1点多才就寝，今日血压又升高（右21.3/17.3kPa，左21.3/14.7kPa），头又微感晕痛，尿又灼热。守上方加生赭石60g，夏枯草、益母草各15g。再进5剂。

3月2日下午三诊：27日因事大怒后，血压曾一度升至22.7/18.7kPa，但近日又降至18.7/13.3kPa。其他情况良好，头不晕痛，心不慌。守上方出入：山药60g，生赭石60g，珍珠粉4瓶，羚羊角粉2支，天麻10g，钩藤15g，菊花10g，川芎10g，夏枯草15g，桑寄生30g，杜仲30g，地龙30g。

3月23日四诊：服上方至今，头已不晕痛，脉已不弦。惟血压仍时高时低不稳定。改投补阳还五汤加味：黄芪120g，当归10g，川芎10g，赤芍30g，地龙30g，桃仁10g，红花10g，山药60g，莲子60g。

5月8日五诊：服上方5剂，两手脉压已相近，血压较前降低，左眼已20天未再抽掣，其余无不适。嘱守上方坚持长服以期竟其全功。

心肌炎案

例130

邓某，女，32岁。1995年12月18日初诊。

患病毒性心肌炎，住院治疗4个多月，未见明显效果。现症见胸闷气逼，有时左胸隐痛，心悸时作，夜难安寐，精神萎靡，不愿起床活动，面部微肿，容易感冒，近日又咳嗽喉痛，口淡乏味，胃纳减少，舌质紫红而苔白黄腻，脉细弱甚。投以自制丹络蒌薤汤加味：丹参30g，橘络10g，丝瓜络10g，瓜蒌实30g，薤白15g，党参30g，白术15g，云苓15g，炙甘草15g，黄芪15g，防风10g，桔梗10g，枳壳10g。

12月22日二诊：服上方5剂，胸闷气憋见松，精神胃纳好转，咳嗽渐止，喉痛已除，近日时自肠鸣矢气。守上方再进。

12月27日三诊：再服上方5剂，心悸减轻，精神更见好转，愿意起床活动，肠鸣矢气消失，近日又感冒微有咳嗽。守上方加重生黄芪为30g、防风为15g。

1976年1月8日四诊：连服上方10剂，病情继续好转，已于12月30日出院回家疗养。现上午已不感胸闷气逼、心慌心悸，下午虽仍有时微感胸闷心悸，但持续时间仅1分钟左右而已，面浮已退，胃纳增加。守上方再进。

2月5日五诊：更进上方15剂，胸部闷痛基本解除，复查心电图明显改善，精神转佳，能够参加一些家务劳动。嘱守上方长服以巩固疗效。

例 131

万某，女，30 岁。1975 年 11 月 28 日初诊。

患病毒性心肌炎，左胸时有隐痛（每天 3~4 次，每次持续约 10 分钟），不痛时则有不适或烧灼感，口舌干苦而不欲饮，口淡纳差，每餐只能进食 50g 左右，稍多食即胃脘胀痛，大便溏，容易感冒，舌淡有瘀斑而苔黄腻，脉细弱。投以自制丹络蒌薤汤方加味：丹参 15g，橘络 10g，丝瓜络 10g，瓜蒌皮 10g，薤白 10g，党参 15g，焦白术 15g，云苓 15g，炙甘草 5g，陈皮 15g，黄芪 15g，防风 10g，山楂 15g，六曲 10g，谷麦芽各 15g，鸡内金 10g。

12 月 3 日二诊：服上方 5 剂，胸痛次数减少，程度减轻，精神、胃纳均见好转，昨日下午起床行走较多后左胸隐痛 10 多分钟，同时胃脘亦痛（热敷后痛止），早上脘胀不思食，但口舌干苦已除，大便成条，舌苔见退，苔色由黄转白。守上方加木香、砂仁各 5g，法半夏 10g。

12 月 10 日三诊：服上方 8 剂，胸痛渐除，但仍脘胀便溏不思食。守一诊方再进。

1976 年 1 月 2 日四诊：守服一诊方至今，病情平稳，但疗效不如初服时明显。仍守上方出入而加重其量：丹参 30g，橘络 10g，丝瓜络 10g，瓜蒌实 30g，薤白 15g，党参 30g，白术 15g，云苓 15g，炙甘草 15g，陈皮 15g，黄芪 15g，防风 10g，桔梗 10g，枳壳 10g。

2 月 2 日五诊：服上方 12 剂，胸痛基本解除，由于受寒胃中觉冷而不思食，因自改服二诊方 5 剂，胃中冷即除，食欲即好转，近日胸不痛，但有不适感。守四诊方加木香、砂仁、法半夏各10g。

2月18日六诊：服上方后，胃纳好转，每餐能进稀粥100g，胃痛基本控制，大便亦趋正常，但时吐口水。守五诊方加重白术为30g，再加益智仁10g。

2月28日七诊：服上方后，病情稳定。但近日胃脘有梗阻感，并有振水音，时时呕吐，食不下，只能进流质饮食，大便微溏，舌苔黄厚。改用橘皮竹茹汤加减：橘皮30g，竹茹10g，枳壳15g，法半夏15g，枇杷叶15g，云苓30g，生姜10g，党参30g，甘草5g。

3月1日八诊：服上方3剂，胃部振水音消失，但胃脘仍有不适感，口淡出水，不思饮食，时时噫气，食后反酸欲吐，舌苔明显减退，现仅舌根部苔黄，脉象好转。近日复查心电图已见改善，左胸闷痛消失已10多天。改用香砂六君子汤加味：木香10g，砂仁10g，党参30g，白术15g，云苓15g，炙甘草10g，法半夏15g，陈皮30g，生姜10g，白蔻仁10g，山楂肉15g，六曲10g，谷麦芽各15g，鸡内金10g，枳壳10g。

3月6日九诊：服上方5剂，胃脘舒适，食欲渐振，精神转佳，但舌上瘀斑尚未消失。改用下方善后：丹参30g，橘络10g，丝瓜络10g，瓜蒌实30g，薤白15g，党参30g，降香10g，赤白芍各15g，生地黄5g，蒲黄15g，五灵脂15g，桃仁10g，红花5g。

服上方后，舌上瘀斑消失，多次复查心电图正常，随访多年，未见复发。

例 132

凌某，女，21 岁。1995 年 4 月 10 日初诊。

患心肌炎。低热时作时止已 4 年，近又低热 1 周，胸闷，心里难过，头后脑微痛，神疲乏力，大便不爽，有里急感，平素纳差，手足常冷。投以自制丹络蒌薤汤合补中益气汤加味：丹参 15g，橘络 10g，丝瓜络 10g，瓜蒌皮 10g，薤白 10g，黄芪 30g，党参 30g，白术 15g，炙甘草 10g，当归 10g，升麻 15g，柴胡 15g，陈皮 15g，川芎 10g。3 剂。

4 月 13 日二诊：热退，神旺，胸部已舒，头亦不痛。现惟胃肠不适，时有胀痛，今日水泻 3 次。守上方出入：黄芪 30g，党参 30g，苍白术各 15g，厚朴 10g，陈皮 15g，广木香 15g，砂仁 10g，干姜 10g，升麻 10g，柴胡 10g，炙甘草 5g。再进 7 剂。

4 月 20 日三诊：胃纳好转，腹不胀痛，大便不溏，但仍软烂不成条，日 2 次。近因学校考试，精神紧张，又头痛寐差，并感咽喉微痛。给予参苓白术散加味：党参 30g，云苓 30g，白术 15g，生甘草 10g，桔梗 15g，白扁豆 15g，陈皮 15g，山药 30g，莲子 30g，生薏苡仁 30g，夜交藤 15g，合欢皮 15g。以善后。

例 133

兰某，女，25 岁。1975 年 10 月 28 日初诊。

患病毒性心肌炎，时感胸背闷痛，呼吸困难，心动悸甚（无论动时或静时都有），头晕，失眠，喉间灼热，自从上星期三参加 1 次追悼会后，每天下午胸闷、心悸、头昏尤甚，舌质红，脉细弱。投以自制丹络蒌薤汤加味：丹参 15g，瓜蒌实 30g，薤白

15g，橘络 10g，丝瓜络 10g，生地黄 15g，赤芍 15g，酸枣仁 15g，柏子仁 15g，夜交藤 15g，合欢皮 15g，桔梗 10g，生甘草 15g。

1976 年 2 月 16 日二诊：服上方 15 剂，自云疗效显著，诸症基本解除。去年 11 月底复查心电图明显改善，情况一直良好。今年元月初因感冒高热住院，治愈后，又感胸闷背痛，而且有规律地出现，即下午 2~4 时胸闷甚，晚上 6~8 时背痛甚，心悸在安静时明显而在活动时消失，每夜非服安眠药不能入睡，胃纳尚可，二便正常，舌边稍有齿痕，脉仍细弱。守上方再进。

3 月 4 日三诊：服上方 10 剂，胸闷解除，背痛减轻，夜寐已安，纳增神旺，但心悸未止，心胸仍有时隐痛，面部微浮。守上方加生龙牡各 30g、珍珠粉 1g（冲）。

3 月 25 日四诊：服上方 10 剂，诸症基本解除，复查心电图基本正常。近日由于劳累，又微感头晕胸闷，但背不痛，寐安，纳佳。守上方加枸杞子 15g、菊花 5g。

5 月 4 日五诊：连服上方 25 剂，未再发生心悸胸背闷痛，脉力好转。仍守上方加减以善后。

例 134

涂某，女，36 岁。1976 年 6 月 16 日初诊。

久患病毒性心肌炎，时感胸闷心悸，动则气喘，夜寐多梦。近时低热不退 3 个月，胃纳尚可，大便干结，舌质紫暗有瘀斑而苔黄，脉细弱。投以自制丹络蒌薤汤加味：丹参 30g，橘络 10g，丝瓜络 10g，瓜蒌实 30g，薤白 10g，生地黄 15g，赤芍 15g，牡丹皮 10g，葛根 30g，山楂 15g，党参 15g，黄芪 15g，天王补心丸 2 颗。

7 月 21 日二诊：连服上方 15 剂，低热全退，其他症状均见好转，但舌脉如前，近日胃脘及手心有时灼热。守上方再进。

8 月 26 日三诊：据其妹涂某因病就诊时面告，患者继服上方后，低热未再发生，其他症状继续好转。嘱仍坚持上方继续服用。1977 年 11 月 4 日据其妹面告，患者坚持服用上方，终获病愈，经多次复查心电图均正常。

以上心肌炎案 5 例的病机主要是心脏血脉瘀滞，故均以自制丹络蒌薤汤方为主。但前 3 例证偏气虚，故又辅以四君子汤、六君子汤、异功散、参苓白术散、玉屏风散、补中益气汤等方药以益气；后 2 例证偏血虚，故又辅以天王补心丸等方以养血。具体地说：

例 130 和例 131 两案，除均现有心脏血脉瘀滞的左胸闷痛等症外，还都表现有脾胃气虚的口淡、纳差、神疲、便溏等症。故在用丹络蒌薤汤方为主的同时，都辅佐了补益中气的人参、黄芪、白术等药。但前案疗程比较顺利，患者坚持一方连服 35 剂，诸症基本解除，复查心电图明显改善，而病向愈。后案病情较重，疗程较长，主要是脾胃虚寒较甚，除曾合用过香砂六君子汤以健脾温胃外，还在七诊时因水停胃脘而专用橘皮竹茹汤方加减以降其胃气，涤其水饮。至于例 132 案的病机与上述 2 例基本相同，只是气虚发热有异，故用丹络蒌薤汤合补中益气汤获得良效。

例 133 和例 134 两案，除均现有血瘀之胸背闷痛等症外，还有血虚之心悸、失眠、舌红、脉细等症。故在用丹络蒌薤汤方为主的同时，都辅佐了养血安神的柏子仁、酸枣仁、生地黄等药。尤其是天王补心丸为养血安神的著名良方，对心脏病心血不足、心神不安的虚热证有良效。如例 134 案低热不退的血虚发热证，就是赖此退热的。这和上述例 132 案的低热不退之气虚发热证，宜用补中益气汤退热者比较，是相对应的。

心律不齐案

例 135

蒋某，男，34 岁。1975 年 7 月 15 日初诊。

患频发性室性早搏半年余。病起于 1974 年底 1 次剧烈球赛后，心悸时作，左胸闷痛，痛处固定，气短神疲乏力，不能多说话，有时口干口苦，小便黄，烦躁寐差，舌质暗红，边有瘀斑而苔黄，脉弦而时结时促时代（偶有二、三联律）。久经中西医药治疗，曾服中药 200 余剂，疗效不显。近时早搏频繁，全休在家，深感忧虑。投以炙甘草汤全方：炙甘草 30g，生地黄 60g，麦冬 30g，阿胶 6g，麻子仁 10g，党参 15g，桂枝 5g，生姜 3 片，红枣 10 枚，白酒 2 匙（冲服）。

7 月 23 日二诊：服上方 5 剂，早搏大减，寐安纳可，脉弦见退，但仍感气短乏力，不能稍事体力劳动。守上方加重党参为 30g，更加红参 3g。

8 月 6 日三诊：再进上方 10 剂，虽曾因感冒而中断服药 4 天，出现眼睑浮肿 3 天，早搏有所增加；但在感冒解除后，继续服药，早搏又大减；但服至第 8 剂后，胃脘有不适感。

守上方加减：炙甘草30g，党参30g，黄芪30g，白术15g，云苓15g，生姜3片，红枣10枚，山楂30g，生地黄30g，丹参30g，瓜蒌皮15g，薤白10g，橘络10g，丝瓜络10g。

8月13日四诊：服上方5剂，早搏更见减少，气力渐见增强，稍能从事体力劳动，可以多说些话，胃脘已无不适感，舌色由暗转明，但咽喉稍感干燥。守上方加葛根15g。

9月20日五诊：继进上方15剂，早搏基本消失，咽喉干燥见减，舌边瘀斑消退，惟仍易感冒，感冒则早搏稍有增加。守上方加重葛根为30g，更加防风15g、桔梗10g。

12月29日六诊：更进上方15剂，感冒未再发生，早搏很少出现，气力渐增，能够从事家务劳动（只是在劳累后偶有几次轻微早搏）。但服药时胃纳见减，而停药后胃纳即增。守上方出入：炙甘草15g，党参30g，云苓15g，白术15g，黄芪30g，防风15g，丹参15g，橘络10g，丝瓜络10g，瓜蒌皮15g，薤白10g，山楂15g，六曲10g，谷麦芽各15g，鸡内金10g，生姜3片，红枣5枚，陈皮15g。患者自服上方后，病告痊愈，上班工作。

例136

吴某，男，41岁。1976年1月23日初诊。

患频发室性早搏，两脉时结时促时代（二联律较多，有时出现三联律），心前区常有压迫憋闷感，有时微痛。在某医院住院治疗，早搏未能控制，且感咽喉口舌干燥，鼻腔有如火灼，舌红，大便较干结，但胃纳尚可，夜寐尚安。投以炙甘草汤全方：炙甘草 30g，生地黄 60g，麦冬 30g，阿胶 6g，麻仁 10g，党参 15g，桂枝 5g，生姜 3 片，红枣 5 枚，白酒 2 匙。连服 5 剂，早搏基本控制（每次药下，可控制早搏 7~8 小时），自觉轻松舒适，但咽喉口舌鼻腔仍感干燥灼热，大便仍干结。复诊守方再进 15 剂，心前区压迫感消失，仅稍感牵拉隐痛，两脉二、三联律消失，但有时偶现四联律，口舌鼻腔干燥灼热已除。最后嘱守方长服以巩固疗效。

《伤寒论》炙甘草汤方所主治的心动悸、脉结代，是因心脏气血虚弱导致气血瘀滞而成。由于气血虚弱，心神失养，故心动悸；由于气血瘀滞，心脉阻涩，故脉结代。结、代、促三脉都有歇止，止有定数的叫作代脉（如二联律、三联律等）；止无定数的叫作结脉（迟中一止）、促脉（数中一止）。由于《脉经》指出“脉结者生，代者死。”故《古本伤寒论》（其实是后人伪托之作）改炙甘草汤证条的“脉结代”为“脉结促”。今天看来，脉结促者可生，代脉也非必死，而且结、促、代三脉可以在同一病体上先后出现。炙甘草汤方以炙甘草补心安神为主；配合人参、阿胶、生地黄、麦冬、麻仁、大枣以补养气血；又配合桂枝、生姜、清酒以通利经脉。既能“生血之源”，又能“导血之流”，故对心脏气血虚弱导致气血瘀滞的心动悸、脉结代有良效。但应指出，炙甘草汤证的病机属虚（气血虚弱）实（气血瘀滞）相兼而以虚为主。炙甘草汤方的治法为补（补养气血）通（通利经脉）并用而以补为主。因此，炙甘草汤方应用于心脏气血虚弱导致气血瘀滞的心动悸、脉结代，必须是虚多实少才适宜，而且还要根据心脏气血两虚病情的寒热多少而灵活加减其温清药量，才能恰到好处。若属实多虚少的，就不大适用；若属单纯气虚而寒或血虚而热的，就更不宜用了（但可加减使用，如去参、桂、姜、酒以专力于滋养阴血而清热，或去胶、地、麦、麻以专力于温养阳气而祛寒）。

以上2例频发室性早搏，恰与《伤寒论》炙甘草汤证相吻合，故均用炙甘草汤方获得良效。这里仅就例124案加以分析：

从其病机来看，由于心气不足，故心悸气短、神疲乏力、不能多说话；由于心血不足，心神失养，故心悸、烦躁、寐差；心火上炎，故口干口苦、苔黄脉弦（木火同明之象）；由于心脉瘀滞，故左胸闷痛而痛处固定，舌质暗红而有瘀斑，脉结代。但因气血虚弱现象较重，而心脉瘀滞现象较轻，故属虚多实少之证。

从其治法来看，由于本例属虚多实少之证，故采用补通并用而以补为主的炙甘草全方。方中重用炙甘草以补心安神，既配合党参、生地黄、麦冬、阿胶、麻仁、红枣以补养气血（其所以养血药多于补气药者，是因本例血虚火旺病情较重，必须大养心血以平心火）；又配合桂枝、生姜、白酒以通利经脉（其所以温通药量较小者，是因本例气血瘀滞病情较轻，而血虚火旺病情较重之故）。

由于药证相符，故一诊5剂，即获显效。从其早搏大减而寐安、脉弦见退来看，可见心脉渐通，心火渐平，而心神渐安；但从其仍感气短、神疲乏力、不能稍事体力劳动来看，可见气虚未复，方中补气药力不足，故在二诊时除加重党参外，更加红参以增强其补气的作用。三诊时，虽然病情并未因感冒受挫而继续好转，但由于连服炙甘草汤全方（其中滋养阴血的药量较重）15剂，引起胃脘不适，故不得不减去阿胶、麦冬、麻仁等滋润药（并相应地减去了桂枝、白酒等温热药），而加入黄芪、白术、云苓、山楂以益气健脾助运，丹参以清心活血化瘀，瓜蒌皮、薤白、橘络、丝瓜络以开胸疏通脉络。再进5剂，早搏更见减少，气力渐见增强，舌色由晦转明，但因咽喉干燥，而在四诊时加入葛根以生津润燥。又服15剂，早搏基本消失，舌上瘀斑亦除，病已向愈，惟因体虚而一再感冒，故在五诊时加入玉屏风散以防止感冒。连服15剂，感冒即未再发生，早搏极少出现，最后仍守上方加减以巩固疗效，终使患者恢复健康，上班工作。

此后有些西医同志采用炙甘草汤方治疗某些心脏疾病，获得较好疗效。但临床运用此方治疗心脏病，必须注意禁忌证，如：

①浮肿者禁用：凡因水湿停留而发为浮肿的心脏疾病，如果误用此方，常使浮肿更甚而病情恶化。因为此方中的甘草、阿胶、生地黄、麦冬等滋阴药能够助长水湿。

②中满、便溏者禁用：凡心脏病而见中焦脘腹痞闷胀满，多因脾胃中气失运，不能升清降浊所致。此方不仅炙甘草壅中助满为必禁之药，阿胶、麦冬、生地黄、红枣等滋腻之品也不适宜。脾虚生内湿而致大便溏泄者也当禁用，因方中有胶、地、麦、麻等凉润药会加重便溏。

③咳血者禁用：凡心脏病而见咳血者，是由心火上克肺金所致。此方中有桂枝、生姜、清酒等辛热之品能助火克金。

例 137

陈某，男，71 岁。1986 年 10 月 3 日初诊。

患冠心病多年，我曾给予桂枝甘草汤合六君子汤加菖蒲、远志、桂圆（桂枝 10g，炙甘草 10g，党参 30g，白术 15g，云苓 15g，法半夏 10g，陈皮 30g，远志 10g，菖蒲 10g，桂圆肉 30g）等药获得显著疗效，基本控制了病情。现因患室性早搏频繁就诊，诊得脉结代（患者平素心动过缓），心动悸甚。投以炙甘草汤加减：炙甘草 60g，红参 10g，桂枝 10g，麦冬 10g，五味子 10g，熟附子 10g，桂圆肉 60g。5 剂。

10 月 9 日复诊：服上方 2 剂，早搏即全止，至今未再发生，且可承担较强的体力劳动，惟近日大便微溏，日 1~2 次。守上方加白术 15g，减炙甘草、桂圆肉用量各为 30g。再进 5 剂以巩固疗效。

本例室性早搏与上述 2 例室性早搏不同的是心阳气偏虚。故用炙甘草汤方去阿胶、生地黄之滋腻，加附子以壮阳，获得良效。

例 138

许某，女，40 岁。1993 年 1 月 30 日初诊。

患心动过速 20 余年。现仍心慌心悸，阵作频繁，心前区及左肩背部有空痛感，夜半咽喉口舌干燥，舌淡红，根部苔薄黄，脉数而细弱。投以生脉散加味：生晒参10g，西洋参10g，党参50g，麦冬15g，五味子10g，甘草15g，阿胶10g，生地黄15g，丹参15g，山药30g，莲子30g，云苓30g，生龙牡各30g，琥珀末10g。

2月4日复诊：服上方5剂，心慌心悸大减，每天仅短暂阵作1~2次，心前区及左肩背部空痛感基本消失，眠食二便均可。嘱守上方长服以竟全功。

本例心动过速是因心脏气阴两虚所致。除现有心前区及左肩背部有空痛感外，又现有舌淡红、脉细弱而数、夜半咽喉口舌干燥等症。故采用生脉散以补养心气阴为主，并在益气方面加入了生晒参和西洋参；在养阴方面加入了生地黄、阿胶；还加入了生龙牡和琥珀等以镇心宁神。由于方证吻合，所以获得速效。

低血压休克案

例139

白某，男，72岁。1988年2月22日晚初诊。

患低血压休克症，已昏迷多次，每次经服升压西药虽能使血压上升，但不久即又下降，无法稳定。诊得六脉细弱，左寸尺沉微。证属心肾阳气虚甚欲脱所致。法当温补心肾阳气以固脱。但因患者平素气阴两虚，青光眼虽已治愈，惟眼压有时仍较高，又当在补阳的同时兼顾其阴。方用参附汤合生脉散：

朝红参 10g（另煎汁冲），熟附子 10g（先煎 40 分钟），麦冬 10g，五味子 10g。3 剂。

2 月 24 日晚复诊：服上方 1 剂，血压即上升，继服 2~3 剂后，血压基本稳定在正常范围（现为 14.7/9.33kPa），精神好转，行动、说话有力，脉力增强。惟昨今两日未解大便，腹微满，口鼻稍有灼热感。守上方去附子，加重麦冬为 15g。再进 3 剂，另用“开塞露”灌肠通便。3 月 3 日下午患者亲属面告，服上方后，患者血压一直稳定，仍守复诊方再进 3 剂而愈。

贫血案

例 140

谢某，女，16 岁。1992 年 11 月 3 日下午初诊。

患缺铁性贫血。面色萎黄，头晕神疲，形寒易感，夜间常出虚汗，唇舌淡白，脉细弱。血红蛋白下降至 40g/L。素患胃脘胀痛，不饥，食少。投以当归补血汤合香砂六君子汤加减：黄芪 50g，当归 10g，太子参 30g，焦白术 15g，云苓 15g，炙甘草 5g，陈皮 15g，广木香 10g，砂仁 10g，大腹皮 10g，枳壳 10g，甘松 15g，佛手 15g，山楂 15g，六曲 5g，谷麦芽各 30g，鸡内金 10g。3 剂。

11 月 7 日下午二诊：腹胀解除，食增，神旺，头不晕，虚汗止。守上方再进 3 剂。

11 月 10 日下午三诊：面色转华，唇色红润，血红蛋白升至 110g/L 的正常范围，但仍脘腹微胀。守一诊方再进 3 剂以巩固疗效。

白血病案

例 141

李某，男，35 岁。1980 年 11 月 24 日晚 7 时 30 分初诊。

患者自幼体弱多病，常感头昏乏力，容易失眠，多愁善感。近因精神受到刺激，失眠 1 周，且低热不退，乃于 1980 年 10 月 16 日住入某医院。入院后，检查发现幼淋巴细胞 0.42，白细胞 2.9×10^9/L，骨穿确诊为“急性淋巴细胞白血病”。接受“化疗”1 个疗程后，合并大叶性肺炎，高热不退，白细胞降至 0.6×10^9/L。经用多种抗生素和清肺消炎中、西药治疗无效，体温持续在 40℃上下。现虽高热而多汗肢冷，背心微寒，面白如纸，唇舌亦淡白，神疲肢倦，卧床不起，少气懒言，声低息微，脉虚数无力，并伴咳嗽胸痛、咯铁锈色痰、恶心厌食。从其主证来看，显属气虚发热，法当甘温除热，乃急投补中益气汤：黄芪、党参各 50g，白参、白术各 15g，西洋参、升麻、柴胡、陈皮、炙甘草各 10g。2 剂。

11 月 28 日晚 6 时 40 分二诊：上方因有争议，延至 26 日才开始服用，前日体温降至 38.7℃，昨日体温降至 38.3℃，精神稍有好转，无任何不良反应。今日医院停药观察，体温又升至 38.7℃。守上方加重柴胡为 15g，更加青蒿 15g。再进 3 剂。11 月 30 日上午患者家属告我，上方因配药困难，直至昨日下午 5 时才服下，当晚 7 时体温 38.8℃，9 时下降至 38.1℃，直至今晨未再上升，精神见好。

12月1日晚8时50分三诊：体温下降至38℃以下（早晨、中午37.9℃，下午37.4℃），精神转佳，今晨坐竹椅上良久（从11月7日高热起，一直卧床，从未起坐过），说话声音渐扬，食欲亦见好转，昨日恶心减少，今日未再恶心。守上方再进4剂。

12月5日晚7时四诊：体温下降至37.5℃（今晨37℃），精神日益好转。惟仍咳嗽、胸微痛，咯少量铁锈色痰。守上方加减：黄芪、党参各50g，红参、白术、柴胡、炙甘草、桔梗各10g，当归、升麻、陈皮、橘络、丝瓜络、枳壳、西洋参各10g。再进4剂。

12月9日五诊：体温正常已3天，精神、饮食、说话恢复正常，咳嗽、胸痛明显减轻。守上方加减以竟全功。

本例守上方加减调治到12月28日，咳嗽、胸痛全除，铁锈色痰消失，经透视复查肺炎痊愈。1981年1月3日复查血象，其中白细胞已上升到$3.9 \times 10^9/L$，幼淋巴细胞为0.01。患者上班工作。

本例“急淋”合并肺炎，高热而咳嗽、胸痛、吐铁锈色痰，在西医用多种抗生素和中医用各种清肺消炎药无效的情况下，我根据其高热而肢冷背寒、面白如纸、唇舌淡白、神疲肢倦、卧床不起、少气懒言、声低息微、恶心厌食、脉虚数等一派脾胃气虚已极之象，断为脾虚阴火证，采用甘温除热法，投以补中益气汤方。当时该院血液病房的中西医对此是有争议的，甚至有人认为本例肺炎高热痰血，因是肺热灼伤阳络，如果再投升提温补之方，岂非火上添油，助长热伤血络，而使肺大出血。

但因病已垂危（医院已下病危通知），舍此又无他法，只得勉强同意病家意见，“死马当作活马医”。不料服后不仅没有助热伤络造成肺大出血，反而高热渐退至正常，“急淋”为之缓解，肺炎亦随之消失。由此可见，中医面对西医所确诊的任何疾病，都必须在中医理论指导下，严格遵守辨证论治的原则，即根据其寒热虚实的不同证候，采取温清补泻的不同治法，才能提高疗效。本例病情矛盾的主要方面在于脾胃气虚已极，而肺热灼伤阳络则仅处于病情矛盾的次要地位。因此在治法上，只有用补中益气汤解决了脾胃气虚这个矛盾的主要方面，其肺热伤络的次要方面也就迎刃而解了。这其中既含有脾土气足，则能生肺金而使其病自解之意，又可以说是充分发挥了人体自愈作用的结果。当然，如其肺炎是属中医的实热证，而非虚寒证，那就必须采用清泻法，而绝不可用温补法。但从本例久服西药抗生素（从临床上体验，很可能是寒凉性的）和中药清肺消炎无效来看，也可见其是属虚寒证，而非实热证。如果当时不能及时改正治法，显然其后果是不堪设想的。

例 142

熊某，女，63 岁。1991 年 1 月 26 日初诊。

患急性粒细胞白血病，经住院化疗未能缓解。近又合并肺部感染，服用先锋霉素 1 周无效，继以大剂青霉素等亦未能控制，乃出院寄希望于中医。刻下高热（39℃），身痛，咳嗽痰多，精神萎靡，少气懒言，起坐困难，面色萎黄，纳差，欲吐，舌淡苔白，脉浮弦数而按之细弱甚。投以补中益气汤合青蒿鳖甲汤方加减：黄芪 50g，党参 50g，白术 15g，甘草 10g，当归 10g，升麻 10g，银柴胡 10g，青蒿 15g，鳖甲 30g，地骨皮 15g，牡丹皮 15g，秦艽 15g，生熟地黄各 30g，赤白芍各 30g，川芎 10g，云苓 15g，麦冬 15g，五味子 10g，葛根 50g，丹参 30g，桔梗 15g，杏仁 15g，川贝母 15g，橘络 10g，丝瓜络 10g，白花蛇舌草 120g。3 剂，水煎服。

1 月 29 日二诊：热退，精神好转，但咳仍甚，腹泻日 7~8 次，呕吐。守上方去赤白芍、牡丹皮、秦艽、生熟地黄、麦冬、杏仁，加山药、莲子各 30g，半夏、陈皮各 10g，生姜 5 片，红枣 10 枚。再进 3 剂。

1 月 31 日三诊：吐止泻减，咳减，食增神旺。守二诊方再进 5 剂。

2 月 6 日四诊：未再发热，身痛止，仍咳吐痰涎，日泻 2 次，口淡乏味，不思饮食，舌质转红，苔薄白润。守上方加减：白花蛇舌草 120g，党参 30g，焦白术 15g，云苓 30g，半夏 15g，陈皮 15g，炙甘草 10g，白前 10g，前胡 10g，桔梗 10g，枳壳 10g，杏仁 10g，苏子 10g，莱菔子 10g，白芥子 5g，丹参 30g，山楂 30g，麦芽 30g，六曲 10g，鸡内金 15g，生姜 3 片，红枣 5 枚，夜交藤 30g，合欢皮 30g。再进 5 剂。

2 月 11 日五诊：吐泻已止，知饥思食，每餐可食米饭 2 两，精神好，能起坐一上午，夜寐渐安，咳痰减少（昨早晚痰中夹血丝少许），大便成条日 2 次，舌红少苔，脉力渐旺已不弦。守四诊方去白芥子、生姜、红枣，加川贝母 15g、白茅根 30g、紫菀 15g、款冬花 15g、酸枣仁 30g。再进 5 剂。

2月19日六诊：诸症基本解除，肺炎痊愈，“急粒”缓解。

本例与前例“急淋”合并肺炎同中有异的是前例纯属气虚，故专用补中益气汤以益气；本例属气阴两虚，故用补中益气汤合青蒿鳖甲汤、生脉散以气阴双补。

嗜酸性细胞增多症案

例143

李某，男，19岁。1973年3月24日初诊。

久患失眠，头晕，心悸，胸部时感憋闷（素患心律不齐、心肌缺血）。近时低热不退1月余，神疲肢倦，不思饮食，时腹胀满疼痛，大便溏泄。昨今两日在某西医院检查，发现血白细胞高达41.7×10^9/L，其中嗜酸性粒细胞为0.84。诊断为嗜酸性细胞增多症。脉细数而弱。方用参苓白术散加减：党参15g，焦白术15g，云茯苓15g，炙甘草10g，陈皮10g，山楂15g，六曲10g，谷麦芽各15g，鸡内金10g，莲子15g，山药15g，扁豆15g，炒薏苡仁15g，酸枣仁15g，柏子仁15g，夜交藤15g，合欢皮15g。

3月29日二诊：服上方3剂，脘腹胀痛加重。守上方加广木香、砂仁、佛手片、大腹皮、莱菔子各10g。

4月5日三诊：服上方5剂，脘腹胀痛解除，大便溏泄停止，食欲已增，夜寐已安，精神转佳。昨在某西医院复查，白细胞下降至14.7×10^9/L，其中嗜酸性粒细胞为0.34。守上方去大腹皮、莱菔子再进。

4月12日四诊：服上方5剂，低热解除，其他症状继续好转。昨日又在某西医院复查，白细胞下降至9.4×10^9/L，其中嗜酸性粒细胞为0.07。患者自觉舒适，但仍有时胸闷心悸。守上方加减以善后：党参15g，白术10g，云苓15g，炙甘草10g，莲子15g，山药15g，白扁豆15g，炒薏苡仁15g，酸枣仁15g，柏子仁15g，夜交藤15g，合欢皮15g。

从本例素患胸闷、心悸、失眠来看，属心血不足以养心神之候；但从其久热不退、大便溏泄、不思饮食、神疲肢倦、脉弱来看，可见其病机已由心及脾，而且脾虚已占主导地位。因此采用参苓白术散以健脾和胃为主，另加柏子仁、酸枣仁、夜交藤、合欢皮等养心安神为佐。连服13剂，失眠解除，低热全退，血象迅速恢复正常。至于初服3剂而脘腹胀痛加重，则是由于胃气壅滞较甚所致，故在增加行气导滞药后，脘腹胀痛即除。而在脘腹胀痛解除后，又立即减少行气导滞药，以免过服耗气。这是因为由气虚导致气滞的虚实夹杂之证，虽宜消补并用，但往往产生补而壅气，消而耗气的缘故。

白细胞减少症案

例 144

章某，女，38岁。

患慢性阑尾炎多年，因体弱未敢做手术治疗。血白细胞常

在 3.0×10^9/L 以下，头晕神疲肢倦，少气懒言，嗜卧多梦，饮食减少，经常低热而胸脘怯寒，脉细弱。投以补中益气汤全方：黄芪 30g，党参 30g，白术 15g，炙甘草 10g，当归 10g，陈皮 10g，升麻 10g，北柴胡 10g。连服 10 剂，白细胞即升至 5.0×10^9/L，其他症状均明显好转。因守方再进 10 剂而愈。

本例低热、头晕、神疲肢倦、饮食减少、脉细弱等脾气虚象与前例基本相同，但本例白细胞减少与前例白细胞增多则相反，由于病异证同则治法一致，故都用补脾益气方药获得良效。但两例同中有异的是，后例白细胞减少在补脾益气中用了升麻、柴胡；前例白细胞增多则没有在补脾益气中使用具有升提作用的升麻、柴胡。

血小板减少性紫癜案

例 145

苏某，女，27 岁。1964 年 7 月 6 日初诊。

患特发性血小板减少性紫癜症，手足心有出血点，肢体皮肤时现青斑，齿根压之出血，甚至不压亦出血。惊悸恐惧，夜不能寐，胸闷咳嗽，饮食减少，舌红苔黄，脉虚细数。投以犀角地黄汤合六味地黄汤：犀角粉 6g（冲服），生地黄 10g，赤芍 10g，牡丹皮 5g，熟地黄 10g，山萸肉 10g，山药 15g，云茯苓 15g，泽泻 5g。

服上方第 1 剂，夜得安寐，黄苔见退，胸闷咳嗽松减，自觉舒适。但续服第2剂后，又感不适，头晕肢冷，呼吸若不相续。急用朝白参10g，煎汤频服，服后又感舒适，乃守上方加朝白参10g再进。

7月12日二诊：服犀角地黄汤、六味地黄汤、独参汤合方3剂后，白天感到舒适，晚上仍难安寐，惊悸不宁，但胃纳尚佳，脉力渐强。投以朝白参10g，熟地黄10g，酸枣仁15g，山药15g，阿胶珠10g，生甘草10g。

7月15日三诊：服上方3剂，精神、胃纳均佳，脉力增强。近日肢体皮肤未再发生青斑，但手足心出血点及齿衄仍前。胸闷全除，咳嗽痰黄，前晚安睡通宵，昨晚又不安寐。投以白参10g，熟地黄10g，酸枣仁15g，柏子仁15g，山药15g，夜交藤15g，阿胶珠10g，川贝母10g，犀角粉6g（冲服），生甘草15g。

7月18日四诊：服上方3剂，夜寐较安，手足心出血点及齿衄见减。但惊悸恐惧仍前，站立不稳。投以白参10g，党参15g，五味子10g，麦冬10g，百合30g，生地黄10g，黄芪15g，生龙牡各30g，生甘草15g。

8月2日五诊：服上方至今，手足心出血点消失，齿衄全止，经查血小板已趋正常。仍守上方出入以巩固疗效。

例146

黄某，女，36岁。1974年6月13日初诊。

患血小板减少性紫癜，肢体皮肤时见出血点，经常齿衄（以手稍压牙龈即出血），经查血小板70×10^9/L，血压偏低，常在12/8kPa左右，容易感冒，头晕，神疲肢倦，寐少梦多，唇舌干燥，左腹部时有隐痛，舌淡红，脉细弱。投以生黄芪 15g，红参 10g，白术 15g，云苓 15g，生甘草 10g，酸枣仁 15g，柏子仁 15g，生地黄 15g，阿胶 10g，白芍 10g，制乳没各 10g，藕节 30g，仙鹤草 15g，白及 15g，云南白药半瓶。

7 月 3 日二诊：服上方 15 剂，肢体皮肤出血点消失，齿衄服药即止，停药又出，左腹部隐痛解除，精神转佳。近日下午潮热，头晕并有烘热感，守上方加枸杞子 15g、菊花 10g、玉竹 15g、桑寄生 30g、红枣 30g。

8 月 19 日三诊：再进上方 10 剂，复查血小板升至 105×10^9/L，血压升至 13.3/9.33kPa；但停药 10 余日，血小板又降至 70×10^9/L；更进上方 10 剂，血小板又回升至 80×10^9/L，肢体皮肤仍有少数出血点，其他症状均见好转。守上方去乳香、没药、白药，红参改为党参 15g。

服上方后，病告痊愈，随访 3 年，未见复发。1977 年 3 月 27 日复查血小板为 154×10^9/L。

上述 2 例血小板减少性紫癜，都属中医所谓“虚斑”；其病机主要有阴虚血热妄行、气虚不能摄血以及气阴两虚而血不循经之分；治法当调整阴阳气血，以使血安其经。与外感温病血中热毒炽盛，灼伤阳络而发斑发疹，治宜清热解毒凉血散血者不同。前者多属虚证；后者多属实证，不可混淆。依个人临床所见，虚斑多属气阴两虚（或偏于气虚，或偏于阴虚）而血不循经之证，今就上述 2 案加以分析：

例 145 案之虚斑，本属气阴两虚而偏于阴虚以致血不循经之候，但因初诊辨证欠细，仅认为是阴虚血热妄行，而投以犀角地黄汤合六味地黄汤。初服 1 剂，虽然稍见效验，但续服第 2 剂则感不适，而见头晕肢冷、呼吸若不相续的气虚欲脱之象。因急投独参汤以补气固脱，服后始感舒适。继守气阴两虚而偏于阴虚的病机，治以益阴清热凉血为主，补气摄血为佐，经过将近 1 个月的治疗，终使血安其经而痊愈。

例 146 案之虚斑，则属气阴两虚而偏于气虚以致血不循经之候。故方用四君子汤加黄芪以补气摄血为主，并用阿胶、生地黄、白芍、玉竹、枸杞、红枣、酸枣仁、柏子仁等以益阴养血；合乳香、没药、白药、白及、仙鹤草、藕节等以活血化瘀止血为佐获效。

这两例虚斑都属气阴两虚而血不循经之证，故均用气阴两补之法获效。但前一例虚斑、失眠、舌红苔黄、脉细数，阴虚之象比较显著，故方中养阴清热凉血之药较多；后一例虚斑、头晕神疲肢倦、舌淡红、脉细弱，气虚之象比较显著，故方中补中益气摄血之药较多。

神经与精神系统病案

脑血栓形成病案

例 147

陈某，男，48 岁。1988 年 7 月 4 日上午初诊。

患脑血栓形成伴右半身不遂 1 年余，现渐好转，但右手足仍欠灵活，感觉迟钝，右脚行走时内旋，伸舌歪斜，舌紫暗有瘀斑，脉细涩。投以补阳还五汤方加味：黄芪 50g，当归 10g，川芎 5g，白芍 50g，甘草 10g，生地黄 15g，地龙 15g，桃仁 5g，红花 10g，葛根 50g，桂枝 10g，生姜 5 片，红枣 10 枚。3 剂。

7 月 7 日上午二诊：右脚行走时内旋稍见好转，自觉轻松，精神见好，寐安，大便硬结成条。守上方再进 3 剂。

7 月 9 日中午三诊：大便呈泥糊状、金黄色，日 2~3 次，其他情况尚好。守上方减白芍为 30g，加白术 30g，并嘱每日煮食莲子 200g。

7 月 22 日上午四诊：服上方 10 剂，右脚行走时内旋明显好转，步履渐正，大便日行 2 次，软烂不成条，舌紫暗瘀斑明显减退，脉已不涩，脉力渐增。守上方去生地黄，加重黄芪和葛根各为 90g，再加山药、莲子各 30g。继进 5 剂。

7 月 26 日上午五诊：右脚行走基本正常，大便逐渐成条。守上方再进 5 剂。

7 月 31 日下午六诊：药效稳定。守上方加重黄芪、葛根各为 120g，再进。

8 月 9 日下午七诊：服上方 8 剂，患者自云病已基本痊愈。因嘱坚持长服以竟全功（患者服至 8 月底，右手足开始有触电发麻感，自觉灵活舒适，但伸舌仍呈歪斜状；服至 9 月中旬，伸舌已不歪斜）。

例 148

黄某，男，46 岁。1991 年 6 月 8 日上午初诊。

1991年1月21日在九四医院检查确诊为脑梗死，右半身不遂经治好转。现右手肩肘酸软无力，无法抬起，右手前臂呈强直性内屈，肌肉萎缩，右足虽能行走，但亦无力，下楼时发抖，右手指抓不拢，无握力，有时震颤，每天上午10时至下午5时右手指及手背肿胀，指节僵硬至傍晚始渐消退平复，舌红苔薄白黄，脉细弦，眠食二便尚正常。投以补阳还五汤合止痉散加味：

汤方：黄芪60g，当归30g，川芎10g，赤白芍各15g，地龙15g，桃仁5g，红花5g，桂枝10g，炙甘草5g，生姜3片，红枣5枚，山药30g，石斛30g。7剂。

散方：蜈蚣7条，全蝎7g。共研细末，分作7包，每日1包，分3次随药送吞。

6月19日二诊：右足力量增强，下楼已不发抖，但右手仍无力，手背仍会按时肿胀，右手指苍白，拇指不能上抬外展，脉左弦右缓弱，舌淡红苔白润。守上汤方加重黄芪为90g，再进7剂。散方照原再进。

6月29日三诊：右足行走已正常，右手力量亦增强，活动范围扩大，惟右手指及手背仍会肿胀，舌苔淡白，脉弦缓。守上汤方加重黄芪为120g，再进7剂。散方照原再进。

7月10日四诊：右手从肩至腕关节肌肉恢复较好，惟腕以下仍会按时肿胀，活动不利，但双手指颜色已渐接近（过去右手指苍白）。守上汤方（黄芪120g，当归30g，川芎10g，赤白芍各30g，地龙15g，桃仁5g，红花5g，桂枝10g，炙甘草5g，山药30g，石斛30g，桑枝30g）及散方（照原）再进

7剂。

7月20日五诊：右手示、中、无名三指已能弯曲活动，惟拇指、小指仍不能活动，每天定时手指肿胀已不明显，外观双手皮色及抚之温度相同，自云下午右手冷，睡时发抖（白天右手腕不会发抖），须用左手抓住。守上汤方去山药、石斛，加山甲珠10g、鸡血藤30g、伸筋草30g，再进7剂。散方照原再进。

7月27日六诊：右小指已能活动。守上汤、散方再进7剂。

8月17日七诊：右拇指稍能弯曲，近日睡时头昏眼花。守上汤方加天麻、钩藤、菊花各15g，枸杞子30g，山药、石斛各50g，再进7剂。散方照原再进。

9月4日八诊：头昏眼花消失。守上汤方加减：黄芪120g，当归15g，川芎10g，赤白芍各15g，地龙15g，生地黄15g，桃仁10g，红花10g，桑枝、鸡血藤、伸筋藤各30g，丝瓜络10g。散方照原，再进7剂。

9月11日九诊：药后诸症减轻，惟近1周有2日腹泻，日4~5次。守上汤方加党参30g、白术30g、云苓30g、炙甘草10g、莲子30g，再进7剂，散方照原。并嘱此后守上汤方坚持长服，以期竟其全功。

例149

郑某，男，71岁。1992年11月24日初诊。

患中风后遗症半年余，右半身轻瘫，行动不便需人扶持。近5个月来，咳嗽胸痛，咯灰黑色浓痰，有时咳血色鲜红，时有低热，不恶寒，舌红绛，舌前部有裂纹、右侧有瘀斑，脉浮弦数。投以补阳还五汤加味：黄芪60g，当归15g，川芎10g，赤芍30g，地龙30g，桃仁10g，红花10g，川贝母30g，法半夏15g，陈皮15g，云苓30g，橘络10g，丝瓜络10g，柴胡10g，前胡15g，桔梗15g，杏仁15g，枳壳10g，秦艽10g，防风30g，桑寄生50g，杜仲30g。另用仙鹤草500g、红枣500g，水煎代茶。

12月22日二诊：服上方15剂，咳血停止，痰由灰黑转黄，近日可以在室内弃杖而行，外出扶杖行走已不需人扶。患者已出院回铅山家中，特托人前来转方。嘱守上方再进15剂。

以上3例均属气虚血瘀所致，故用益气活血化瘀的补阳还五汤方为主获得良效。

王清任《医林改错》创立的治疗中风半身不遂的补阳还五汤方（“生黄芪四两，归尾二钱，赤芍一钱半，地龙一钱去土，川芎一钱，桃仁一钱，红花一钱。水煎服。初得半身不遂，依本方加防风一钱，服四五剂后去之……如已病三两个月，前医……用寒凉药过多，加附子四五钱。如用散风药过多，加党参四五钱……若服此方愈后，药不可断，或隔三五日吃一付，或七八日吃一付”）。其中重用黄芪四两（120g）为君，具有无可替代的妙用。因为一般补气药不但不能活血化瘀，且有壅滞之弊。惟有黄芪一药，既能补气，又能活血化瘀。故《本经逢原》说到黄芪“性虽温补，而能通调血脉，流行经络，而无碍于壅滞也。”这就是王氏创立补阳还五汤方重用黄芪的理由所在。此方治疗中风半身不遂之气虚血瘀证确有良效，不可因其黄芪用量太大而畏之。

脑震荡后遗症案

例 150

邓某，女，38岁。1974年10月14日初诊。

患脑震荡后遗症。病起于上月头部被打伤，当时昏倒不知人事，醒后头顶麻木，继而头顶和前额以及左侧刺痛拒按，眩晕欲吐，夜寐不安，口干渴喜凉饮，舌苔微黄，脉象弦数。投以桃红四物汤加味：桃仁10g，红花5g，当归15g，川芎10g，赤白芍各15g，生地黄15g，地龙15g，山甲珠5g，丹参30g，双钩藤15g，菊花10g，葛根15g，白芷10g，甘草10g。连服3剂，头部如针刺样疼痛基本消失，眩晕、麻木大减。守上方再进3剂而痊愈。

例 151

周某，男，22岁。1972年5月11日初诊。

患脑震荡后遗症，经常头晕且胀，尤以后脑受伤处为甚，且有沉重感，间或作痛。投以桃红四物汤加味：桃仁10g，红花5g，当归尾10g，川芎5g，赤芍10g，生地黄10g，地龙10g，丹参15g，制乳没各5g，山甲珠5g，钩藤10g，菊花10g。连服8剂，病去十之七八。

复诊：守方再进5剂而基本痊愈；最后用杞菊地黄汤加减收功。

例152

雷某，男，59岁。1975年8月31日初诊。

患脑震荡后遗症。病起于1974年底，因头顶被铁器击伤后，渐致头晕且痛，时作时止，至今未已，经治少效。头晕痛一般在傍晚6~7时剧作，发作前必面部潮红，发作时即需上床静卧，晕痛甚则干呕，发作过后，口苦口干渴饮，头脑昏沉如醉，卧床如在舟车中，头重脚轻有飘浮感。近时已发展到终日头晕痛持续不止，现巅顶胀痛，拒按不可近手，并有如鱼背脊的条状凸起不消，经常失眠，即使入寐亦多梦纷扰，手足心热，食欲减退，大便时结，小便时黄，舌紫暗而边多瘀斑，苔黄，脉弦细数。投以桃红四物汤加味：桃仁10g，红花5g，当归10g，川芎10g，赤白芍各30g，生地黄15g，地龙15g，山甲珠5g，天花粉15g，制乳没各10g，山楂肉30g，夏枯草10g，菊花10g，珍珠粉1g。连服3剂，头顶胀痛明显减轻，不拒按，口苦口干见减，胃纳好转，夜寐见安，脉弦见退。

二诊：守上方再进5剂，头顶条状凸起渐见消退，头痛部位由巅顶移向后脑，行走步履渐稳。

三诊：守上方加重山甲珠为10g、地龙为30g，更加蜈蚣1条、全蝎3g。再进5剂，头晕痛续减，巅顶条状凸起基本消失，舌上黄苔见退，纳增神旺。

四诊：守上方再进13剂，头晕痛续减，步履稳健，以往走路需人陪伴，现在可以独自行走，并可小跑，寐安梦少，舌边瘀斑见退，但近月咽喉口舌干燥。

五诊：守上方加元参15g。再进7剂，曾有3日未发生头痛，现头痛局限在巅顶偏右侧，并有麻木感，舌边瘀斑明显减退，仅右侧略见残迹，咽喉、口舌已不干燥，纳佳，寐安，二便正常，脉已不弦，苔仍微黄。

六诊：用桃红四物汤合杞菊地黄汤加减：桃仁10g，红花5g，当归10g，川芎10g，赤白芍各15g，生地黄15g，熟地黄15g，制首乌15g，枸杞子10g，菊花5g，山药15g，云苓15g，泽泻5g，牡丹皮10g，僵蚕10g，地龙15g，蜈蚣1条，全蝎3g，山甲珠5g，珍珠粉1g。再进14剂，头顶胀痛、昏晕麻木基本解除，现仅久久摩擦微有痛感。过去从不敢掉头向后，否则晕甚欲倒，现在即使掉头向后，也不感到昏晕，食欲大振，每餐能食150~200g米饭，舌上瘀斑全退，脉细。最后用杞菊地黄汤合四物汤加减做丸剂以巩固疗效。

例153

雷某，男，44岁。1974年12月21日初诊。

患脑震荡后遗症已六七年。病起于1968年1月19日，头为铁器击伤，当时出血晕倒，经治后，遗留头痛至今未已。近来头痛每周必发作2~3次，甚者每天都痛，尤其在天气骤变、用脑过度以及发怒后，头痛必剧作；左手足痹冷，左手肌肉稍见萎缩，胃纳减少，寐可而梦多，舌苔白腻，脉象细弱。投以补阳还五汤加味：黄芪15g，当归尾10g，川芎10g，赤白芍各10g，地龙15g，桃仁10g，红花5g，桂枝5g，防风10g，细辛3g，山甲珠5g，制乳没各10g，丹参15g，党参15g，焦白术15g，云苓15g，甘草5g，陈皮15g，生姜10g，大枣5枚。连服5剂，头痛未作，显有被制止之势，但药后感到腹胀，胃纳甚差。

二诊：守上方去黄芪、党参、白术、云苓、甘草，加山楂、谷麦芽各15g，六曲、鸡内金各10g。再进5剂，头痛未作，腹胀渐除，胃纳仍差，口淡，左手足尤其足冷甚。

三诊：用补阳还五汤合当归四逆汤加减：黄芪15g，桃仁10g，红花5g，桂枝10g，细辛5g，木通10g，生姜10g，大枣5枚，丹参15g，制乳没各10g。再进5剂，头痛已被控制，半月余未发作，但胃纳仍差，腹仍微胀，时时矢气，大便溏泄，日2~3次。

四诊：守上方加党参、白术、云苓、山楂、谷麦芽各15g，六曲10g。再进5剂，头痛未再发作，便溏减为日行1次，但胃纳仍差。

五诊：用补阳还五汤合异功散加减：黄芪30g，当归10g，川芎10g，赤白芍各10g，地龙15g，党参15g，白术15g，云苓15g，炙甘草10g，陈皮10g，肉豆蔻15g，桂枝10g，桑枝30g，防风15g。再进5剂，头痛未发，胃纳好转，精神渐振。此后虽偶有头痛发作，但次数甚少，程度较轻。经过善后调理至1975年3月底，头痛痊愈，一直稳定至当年6月（即使在天气骤变时头亦不痛）。最后用八珍汤加味收功。

例154

李某，男，45岁。

1969年脑外伤后，遗留头昏、头胀，尤其后脑有紧张发热感，并伴有脑鸣、目胀，项强不能左顾右盼，右侧头皮麻木，感觉减退，后脑连项、背直至足跟部有拘急紧张感，行走时尤为明显，走路时只能前进或后退，不能左、右转，只能采取“目不斜视”的姿态，因而深居简出，不敢出门。记忆力减退，动作迟钝，严重时目不欲睁，口不欲言，身不欲动。当此之时，遇来访者，无论亲朋好友，只好概不理会，已多年不能看电影、电视。现饮食、二便、睡眠尚可，夜寐时常突然感到舌边刀割样疼痛，即起床照镜，又无异常，舌质红，苔微黄，脉沉缓而涩。因过去服药甚多，遂对中医药略有所知，自云服补中益气药（如参、芪等）则胃脘连胁饱胀不食、头更昏；服凉肝息风药（如钩藤、菊花等）则迟钝、健忘加重；服活血通络药虽较平稳，但于病无效。投以桃红四物汤方合益气养阴药：当归10g，赤芍30g，白芍30g，甘草5g，红花5g，桃仁10g，地龙15g，生地黄30g，川芎5g，丹参15g，橘络10g，丝瓜络10g，山甲珠5g，葛根30g，菊花10g，枸杞子15g，山药30g，莲子30g，党参15g，焦白术15g。服药3剂，每剂服后都自觉有一股气上冲头顶5~6分钟之久；服至第4、5剂时，后脑觉有两条筋舒展开来，但有肝区胀、鼻干、目涩、腹胀等症状（但能矢气）；继服7剂，诸症见减。因守方连服4个月而愈。

例155

马某，女，51岁。1990年10月16日中午初诊。

患脑震荡后遗症3年余。现症见头昏胀痛引项背腰腿尽痛，头皮及手足发麻，肢冷，常抽筋，周身皮肤时起散在性紫斑，怕风寒，易感冒，少气懒言，不思饮食，稍多食则脘腹胀痛，大便常结，6~7日1行，有时小便黄热，夜难入寐，心烦心悸，舌红，脉弦。投以当归10g，川芎5g，桂枝10g，白芍15g，甘草5g，生姜3片，红枣5枚，葛根30g，防风15g，天麻10g，白术15g，山楂30g，谷麦芽各30g，鸡内金15g。

10月27日复诊：服上方3剂显效，因自加服10剂，头项背腿痛基本解除，头皮及手足麻冷、抽筋、皮肤斑点、脘腹胀痛均消失，不烦不悸，尤以纳开神旺为著。患者慕名不远千里前来求治，由于服药获得高速疗效，深感不负此行，决定回家调养，要求处方善后。因嘱守上方坚持长服以巩固疗效。

脑震荡后遗症是因血瘀脑海所致。前期多属实证，专主活血化瘀可愈；后期由实转虚，则多见虚实错杂证，必须攻补兼施才能奏效。

例150、151、152三案都属实证，故专用桃红四物汤方加味活血化瘀获效。其中前两案病情较轻，收效较速。后一例病情较重，从其头顶胀痛不可近手，并有如鱼背脊样的条状凸起不消、舌紫暗而边多瘀斑来看血瘀深固；又从其头晕卧床如在舟车中、头重脚轻有飘浮感、脉弦数来看，可见瘀热伤肝而风阳上鼓。因此，不仅在活血化瘀方面用药较多而量较大；并加入镇肝息风的珍珠粉和搜风止痉的蜈蚣、全蝎，服药至33剂才获得头顶胀痛及其条状凸起与舌上瘀斑基本消失的显著疗效，病情基本控制。惟本案因血中瘀热日久，致伤阴血，以致有失眠、手足心热等症，虽然证属实多虚少，前期只宜攻而不宜补，但后期则应攻补兼施。这就是本案在后期改用桃红四物汤合杞菊地黄汤的理由所在。

例153、154、155三案都属虚实错杂证，但前两例属实多虚少证，故用攻中兼补法。其中例153案的病机，一方面既有血瘀的邪实，另一方面又有气血两亏尤其是脾气不足的正虚。故在治法上采用了补阳还五汤合异功散等方以攻补兼施。即用活血化瘀、温经通脉方药为主以攻其邪实，又用益气养血、健脾助运方药为佐以补其正虚。上方服后，虽然瘀血祛除较快，但脾胃纳化功能则改善较慢。从初服5剂感到腹胀，继去党参、黄芪、白术、甘草的壅补，而加山楂、六曲、谷麦芽、鸡内金的消导则腹胀渐除来看，可见瘀血头痛实中兼虚证在邪实占主要地位时宜攻忌补；又从改方5次，服药25剂，在头痛停止1个多月后，胃纳始见好转来看，可见心神为瘀血所阻碍，心火不能生脾土，必然影响脾胃纳化功能，久而导致脾胃虚弱。因此，只有首先扫清了瘀血障碍，使心神舒畅，恢复了火土相生的关系，健脾开胃药才易生效。这就是本例在瘀血头痛解除后，于五诊时再合用异功散而胃纳即见好转的理由所在。

例154案的病机既有血瘀的邪实，又有气阴两亏的正虚。故在治疗上，既用活血化瘀、通经活络药为主以攻其邪实，又用益气养阴药为佐以补其正虚；并在服药得效后，守方坚持服至4个多月，始获痊愈。后一例（例153案）属虚多实少证，故取补中兼攻法，采用了补阳还五汤去破瘀之品桃仁、红花，在益气养血中合桂枝汤等以通经活血，获得良效。

偏头痛案

例 156

刘某，男，27 岁。1974 年 10 月 21 日初诊。

素患失眠多梦、心悸、耳鸣、盗汗等症。今春一度感冒后，头部两侧痛，至今半年未已，脉弦细数。投以自制芍甘芎芷汤：白芍 30g，生甘草 15g，川芎 10g，白芷 15g。连服 3 剂，头痛即完全解除，只是有时头筋动惕而已。复诊守上方合杞菊地黄汤加减以善后。

例 157

熊某，女，37 岁。1971 年 11 月 23 日初诊。

右侧偏头痛而昏晕抽掣，头顶发胀，怕阳光，午后颧红，夜寐多梦。投以自制芍甘芎芷汤加味：白芍 30g，生甘草 15g，川芎 15g，白芷 15g，女贞子 15g，旱莲草 15g。连服 3 剂，头胀痛即减轻，但停药复如故。守上方加枸杞子、菊花各 10g，五味子 5g。再进 10 剂，右侧偏头痛全止，头顶胀减十之七八，午后已不颧红，但仍头昏寐差；又进 10 剂，头痛未再发作，头顶胀亦渐除，头晕已止。仍守上方出入以善后。

例 158

刘某，男，57 岁。1991 年 7 月 25 日初诊。

患左侧偏头痛 2 年，初则每年发 2 次，今年每月发 1 次。

此次已发半月，头痛连目，目珠欲脱，泪多，恶闻响声，闻声则头痛欲裂，一般为昏痛，偶有刺痛，伴恶心、失眠、口渴喜冷饮，饮食、二便正常，舌红瘦薄，脉细弦略数。投以自制芍甘芎芷汤合杞菊地黄汤加减：赤白芍各30g，生甘草15g，川芎15g，白芷30g，枸杞子15g，菊花15g，熟地黄30g，山萸肉10g，山药30g，云苓15g，制首乌30g，桑椹30g，夜交藤30g，合欢皮30g。

8月29日二诊：服上方至今，头痛迄今未发作，寐安。近日小便急胀不适。守上方去夜交藤、合欢皮，加木通10g、泽泻10g，再进。

10月10日三诊：服上方至今，仅9月6日发作头痛1次，持续半天（过去需1周），程度较前减轻，不发时左头目有昏胀感，小便已不急胀，仍口渴喜冷饮，舌质深红苔薄白，脉已不弦，但仍细而略数。守初诊方改生甘草为炙甘草，加泽泻10g、牡丹皮5g，再进。12月30日患者同乡因病前来就诊时面告，患者自服上方至今，头痛未发作，病已痊愈。

例159

刘某，男，34岁。1992年2月26日初诊。

患偏头痛10余年，时作时止。发时右头顶掣痛，或头右角连右目掣痛，甚则呕吐不食，服止痛片可暂时缓解，近2年加剧，每周发作1次，每于吸烟、饮酒、喝茶及紧张、疲劳时多发，香菇、鸡肉等食入即发。发作时伴血压下降、心跳减慢、面色苍白、四肢无力。平素大便结，眠、食、小便正常，舌红苔薄黄，脉弦细。投以自制芍甘芎芷汤加味：赤白芍30g，甘草15g，川芎10g，白芷15g，桑叶15g。5剂。

3月4日二诊：服上方后，头痛如故（本周一下午4时痛作，至周二下午7时痛止，痛时不思饮食，食入即吐）。守上汤方加减：赤白芍各30g，甘草10g，川芎15g，白芷30g，藁本10g，天麻10g，法半夏15g，陈皮15g，云苓30g。再进7剂，每剂2煎，混合分3次（早、中、晚）服。并另给止痉散方：蜈蚣30g，全蝎30g。共研细末，每服3g，日3次（早、中、晚），随药送吞。

3月13日三诊：头痛减轻（不仅程度减轻，而且持续时间缩短），但前3剂时有头顶及唇周麻木的症状，后无。现头顶闷痛，活动时颈项有牵拉感，舌苔晨起黄厚，进食后变薄黄，脉细。守上汤方再进7剂，散方照原再进。

3月30日四诊：头痛、呕吐不食基本解除，仅有不连眼球的微痛2~3日1次，持续时间短，休息即缓解，但仍头昏。自云服止痉散后唇周及头痛部位有麻木不仁感，口腻，大便日1行、不成形，眠食小便正常。守上汤方再进7剂；散方照原再进，但减量为每服1.5g，并用生甘草30g煎汤送吞。

例160

徐某，女，45岁。1992年10月26日初诊。

6年来，左侧偏头痛，每月发作4~5次，每发持续2~3天，伴呕吐。此次又发，5日不已，连左侧眉棱骨亦痛，呕吐痰涎，纳差乏味，脘中嘈杂灼热，神疲欲寐而不得寐，寐亦多噩梦，腰腿痛，面色晦暗，带多色白，舌苔薄白，脉沉涩。方用自制芍甘芎芷汤合六君子汤加味：赤芍 15g，甘草 10g，川芎 10g，白芷 30g，葛根 50g，天麻 15g，党参 30g，白术 30g，云苓 30g，黄芪 50g，当归 10g，桃仁 5g，红花 5g，法半夏 15g，陈皮 15g，生姜 3 片，红枣 5 枚。

10 月 30 日复诊：服上方 1 剂，左侧偏头痛即止，腰腿痛大减，白带减少。昨日劳累过度，头痛又小发作，微恶心，纳差，口干但欲漱水不欲咽，胃中灼热嘈杂，夜难安寐。守上方加百合、夜交藤、合欢皮各 30g，再进 5 剂而愈。

例 161

黄某，女，39 岁。1973 年 1 月 1 日初诊。

患偏头痛 20 年，时左时右，牵引头额，近日头顶闷痛而麻木，时打哈欠，脑鸣，耳时闭气，夜难入寐，寐亦多梦纷扰，食欲不振，脉弦而细。投以自制芍甘芎芷汤加味：白芍 30g，甘草 15g，川芎 10g，白芷 15g，山楂肉 10g，六曲 10g，谷麦芽各 15g，鸡内金 10g，连服 5 剂，头痛不减；守上方加僵蚕、地龙各 10g，再进 5 剂，头痛依然；仍守上方加重川芎为 15g，再加蜈蚣 1 条、全蝎 3g、细辛 2g，又进 5 剂，头痛始稍见减；更加枸杞子、菊花、女贞子、旱莲草各 10g，党参 15g，续进 5 剂，头痛乃大减；更加生熟地黄、酸枣仁、柏子仁、山药、莲子各 15g，坚持服至 6 月，头痛基本痊愈。最后用芍药甘草汤合杞菊地黄汤、四君子汤做丸剂以善后。

例 162

韩某，女，54 岁。1974 年 9 月 23 日初诊。

患左侧偏头痛 30 年，时作时止，近时剧作，头痛而两目干涩昏蒙，左脚跟常如火灼，颇感难受，腰常疼痛，怕风，易感冒，纳少，便溏，舌苔薄黄，脉象细弱。投以自制芍甘芎芷汤加味：白芍 15g，甘草 10g，川芎 10g，白芷 15g，枸杞子 15g，菊花 10g，玉竹 15g，党参 15g，白术 10g，云苓 15g，生黄芪 15g，防风 10g，山药 15g，莲子 15g。连服 5 剂，头痛大减，自觉头脑清爽，两目干涩昏蒙明显好转，左脚跟火灼感消失，但大便仍溏。

复诊：守上方加重白术为 30g。再进 7 剂，头痛基本痊愈，眠食均佳。嘱守上方长服以巩固疗效。

例 163

谢某，男，42 岁。1974 年 12 月 30 日初诊。

患左侧偏头痛 13 年，病由鼻渊引起，左鼻常塞，时流浊涕带血，渐致左目连及眉棱骨至左侧头部胀痛不已，时轻时重，吸烟、喝酒则痛尤甚，寐差，食欲不振，舌有齿痕，脉弦。投以自制芍甘芎芷汤加味：白芍 30g，甘草 15g，川芎 10g，白芷 30g，苍耳子 15g，辛夷 15g，薄荷 5g，细辛 2g，菊花 10g，夏枯草 10g，刺蒺藜 15g，蚕沙 15g，白茅根 30g，葛根 30g，党参 15g，白术 15g，云苓 15g，山药 15g，莲子 15g。连服 5 剂，头目胀痛减去十之六七，鼻塞已通，脉弦已退。复诊嘱守上方长服以期竟其全功。

例 164

徐某，男，53 岁。1974 年 12 月 30 日初诊。

患左侧偏头痛已六七年，近时加剧，每日午后痛作，头痛甚则牵引项强，目不欲开，不欲语言，不思食，夜难入寐，左脚转筋。投以自制芍甘芎芷汤加味：白芍 30g，甘草 30g，川芎 10g，白芷 10g，蜈蚣 1 条，全蝎 3g，细辛 2g，生石膏 30g，葛根 30g，木瓜 10g，夏枯草 10g，刺蒺藜 30g，蚕沙 15g，酸枣仁 15g，柏子仁 15g。初服 1 剂，头痛减轻，但大便微溏；服至第 4 剂，头痛全除，便溏停止，左脚转筋亦愈，胃纳好转；但服至第 5 剂，头又有微痛，小便减少。

二诊：守上方去木瓜，加枸杞子、菊花各 10g，芦根、白茅根各 15g。再进 10 剂，头痛基本解除，夜寐已安。

三诊：仍守上方去芦根、白茅根，再进 10 剂而愈。

例 165

胡某，女，43 岁。1989 年 9 月 11 日下午初诊。

患左侧偏头痛 3 年，时轻时重，无规律性，头有沉重感，左侧头皮及手足发麻，舌尖、左目灼热疼痛，怯寒（甚至寒战）易感，神疲肢倦，口淡乏味，不思饮食，性情急躁易怒，夜难入寐。投以自制芍甘芎芷汤加味：赤白芍各 30g，甘草 15g，川芎 15g，白芷 30g，党参 50g，白术 15g，云苓 30g，黄芪 50g，防风 15g。5 剂。

9 月 17 日下午二诊：服上方 3 剂，左侧头痛强烈，疼痛先增后减；继服 2 剂，药下即感舒适，头痛大减，舌尖及手足麻木消失，但头皮仍有麻感；近两夜能入寐，但仍梦多。守上方再进 10 剂。

9 月 27 日下午三诊：偏头痛基本解除，左目痛止已不灼热。惟近因行经感冒鼻塞甚，又微有头痛。守上方加苍耳子、辛夷花各 10g，薄荷 5g，再进。

12 月 4 日下午四诊：服上方共 28 剂，偏头痛已多时未再发作。近日因感冒，鼻塞甚，头痛微作。嘱守上方长服以巩固疗效。

例 166

王某，女，36 岁。

患偏头痛 2 年余，左右不定，发无定时，发时稍劳即痛甚，休息则痛减，又患双乳房小叶增生，每逢经前即发胀痛，经后则渐缓解，寐少梦多，大便干结难下，舌红少苔，脉细弦稍数。投以自制芍甘芎芷汤加味：赤白芍各 30g，甘草 10g，川芎 10g，白芷 15g，酸枣仁 30g，云苓 30g，知母 15g，当归 10g，柴胡 10g，白术 10g，生姜 3 片，薄荷 5g，柏子仁 30g。3 剂。

11 月 2 日二诊：近时头痛未发作，夜寐稍安，大便转软，日 2 行。守上方再进 7 剂。

11 月 9 日三诊：前天头痛发作，整天持续不止，今已缓解，大便溏，腹痛。今日行经，乳房痛减轻。守上方减赤白芍、柏子仁各为 15g，加重白术为 30g，再加山药、莲子各 30g。再进 7 剂。

11 月 16 日四诊：头痛 1 周未发作，大便由溏转结，日 1 行，其他正常。嘱守上方长服以巩固疗效。

偏头痛又名偏头风，是以肝风致病得名，故临床医生大多从肝风辨证论治。但肝风有阴阳之辨，不可混淆。本证多属风阳恣肆，气郁血瘀所致；法当柔肝息风，解郁化瘀。我所制的芍甘芎芷汤方，即以芍药甘草汤柔肝息风为主，佐以川芎、白芷解郁化瘀，用治本证，随证加味，每获良效。有人认为风阳恣肆之证，不宜用芎芷辛温之药。这里略加说明：

川芎：自李杲提出"头痛必用川芎，如不愈，加各引经药，太阳羌活，阳明白芷，少阳柴胡，太阴苍术，厥阴吴茱萸，少阴细辛"以后，川芎就成为通治外感和内伤头痛的药物。但川芎所治之头痛，究竟是外风，还是内风？根据《神农本草经疏》"芎秉天之温气，地之辛味，辛甘发散为阳……阳主上升，辛温主散"之说，则其所治之头风自属外风；但根据《汤液本草》"搜肝气，补肝血，润肝燥，补风虚"之说，则其所治之头风又属内风。一般来说，辛温入肝之药是不可能平息内风的，故张山雷说："肝阳不扰，风从何来，肝家之风，惟气火旺盛者乃习习生风，此自内而动，非外风侵袭可比。治肝风者，涵敛以求其潜息，犹虑不及，岂有更用升腾，助其飙举。果以芎之辛升，搜剔肝阳自动之风，宁不僭越飞扬，天旋地转。此误以泄散外风之药，作为疏散内风之用，此害伊于胡底。"但内风为病不一，有风火上炎而治宜平肝泻火的龙胆泻肝汤证；有热盛动风而治宜凉肝息风的羚角钩藤汤证；有阴虚风动而治宜柔肝息风的大定风珠证；有风痰上涌而治宜息风化痰的半夏白术天麻汤证；有肝风挟浊阴冲逆而治宜温肝降逆的吴茱萸汤证；还有内风走窜上下内外，皮肤、肌肉、经络、筋脉、关节、脏腑为其所扰而产生的各种病证，其中有的是因内风走窜而血气瘀滞以致“血因风郁”为病，治当活血以息风，所谓“治风先治血，血行风自灭”，即指此而言。如黄宫绣所说：“血因风郁，得芎入而血自活，血活而风自灭……头痛必用以除其郁。”由此可见，川芎为血中气药，能入血分以行气开郁而搜剔内风，其能治内风郁滞于血分的头痛是不容置疑的。至于高血压病眩晕头痛的肝阳上亢证，虽然一般忌用辛温升散药，但据上述川芎不同于一般风药的特点，在对证方中少量用以为佐，也未尝不可（现代药理研究证明川芎有降压作用）。

白芷：李时珍指出，白芷治伤风头痛、血风头痛，皆效。《神农本草经百种录》更指出：“凡祛风之药，未有不枯耗津液者。白芷极香，能祛风燥湿，其质又极滑润，能和利血脉而不枯耗，用之则有利无害”。可见白芷也和川芎一样是内、外风犯气分或血分以致眩晕头痛的良药。但张山雷认为“《百一选方》谓都梁丸因王定国病风头痛……三服而病如失……是为阳虚风眩之实验（王定国病风头痛，至都要求名医杨介治之，连进三丸，即时病失，恳求其方，则用香白芷一味，洗晒为末，炼蜜丸如弹子大，每嚼一丸，以清茶或荆芥汤化下。是药出自都梁名人，遂名“都梁丸”）。若阴虚气火上浮而为风眩，则又不可同日语矣。”这是从白芷性味辛温芳香推论而及。其实白芷和川芎一样不同于一般的风药，阴虚眩晕头痛有时用以为佐也是有利无弊的。上述白芷质极滑润，能和利血脉而不枯耗津液，用之有利无害之说实不我欺。

因此，芍甘芎芷汤方由二柔二刚药组成，即芍、甘柔而不凝滞，芎、芷刚而不燥烈，刚柔相济，共奏平肝息风、解郁化瘀之功。以上所述8例偏头痛治验都是以此为基本方获效。就其随证加味法来说：

①本证肝风有轻有重，轻者不必再加虫类息风药即可奏效，如例156、157、158、160、162、163、165、166八案；重者须加蜈蚣、全蝎、僵蚕、地龙等虫类息风药才能提高疗效，如例159、161、164三案。

②本证因病久导致阴阳气血受损，常见虚实相兼之证，必须随其所虚加入补养之药（或滋养阴血，或温养阳气，或温滋并用），才能提高疗效。如在阴血虚方面：肝肾阴虚（肝病及肾，子盗母气）常合杞菊地黄汤（或仅加枸杞子、菊花）和二至丸，如例156、157、158、161、162五案；心肝血虚（肝病及心，母病及子）常合酸枣仁汤（或仅加酸枣仁、柏子仁），如161、164、166三案。在阳气虚方面：脾胃气虚（肝病及脾，木克土）常合四君子汤或六君子汤，如160、163、165三案；卫虚不固（肝病及脾，进而及卫）常合玉屏风散，如160、165两案。在阴阳气血俱虚方面：常合用上述温滋方药，如160案。

③本证不少是因慢性鼻炎引起，往往同时发病，因而常须合用苍耳子散（或仅加苍耳子、辛夷），如163、165两案。

此外，由于偏头风是一种顽固不易根治的疾病，因而在病情获得控制后，必须用对证汤剂改作丸剂长服（如例161案），才有可能达到根治的目的。

眩晕案

例 167

王某，女，27 岁。

妊娠近 2 个月，头晕，时吐白痰，恶心，噫气，食后泛酸，胃中冷痛，腹胀，有时少腹阵痛而右手轻微抽搐（头胎发生子痫并持续 140 多天，当时即从右手开始，以至左手，而及于全身，同时二便不利，曾使生命垂危，至今心有余悸），手足指（趾）酸麻无力，胆怯易惊，舌净，脉细弱。投以《医学心悟》半夏白术天麻汤加减：姜半夏 15g，白术 10g，天麻 10g，陈皮 15g，云苓 30g，甘草 5g，砂仁 10g，白蔻仁 10g，广木香 5g，谷芽 30g，党参 15g，太子参 30g，旋覆花 10g，代赭石 15g，钩藤 10g，桑寄生 30g，杜仲 15g，续断 15g。连服 3 剂，诸症悉除，纳佳神旺，上班工作。

例 168

沈某，女，47 岁。

患耳源性眩晕多年，近时剧作，眩晕吐痰，不思饮食，食则恶心欲吐，大便溏，白带多。投以半夏白术天麻汤加减：法半夏 15g，白术 15g，天麻 10g，陈皮 15g，云苓 15g，甘草 5g，党参 15g，山药 15g，莲子 15g，白扁豆 15g，炒薏苡仁 15g。连服 10 剂而愈。

例 169

李某，女，42 岁。

久患眩晕，近年加剧，发作频繁，最近半月发作 2 次。昨晚看电影后，今晨眩晕复作，不能起床，胸闷欲吐不吐，自汗，心慌难受，怕冷，口苦口干不欲饮，毫不思食，舌苔白黄润滑，脉弱。投以半夏白术天麻汤加减：法半夏 10g，白术 15g，天麻 10g，云苓 15g，党参 30g，甘草 5g，山药 30g，砂仁 10g，白蔻仁 10g，代赭石 30g，珍珠粉 1g。连服 3 剂，眩晕大减，稍能进食，但仍欲吐不吐。守上方加陈皮 15g、生姜 10g，再进 3 剂而愈。

例 170

陈某，男，42 岁。1991 年 6 月 2 日初诊。

患眩晕时作时止 4 年，去年下半年眩晕加甚，至今年 4 月整天持续不止，耳鸣，恶心呕吐，尿清、尿短、尿频、尿有余沥，阳痿，容易感冒，舌淡苔白微黄，脉细弱。投以半夏白术天麻汤加减：天麻 15g，党参 30g，白术 15g，云苓 30g，炙甘草 10g，法半夏 10g，陈皮 10g，黄芪 30g，防风 15g，珍珠粉 2 瓶（冲）。7 剂。另给红参 30g、鹿茸 10g、蛤蚧 1 对，共研细末，每服 5g，日 2 次，随上汤药送吞。

7 月 3 日复诊：服上汤方 30 剂、散方 1 剂，眩晕基本消失。守上汤方再进 15 剂，散方加重蛤蚧为 2 对再进 1 剂，以巩固疗效。

例 171

杨某，女，52 岁。1993 年 2 月 11 日初诊。

自1986年起，出现头昏、面赤、目蒙，甚则眩晕不能行走。刻下症见流涎，腰疼，膝痛，大便易结，小便深黄，自觉“火大”，多梦或失眠。方用天麻钩藤饮合自制芍甘归鸡汤加味：天麻15g，钩藤15g，枸杞子30g，菊花15g，桑寄生50g，杜仲30g，川断30g，当归10g，白芍15g，甘草10g，鸡血藤30g，延胡索30g，夜交藤15g，合欢皮15g，珍珠粉2瓶（冲服）。5剂。

2月22日复诊：药后头脑清爽，自觉药力向头冲，便通尿清。守上方再进5剂。

3月2日三诊：头晕基本解除，腰、膝痛亦大减。仍守上方再进以巩固疗效。

眩晕为肝风内动所致，故《内经》有“诸风掉眩，皆属于肝”之训。但肝风有阴阳之别，必须明辨分治：肝风阳证，多见肝肾阴虚阳亢，治宜滋水涵木以清肝，如杞菊地黄汤之类；肝风阴证，多见肝脾阳虚阴盛，治宜安土息风以温肝，如半夏白术天麻汤（我常用由半夏、白术、天麻、陈皮、茯苓、甘草、生姜、大枣、蔓荆子组成的《医学心悟》方）之类。上述5例眩晕治验，例167即属于前者；例163、164、165、166即属于后者（其中例166兼有肾阳虚，故合用参茸蛤蚧散）。一般认为上述半夏白术天麻汤为治风痰眩晕的主方，故方中以天麻息风和二陈汤化痰为主。其实从本方以二陈汤合白术、生姜、大枣来看，健脾和胃之力甚强，因而本方亦可称之为安土息风的主方。

失眠案

例 172

田某，男，43岁。1974年10月5日初诊。

患失眠已五六年，每晚只能入睡2~3小时，即使入寐亦多梦纷扰，有时甚至彻夜不眠，以致头常昏痛，健忘，心悸，汗多，间或胸部懑闷而气难透出，神疲肢倦，四末稍有震颤，舌伸出口亦颤动，便溏日行2次，晨起咳嗽痰多色白，舌苔薄黄，脉细弦稍数。方用酸枣仁汤加味：酸枣仁30g，茯神15g，知母15g，生甘草15g，川芎10g，柏子仁30g，夜交膝30g，合欢皮30g，丹参30g，五味子10g，党参15g，莲子15g，山药15g。

10月15日二诊：服上方5剂，失眠显著改善，每晚能入睡五六小时，寐梦减少，头昏痛亦减轻，但仍咳嗽痰多。守上方加法半夏、陈皮、竹茹各10g，枳实5g。

10月22日三诊：再进上方5剂，失眠基本解除，患者大感舒适。嘱守上方长服以巩固疗效。

例 173

刘某，女，61岁。1974年10月15日初诊。

久患失眠，头常昏痛，手足麻痹，腰痛，夜尿频数，面脚浮肿，口干不欲饮，食欲不振，胃中灼热，腹胀时痛，大便秘结，舌淡红少津，脉细弱。投以酸枣仁汤加味：酸枣仁15g，云苓15g，知母10g，生甘草10g，川芎10g，柏子仁15g，夜交藤15g，合欢皮15g，莲子肉15g，山药15g，白茅根30g，生薏苡仁15g，桑寄生30g，桑枝30g。

10月20日二诊：服上方5剂，失眠显著改善，面脚浮肿消退，夜尿减少，肢麻减轻，大便不结，但胃纳仍差。守上方加党参、沙参、石斛、山楂、谷麦芽各15g，六曲、鸡内金各10g。

10月27日三诊：再进上方5剂，失眠基本解除，其他症状均见好转，现惟脘腹仍感胀满，有时按之微痛。改用参苓白术散加减以善后。

例174

黄某，女，36岁。1992年4月22日初诊。

患失眠四五年，近10日彻夜不眠，烦躁，多言，多动，记忆力减退，头两侧及后脑痛，畏寒肢凉，大便偏结，舌红而边有齿痕，脉细弱。投以酸枣仁汤合生脉散加味：酸枣仁30g，川芎10g，云苓30g，甘草10g，知母10g，党参30g，麦冬15g，五味子10g，柏子仁30g，夜交藤30g。3剂。

4月29日复诊：服上方至第2剂后有睡意，第3剂后睡如常人，头痛畏寒等症消失。守上方再进7剂。

6月15日三诊：服上方后，睡眠一直正常，已无不适，要求巩固疗效。仍守上方再进7剂。

例175

孟某，男，54岁。1974年9月21日初诊。

久患失眠健忘心悸。近年头常胀痛如裹，并牵引颈项强痛

（尤以左侧为甚），以致左右转动和后仰为难，周身关节时痛，四肢（尤其是手指）发麻，腕、踝关节活动时痛，但当头颈项痛甚时则手足痛减轻，手足痛甚时则头颈项痛减轻，两目微赤，口干渴饮，食欲欠佳，尿常黄热，容易感冒，舌红苔黄，脉象细弱。方用酸枣仁汤加味：酸枣仁 30g，茯神 15g，川芎 5g，知母 15g，生甘草 10g，补心丸 4 粒（另吞），槐米 30g，桑椹 15g，桑枝 30g，夏枯草 10g，蚕沙 15g，白蒺藜 15g。

10 月 4 日二诊：服上方 10 剂，失眠明显好转，食欲转佳，头胀如裹感消失，手腕关节活动时痛减，手足发麻亦减，但仍头颈项强痛而难以左右转动和后仰，大便干结不畅。守上方加葛根、白芷各 30g。

10 月 14 日三诊：服上方 10 剂，失眠解除，夜寐已安，头颈项强痛减轻，能向后仰和左右转动，手足发麻更减，自觉抗病力增强，服药至今未再感冒。嘱守上方长服以巩固疗效。

例 176

张某，男，40 岁。1974 年 10 月 2 日初诊。

久患失眠，头常昏痛，脑鸣，舌红苔黄，脉弦。投以酸枣仁汤加味：酸枣仁 30g，茯神 15g，川芎 10g，知母 15g，生甘草 10g，磁石 30g，六曲 10g。连服 5 剂，失眠大有好转，脑鸣明显减轻。嘱守上方长服以期竟其全功。

例 177

王某，男，45 岁。1963 年 10 月 21 日初诊。

久患失眠，头常昏痛（多在左侧），夜间喉舌干燥，但不甚渴饮，胁痛，腰痛，面目浮肿，有时便后见血，舌尖赤，脉细数。方用酸枣仁汤加味：酸枣仁 30g，茯神 10g，知母 10g，甘草 15g，川芎 5g，柏子仁 15g，夜交藤 15g，白芍 10g，女贞子 10g，旱莲草 10g。

11 月 3 日二诊：服上方至今，失眠好转，头晕痛减，但腰痛较甚。守上方加桑寄生 30g，杜仲、续断各 15g 再进，另嘱常食猪腰子以助药力。

12 月 19 日三诊：续进上方至今，失眠解除，夜寐甚安，左侧头痛已止，腰痛、胁痛均减，但面目仍肿，而小便反多（日 10 余次），尿色白时多而黄时少，便后仍有时见血。嘱守上方长服以巩固疗效。

例 178

巢某，女，28 岁。1971 年 9 月 14 日初诊。

久患失眠，每晚只能入寐 3~4 小时，即使入寐亦多梦纷扰，头晕，气短，面浮，舌质鲜红，脉弦。方用酸枣仁汤加味：酸枣仁 15g，柏子仁 15g，知母 10g，云苓 15g，川芎 5g，百合 15g，生地黄 15g，白茅根 30g，甘草 10g。

9 月 17 日二诊：服上方 3 剂，失眠明显改善，夜寐梦亦大减，脉弦已退，但仍头晕。守上方加菊花 10g、玉竹 15g。

9 月 20 日三诊：再进上方 3 剂，夜寐甚安，面浮消退，但仍头晕气短。守上方加补中益气丸以善后。

心主血藏神，心血充足，血中阴阳平调，不寒不热，则神宁而寐安。若心血不足，或血中阳亢而热，或血中阴盛而寒，则神不宁而失眠，故失眠为心病主症之一。但因肝藏血藏魂，人卧则血归于肝，肝血足以涵养肝魂，则魂宁而夜寐无梦或少梦，否则魂不宁而夜寐多梦。由于心神和肝魂关系极为密切，病时常相牵连，故失眠又多与肝（胆）有关。且因人之所以能够神安寐熟，有赖于心肾相交，水火既济。如果肾水不能上济心火，必使心神不安而失眠，故失眠又多与肾有关。此外，失眠还多与脾胃有关，这是因为胃络通心，“胃不和则卧不安”，而脾土又为心肾水火相交的媒介的缘故。

以上7例都属养血安眠法的治验，并都以酸枣仁汤为主方。此方以酸枣仁为君药。此药性味甘酸平润，具有滋养心肝阴血以安定神魂的良好作用，不仅能养肝血、敛肝魂，以治肝胆血虚不眠之证；也能养心血、安心神，凡因心虚精神失守、惊悸怔忡、恍惚健忘者，在所必用。《金匮要略》用以治“虚劳虚烦不得眠”。尤在泾注：“人寤则魂寓于目，寐则魂藏于肝，虚劳之人，肝气不荣，则魂不得藏，魂不藏，故不得眠。酸枣仁补肝敛气，宜以为君。而魂既不归容，必有浊痰燥火乘间而袭其舍者，烦之所由作也。故以知母、甘草清热滋燥，茯苓、川芎行气除痰。皆所以求肝之治，而宅其魂也。”这里有必要指出的是，此方中的川芎，性味辛温走窜，上行头目，下行血海，为血中气药，既能养血活血化瘀，又能行气解郁止痛。其在本方中的作用是，能使其滋养阴血而不致凝滞，安静神魂而不致闭塞。且血虚火旺失眠，肝气多郁而不舒，而常见头痛、胁痛等症。因此，在养血清火药中，伍以一味辛温走窜、疏肝解郁的川芎，是有利而无弊的。何况现代药理研究证明：川芎具有中枢抑制作用，能延长睡眠时间，并能降压，还能使冠脉血流量增加、血管阻力下降，有抗急性心肌缺血、缺氧作用，能改善冠心病心绞痛患者的心肌供氧不平衡状态，更可知川芎在本方中的必要性。又前人根据首乌生精血而藤夜交，合欢生血脉而叶夜合，认为它们能养血安神以治失眠，验之临床，确有一定的疗效，且其养血安神而无滋腻之弊，为最平稳的安眠药，但非重用不为功。又因夜交藤还能疏通经络以治痹痛、心痛，调和营卫以治寒热身痒；合欢皮还能和血止血、消肿止痛、长肉生肌、续筋接骨。因此二药不仅适宜于脑神经疾患血虚心神不安之失眠，也可用于心血管有关疾患血虚脉络瘀滞之心胸闷痛。今就上述 7 例分析之：

例 172 由于心肝血虚火旺，神魂不宁，以致长期失眠，寐少梦多，甚至彻夜失眠，头常昏痛，健忘，心悸汗多，四末微震，舌伸出口亦颤动，舌苔黄，脉细弦数。从其间或胸部憋闷而气难透出来看，其不仅心神严重不安，而且心气渐趋阻滞。又从其便溏、神疲肢倦、晨起咳嗽、痰多色白来看，可见其兼有肺脾气虚而内蕴痰湿。初诊采用酸枣仁汤加柏子仁、五味子、丹参（寓有天王补心丸）和夜交藤、合欢皮等滋养心肝阴血以安敛神魂为主，稍佐既补脾肺又安心神的党参、山药、莲子，并未注重痰湿，只是在连服 5 剂失眠显著改善后，由于仍然咳嗽痰多，才加入半夏、陈皮、竹茹、枳实（寓温胆汤于酸枣仁汤中以化痰湿，温胆汤不仅能化痰湿，且为痰热扰心所致失眠的良方），改方再服5剂，失眠即基本解除。

例173血虚失眠的病机基本与例169相同，故亦用酸枣仁汤加柏子仁、夜交藤、合欢皮以养血安敛心肝神魂为主。所不同的是，本案兼有脾肾湿热伤阴的面脚浮肿、腰痛夜尿频数、胃中灼热、口干不欲饮、食欲不振、腹胀时痛、大便秘结等症。因此，更加山药、莲子、白扁豆、生薏苡仁、白茅根、桑寄生等以健脾强肾、益阴利水；并因手足麻痹，而重加桑枝以通利经络、柔润筋脉。初服5剂，即失眠显著改善，面脚浮肿消退，夜尿减少，肢麻减轻，大便不结。但因本证不仅胃阴不足，而且脾气失运，故胃纳依然未开，因守上方加党参、沙参、石斛、山楂、鸡内金、谷麦芽、六曲以双补脾胃气阴而助运化。再服5剂，失眠虽已基本解除，但胃纳仍未改善。最后乃改用参苓白术散（此方不仅能平补脾胃以助运化，而且能养心安神以治失眠）加减以收功。

例174失眠病机与前3例相同，故亦用酸枣仁汤为主。所不同的是本例为心气液两虚，故合生脉散以同补心之气液，获得速效（2剂即有睡意，3剂睡如常人）。

例175失眠健忘、心悸目赤、头颈项强痛、周身关节时痛、手足发麻以及舌红苔黄、脉细弱等症，是因心肝血虚火旺，神魂不宁，筋脉失养，兼有风湿外窜关节所致。初诊采用酸枣仁汤合天王补心丸加槐米、桑椹、夏枯草、白蒺藜滋养心肝阴血以安敛神魂、柔润筋脉；加蚕沙、桑枝疏通经络以祛风湿。连服10剂，在失眠日益好转的同时，头重如裹感消失，手足发麻及腕关节痛均见减轻。但因颈项仍然强痛而难以左右转动和后仰，故守上方更加葛根、白芷入太阳经和阳明经以生津柔筋止痛。再服10剂，颈项强痛即见减轻，能向后仰和左右转动，手足发麻更减，失眠基本解除。此后，仍用天王补心丸为主，适当加入夜交藤、合欢皮、山药、莲子、云苓、大枣、槐米、白芍、甘草、鸡血藤、桑寄生、桑枝、木瓜、生薏苡仁等药，继续养血安敛神魂，柔润筋脉，祛风除湿。更服13剂，不仅夜寐甚安，而且关节疼痛大减。这里还须指出的是，槐米具有滋阴养血、息风清火、凉血止血的作用。现代药理研究证明：槐米能促使血糖临时性升高，增加毛细血管抵抗力，故可用于防治高血压和脑出血。近时医家大都喜用槐米防治老年动脉硬化，但此药单用力弱，应配酸枣仁、柏子仁、生地黄、麦冬、五味子、白芍、甘草、葛根、木瓜等养血安神柔筋之甘酸化阴药，才能加强其效力。

例176久患失眠头昏痛、脑鸣、舌红苔黄、脉弦，是因心肾精血亏虚，心血不足以养神，肾精不足以养脑，致使肝经虚风虚火时时上冒所致。酸枣仁汤具有养血安敛心肝神魂的作用，已如上述。磁朱丸以磁石为主药，此药经过醋制，其性酸寒，能入肾经以镇养阴精、敛降浮阳；配以辰砂之甘寒重镇，以收浮游之火而安清明之神。两方合用，恰中本例病机，故获较好疗效。

例177由于心血不足，心火上炎，心神不安，以致失眠、舌尖赤、脉细数。同时又因肝肾阴虚，而见头晕痛、胁痛、腰痛、夜间喉舌干燥而不甚渴饮等症。初诊以滋阴养血、清心敛肝、安定神魂为主，采用酸枣仁汤合二至丸、芍药甘草汤加柏子仁、夜交藤，服后失眠即见好转，头晕痛亦减轻。继而腰痛有增无减，故在二诊时加入桑寄生、杜仲、续断以补肾，再进而失眠解除，头痛全止，腰痛、胁痛均减。但面目浮肿不退而小便反多，可见肾气亦不固；仍有时大便后见血，可见血热尚未清。最后仍守上方加减以调理。

例178久患失眠，即使寐亦多梦纷扰，舌鲜红而脉弦，显属心肝血虚火旺，神魂不宁所致。故用酸枣仁汤合百合地黄汤加柏子仁获得良效。但从其药后失眠完全解除而面目浮肿随之消退来看，可见本例面浮和前例面浮的病机是有所不同的。本例面浮是因心肝风火上浮所致，故服酸枣仁汤后，心肝阴血既足，则神魂宁而寐得安，风火息而肿自退；前例面浮而小便反多，是因肾气不固所致，故服酸枣仁汤后，虽然心肝神魂得养而寐安，但肾气未复而肿依然。又从两例失眠病机同属心肝血虚火旺，神魂不宁而处方都以酸枣仁汤为主，但前例未合百合地黄汤而疗效较慢，后例合用了百合地黄汤而疗效较速来看，心肝血虚火旺失眠，用百合地黄汤合酸枣仁汤是很有必要的。至于初诊因面浮而加利水消肿的白茅根和二诊因头晕而加养阴息风的菊花、玉竹，对本例病机来说，则属可用可不用之品，因为本例面浮病机并不在肾，头晕气短实属气虚，故最后守上方加补中益气丸以调理之。

例179

金某，女，21岁。1963年4月23日初诊。

久患失眠，每晚只能入寐3~4小时，即使入寐亦多梦易醒，醒时口苦，但不干渴，痰多食少，食后噫气，多食则吐，进干饭则梗阻胃脘，大便隔日1行而硬结涩痛难下，头昏闷不爽，背部时自汗出，两膝以下冷痛麻痹，两手亦冷，神疲肢倦，肌肉瘦削，舌润，脉濡细稍数。投以《灵枢》半夏汤加味：法半夏 30g，糯米 60g，夜交藤 30g。

二诊：连服 3 剂，失眠显著好转，每晚上床不久，即能入寐直至天亮，只是稍有响声即被惊醒，但亦随醒随睡，不似过去醒则不能再入睡，痰亦大减，背汗渐止，大便虽硬而易出，不似过去涩痛难下，食欲渐开，但食后仍感胃脘不适而噫气。守上方加陈皮、甘草、旋覆花各 15g。

三诊：再进 3 剂，大便畅通，失眠痊愈。仍守上方以巩固疗效。

例 180

董某，女，49 岁。1963 年 10 月 22 日初诊。

久患失眠，每晚只能入睡 3~4 小时，而且多梦易醒，口淡乏味，饮食大减，午后腹胀，舌润，脉缓弱。投以《灵枢》半夏汤加味：法半夏 30g，糯米 60g，夜交藤 30g。连服 5 剂，失眠显著改善，每晚能安睡 7 小时左右。复诊守方以巩固疗效。

例 181

徐某，女，51 岁。1963 年 12 月 13 日初诊。

患失眠已 10 多年，每晚只能入睡 3~4 小时，甚至彻夜不寐，饮食大减，口淡而有时喉舌干燥，大便间日 1 行而粪结色深黄，晨起舌苔白厚，脉细弱稍数。投以《灵枢》半夏汤加味：法半夏 30g，糯米 30g，夜交藤 30g，陈皮 30g，甘草 15g，生谷麦芽各 30g。1964 年 3 月 6 日患者爱人面告，服上方 20 余剂，失眠痊愈，未再复发。

例182

黄某，女，44岁。1976年7月6日初诊。

久患失眠，近时加剧，每晚只能入睡2~3小时，甚至彻夜不寐，即使入寐亦多梦纷扰，心下痞满，口淡乏味，不思饮食，食后梗阻胃脘，有时胃中灼热，大便软而色黑或黄，呈不消化状，有时夹冻状物，日1行或2~3日1行，舌红，脉细弱。投以《灵枢》半夏汤合温胆汤加味：竹茹10g，枳实15g，法半夏15g，陈皮15g，云苓15g，甘草10g，糯米30g，川黄连5g，丹参30g，夜交藤30g，合欢皮30g。连服3剂，心下痞满解除，失眠显著好转，每晚能入睡五六小时且梦少，但头剂未加糯米，服后胃中稍不适感，2、3剂加了糯米则无此感。现感胃中舒适，饮食增加，口味见好，精神转佳。

复诊：仍守上方继进以巩固疗效。

以上所述4例都属和胃安眠法的治验，并都以《灵枢》半夏汤为主方。由于胃络通心，心胃关系密切，故胃不和者，可使心神不安而见失眠之症。《素问·逆调论》说："不得卧……者，是阳明之逆也……阳明者，胃脉也，胃者，六腑之海。其气亦下行，阳明逆，不得从其道，故不得卧也。《内经》曰：胃不和则卧不安，此之谓也。"《灵枢·邪客》说："……或令人目不瞑、不卧出者……饮以半夏汤一剂，阴阳已通，其卧立至……此所谓决渎壅塞，经络大通，阴阳和得者也。"半夏汤由半夏、秫米二药组成。半夏性味辛温。《本经》称其“下气”，主治“心下坚，胸胀，咳逆。”《名医别录》云“消心腹胸膈痰热满结”，主治“咳逆上气，心下急痛坚痞，时气呕逆”。李时珍说：“脾无留湿不生痰，故脾为生痰之源，肺为贮痰之器。半夏能主痰饮及腹胀者，为其体滑而味辛性温也。涎滑能润，辛温能散亦能润，故行湿而通大便，利窍而泄小便。所谓辛走气，能化液，辛以润之是矣。洁古张氏云：半夏、南星治其痰，而咳嗽自愈。丹溪朱氏云：二陈汤能使大便润而小便长。聊摄成氏云：半夏辛而散，行水气而润肾燥。又《和剂局方》用半硫丸治老人虚秘，皆取其滑润也。世俗皆以南星、半夏为性燥，误矣。湿去则土燥，痰涎不生，非二物之性燥也……《甲乙经》用治夜不眠，是果性燥者乎？岐伯云：卫气行于阳，阳气满，不得入于阴，阴气虚，故目不得瞑。治法：饮以半夏汤一剂，阴阳既通，其卧立至。”张山雷说：“半夏味辛，辛能泄散，而多涎甚滑，则又速降……后人只知半夏为消痰主将，而《本经》乃无一字及于痰饮，然后知此物之长，全在于开宣滑降四字，初非以治痰专长，其所以能荡涤痰浊者，盖即其开泄滑下之作用。”又说：“《灵枢》谓阳气满则阳跷盛，不得入于阴，阴虚则目不得瞑，饮以半夏汤通其阴阳，其卧立至……其实所谓阳跷盛者，只是阳升太过，阴不涵阳，故不得眠，惟此善降，则阳入于阴矣。此治不得眠之真旨也。”秫米即糯米，性味甘平，其有或云微温，或云微寒者，可能是按南北产地而分，即北性应微寒而南性应微温。因此，北方的秫米，性味甘而微寒。李时珍说：“秫者，肺之谷也，肺病宜食之。故能去寒热，利大肠。大肠者肺之合，而肺病多作皮寒热也。《千金》治肺疟方用之，取此义也。《灵枢经》岐伯治阳盛阴虚，夜不得瞑，半夏汤中用之，取其益阴气而利大肠也，大肠利则阳不盛矣。”《食疗本草》用以“治筋骨挛急”。南方的糯米，性味甘而微温。李时珍说：“糯米暖脾胃，止虚寒泻痢，缩小便，收自汗，发痘疮。”《本草经疏》说：“稻米即今之糯米也。其味应甘，气应温无毒……为补脾胃、益肺气之谷。脾胃得利，则中自温，大便亦坚实；温能养气，气顺则身自多热。脾肺虚寒者宜之，为其能益气温中也。”但《本草求真》则说：“稻米味甘性平。按据诸书有言性温性寒性凉之不同，然究此属阴物，阴即寒聚，故性黏滞而不爽也。是以服之使人多睡，身软无力，四肢不收……使果性温而热，则食自有温和通活之妙，何至阴凝腻滞如此哉……至书有云，食之补中益气，及止虚寒泄泻，并缩小便，收自汗，发痘疮，皆是性粘不利、留滞在中、土壅不下之故，非如生芪性主温补，仍兼通活，而无如此阴滞之甚也，谓之缓中则可，谓之温中而热，岂其可乎？谓之中虚宜服则可，谓之虚寒宜服，亦乌见其可乎？”

从上述半夏和秫米的功用来看，半夏能够和胃以安眠，固不难理解。秫米安眠之理，则尚待阐明。一般认为，半夏汤中的秫米，只有用甘而微寒，功能益阴气、利大肠的北秫米，配合半夏的开宣滑降，才能达到上述“决渎壅塞，经络大通，阴阳和得”的安眠目的。若用南糯则不然，因为南方糯米甘而微温，功能暖脾胃、坚大便，不符合上述“阳盛阴虚，夜不得瞑”的病机。但从《本草求真》所谓稻米“服之使人多睡”来看，则南糯亦未尝不可用。其实，无分南北，糯米都有平补脾肺气阴的作用，既能益气，也能益阴，只是性味甘平，属于平补罢了。秫糯虽属黏滞之物，但又具润滑之性，黏滞益气固能实大肠，润滑益阴则能利大肠，故与温补药同用可止虚寒泄泻，而与滋补药同用又能通阴虚便秘。尝见有些脾胃虚弱而大便失调之人，有食糯米而溏便成形者，也有食糯米而硬便转软者。本人脾胃素弱，消化不良，家人常禁止我食糯米，但我则喜食之而快然无所不适。可见所谓糯米黏滞难化，脾胃虚弱者忌食之说，并不尽然。我认为糯米为平补脾胃的食品，在脾胃虚弱而无食积痰阻水停的脘腹胀满时，稍稍食之，对脾胃气阴两虚者实有利而无弊。又从秫米能"治筋骨挛急"（孟诜）和糯米"久食令人身软缓人筋"（陈藏器）来看，可见秫糯具有较强的柔缓作用。失眠为精神紧张所致，服之能使其为之松弛，故能安眠。但本寐安之人过服之，又可"使人多睡"。由此可见，半夏汤是以半夏和胃安神为主，秫米缓急安神为佐。半夏和胃，当是指其开宣泄降胃中浊阴之邪而言。张山雷所谓半夏汤"治不得眠之真旨"是"阳升太过，阴不涵阳"，半夏"善降"，则"阳入于阴"。其言似是而非，因为如果是属"阳升太过，阴不涵阳"，那就成为阴虚阳亢之火旺失眠，必须采用滋阴潜阳以清火安神之法才能奏效，而绝非半夏汤所能胜任。《灵枢》所谓"阳盛不得入阴，而阴虚目不得瞑"，应该是指胃中为浊阴之邪所壅塞而不和，以致心阳（火）阻于上（阳盛）而不得下交于肾，同时肾阴（水）阻于下而不得上交于心（阴虚），于是心肾水火不得相交而失眠（由此，可以领会脾胃中土为心肾水火相交之媒介的理由所在）。

因此，采用半夏以开宣泄降胃中浊阴之邪，即所谓“决渎壅塞”之意。而胃中壅塞解除，则“经络大通，阴阳和得”，“阴阳已通，其卧立至”。今就上述4例分析之：

例179失眠而痰多食少，食后噫气，多食则吐，进干饭即梗阻胃脘，显属“胃不和则卧不安”之候。其所以大便间日1行而硬结涩痛，是因阳明胃主津液而其气以下行为顺，今胃为邪阻，其气不能主降，津液亦不得下，故使阳明大肠气机不利，而粪便硬结涩痛难以畅行。并因胃为邪阻，清阳不升于头脑，故头部昏闷不爽而神疲；清阳不实于四肢，故手足倦怠疼痛麻痹而冷。至于口苦不渴、舌润、脉濡细数，则是脾胃浊阴内盛而湿郁生热之象。又从其背部时自汗出而大便艰涩难通来看，中焦脾胃为邪气壅塞，阻碍心肾相交，以致阳盛于上而背部时自汗出，阴虚于下而大便艰涩难通。由于病机关键在于中焦脾胃为浊阴邪气所壅塞，所以只能开宣泄降中焦脾胃的浊邪以交通上下心肾阴阳，而决不可见其阳盛于上而泻阳，或见其阴虚于下而补阴。因此，采用半夏汤为主，连服6剂而失眠痊愈。至其所加陈皮和甘草，二药相配具有和降胃气以通利大便的良好作用。古方二贤散，即以此二药稍加食盐制成。李时珍在《本草纲目》中指出：“外舅莫强中令丰城时得疾，凡食已，辄胸满不下，百方不效。偶家人合橘红汤，因取尝之，似相宜，连日饮之。一日忽觉胸中有物坠下，大惊目瞪，自汗如雨。须臾腹痛，下数块如铁弹子，臭不可闻。自此胸次廓然，其疾顿愈。盖脾之冷积也。其方：用橘皮（去穰），甘草、盐花各四两，水五碗，慢火煮干，焙研为末，白汤点服。名二贤散，治一切痰气特验。”我常用此二药（陈皮 30~50g，甘草 15~30g）治胃气不降之大便不利症，每获良效。并曾治愈 1 例顽固性大腹便秘。患者为一女干部，腹大如孕，大便不通，非灌肠不解，久经中西医药治疗无效。但自坚持服用上方后，腹大逐渐缩小，大便逐渐自行，终至恢复正常而病告痊愈。由此可见，本例胃失和降而大便不利，加用此方是更为有利的。

例 180 失眠而饮食减少，口淡乏味，午后腹胀，舌润，脉缓而弱，也属“胃不和则卧不安”之候。但因病情较轻，故只用半夏汤加夜交藤，连服 5 剂而愈。

例 181 失眠饮食大减，口淡出水而有时喉舌干燥，大便结，舌苔白厚，脉细弱稍数。其证虽与上述二例基本相同，但因胃肠壅塞较甚，故用半夏汤合二贤散获得良效。

例 182 失眠严重而心下痞满，口淡乏味，不思饮食，食后梗阻胃脘，也显然属于“胃不和则卧不安”之候。但从胃中灼热、大便软而色黑或黄呈不消化状有时夹冻状物来看，内蕴湿热较重。故用半夏汤合温胆汤加黄连、丹参、夜交藤、合欢皮，和降胃气，清解湿热以安神。此方仅服 3 剂，即获显效，不但寐安梦少，而且痞满解除，口味好转，食增神旺。又从其头剂无糯米而服后胃中不适，后两剂有糯米而服后胃中舒适来看，“胃不和则卧不安”之候用半夏汤和胃安神是不可缺少糯米的。因为糯米不仅能缓急安神，而且能缓中和胃。半夏汤所治胃不和之失眠，其胃不和，虽然主要是因浊邪壅塞中焦，但中气亦必不足。半夏只能开宣泄降中焦的浊邪壅塞，而不能补益中气，必须佐以平补的糯米，才能有利无弊地达到安眠的目的。否则，但有半夏的涤邪，而无糯米的养正，则中气必难承受，而引起胃中不适。至其所加的温胆汤方对痰热内扰的失眠颇有良效，临床医生多喜用之。但只适宜于实证，若属虚实夹杂证，必须适当加药，才能奏效；若纯属虚证，则此方不可滥用。

例 183

王某，女，41 岁。1971 年 5 月 15 日初诊。

久患失眠，近时加重，烦躁不安，面脚浮肿尿少，胃纳大减，脉象细弱。方用参苓白术散加减：党参 15g，白术 15g，云茯苓 15g，山药 15g，莲子 15g，谷芽 30g，沙参 15g，白茅根 30g，生薏苡仁 15g，赤小豆 15g，酸枣仁 15g，柏子仁 15g。

5 月 17 日二诊：服上方 2 剂，失眠稍见好转，浮肿基本消退，但胃纳仍差。守上方加山楂 15g、六曲 10g、麦芽 15g。

5 月 23 日三诊：服上方 6 剂，失眠大为好转。但因药缺酸枣仁，改方加夜交藤、合欢皮各 15g，五味子 5g。

6 月 10 日四诊：服上方 15 剂，失眠基本解除，胃纳好转，但下肢仍有轻度浮肿。守上方出入：太子参 15g，白术 15g，茯苓 15g，甘草 15g，莲子 15g，山药 15g，白茅根 30g，生薏苡仁 15g，赤小豆 15g，柏子仁 30g，玉竹 15g，沙参 15g，百合 15g，生地黄 15g。

6 月 25 日五诊：服上方 5 剂，病已向愈，现仅有时下半身出汗。守上方加五味子 5g，再进 15 剂而病告痊愈。

本例是以参苓白术散为主方的健脾安眠法的治验。由于脾土为心肾水火相交的媒介，故心肾不交可以从脾论治。失眠为心肾不交病证之一，如果同时显著地伴有脾虚不运者，必须以健脾助运为主。我常用参苓白术散加减取效。参苓白术散由人参、茯苓、白术、甘草、山药、莲子、薏苡仁、白扁豆、砂仁、陈皮、桔梗等组成，属于平补脾气之方。此方既能健脾，又能安神。其中人参《本经》用以“安精神，定魂魄，止惊悸……开心益智”；茯苓《本经》用以“安魂养神”；山药《药性论》用以“镇心神，安魂魄，开通心孔，多记事，补心气不足”；莲子可补中养神，清心固精，安靖上下君相火邪，使心肾交而成既济之妙；甘草安定神魂，主治惊痫、烦悸、健忘。因此，本方对脾虚失眠有良效。

舞蹈症案

例 184

周某，男，6 岁。1974 年 10 月 4 日初诊。

患舞蹈症 2 个月。初于 7 月 29 日被自行车撞倒，左后脑部受伤出血，昏迷不醒多时。继于 8 月 22 日因腹痛服“颠茄酊”止痛后，全身皮肤起红点。不久，突然神志不清，腰部肌肉跳动，旋即出现不规则手脚乱动，口眼肌肉也随之跳动，片刻自止。自此每天必阵发 4~5 次，每次发作都在疲倦欲睡时，以连打哈欠开始，此时如果强制其保持头脑清醒，即可勉强制止其发作，或虽发作而至睡熟后亦自止。不发作时，一切正常，只是情绪容易冲动。最近每日发作 2~3 次，每晚睡前必发，持续约 30 分钟，发时手足冷，头身肢体软弱不能支持，发作停止时，语声低细地呼喊喉痛，索茶饮。每餐饭（尤其是晚饭）后常吐清水，有时打嗝，大便干结难下，夜间盗汗，舌红，脉弦。投以羚角钩藤汤加味：羚羊角5g，钩藤30g，白芍30g，生甘草15g，生地黄15g，川贝母10g，地龙15g，竹茹10g，茯神15g，生龙牡各30g，蜈蚣3条，全蝎5g。

10月11日二诊：上方因配药未齐，延至6日午后才开始服第1剂（1剂2煎，分4次服，每日服2次，分2日服完，下同）头煎，当晚仍发作1次，但持续时间缩短为20分钟左右。7日继续服第1剂2煎，当日全天未见发作，夜能安寐。8日和9日继续服第2剂头、2煎，又连续2天未见发作，情绪不似过去那样容易冲动，夜寐甚安。但9日晚7时和10日早8时许都曾发呆1次，持续约20分钟，发作过后，自诉脚部不适。饭后已很少吐清水，夜间盗汗停止。守上方去羚羊角（但嘱仍用原药煎汁冲入后煎剂中），加菖蒲、远志各10g。

10月17日三诊：11日服药后，大便先黄后黑，次数较多。12日守上方加重蜈蚣为6条、全蝎为10g，再进2剂；并嘱将羚羊角原药焙干研末分6次冲服。13日早晚虽未曾发呆，但说话声音低细，持续时间缩短为10分钟左右，大便稀溏呈泡沫状，日4~5次，每晚小便五六次，口不渴。14日守上方加重菖蒲为15g，再进2剂。15日和16日早晚虽仍发作语声低细，但持续时间缩短为5分钟左右，大便日行2~3次，小便已正常。近日饭后不吐清水，也不打嗝，但早饭后常想睡觉。改方如下：菖蒲15g，远志10g，法半夏10g，陈皮10g，云苓15g，甘草

11g，竹茹 11g，枳实 5g，蜈蚣 6 条，全蝎 5g。

10 月 21 日四诊：17 日和 18 日服上方后，早晚虽仍发作语声低细，但持续时间缩短为 3 分钟左右，早饭后已不再想睡觉。守上方加地龙 15g、钩藤 10g。再进 2 剂。19 日和 20 日早晚仍有一阵语声低细，20 日晚发作持续时间延长至 30 分钟左右，发作过后，脚挛急痛。改方如下：白芍 30g，甘草 15g，熟地黄 15g，制首乌 15g，龟板 15g，鳖甲 15g，生龙牡各 30g，玉竹 15g，钩藤 15g，地龙 15g，蜈蚣 6 条，全蝎 10g。

10 月 29 日五诊：21 日和 22 日未再发作语声低细。23 日晚发生 1 次烦躁辗转床褥，自做深呼吸，持续约半小时，但说话声音正常。24 日至 27 日白天情况良好，惟晚上 8 时许自诉脚挛急痛。28 日全天安好。但今日就诊时，又发生脚挛急痛，约半小时恢复正常。守上方出入：白芍 30g，甘草 30g，龟板 30g，鳖甲 30g，木瓜 15g，川牛膝 15g，钩藤 30g，地龙 30g，蜈蚣 6 条，全蝎 10g，羚羊角 30g。共研细末，蜜制为丸。每服 10g，日 3 次，温开水送吞。（1978 年 3 月底，我因讲学到该地，访知其自服上丸方后，病即痊愈。并于 1975 年上小学读书，今已升入三年级。据其父母面告，该患儿头脑不但不迟钝，而且较聪明，每门功课考试成绩都在 80 分以上。）

根据患者的临床表现，我认为病属肝经阳亢风动，走窜上下经络的实证，法当以凉肝息风为主，故采用羚角钩藤汤加减。此方本为治疗外感热病实风内动的主方，但从本例内伤杂病实风内动用之亦效来看，中医理论在临床上是有普遍指导意义的，惟运用中医理论临床辨证，必须精细，切戒粗疏。如本例肝经阳亢风动，究竟是实证，还是虚证？如果没有弄清，就漫然处方用药，本属肝风实证而误作肝风虚证处理，投以凝滞的滋肝潜阳息风之品，如大定风珠等方药，必难取效。本例初诊时，从盗汗、舌红、大便干结难下来看，似属肝经阴虚风动之虚证；但从手足抽搐、口眼腰部肌肉跳动而脉弦来看，则显然属于肝经阳亢风动走窜上下经络的实证。纵有一两阴虚兼症，也处于从属地位。因此，采用羚角钩藤汤方加减，以羚羊角、钩藤凉肝清热息风和地龙、蜈蚣、全蝎通经活络搜风为主。又因肝经阳亢风动而生痰热，故配川贝母、竹茹以清热化痰，且川贝母尚能治疗风痉，竹茹还能入络舒筋。又因肝经阳亢风动必致神魂不宁，故配朱茯神、生龙牡以安定神魂。又因肝经阳亢风动容易耗伤阴液，故仅服 1 剂，就制止了舞蹈症发作；再服 1 剂而夜寐甚安，盗汗停止。继因出现痰热时蒙心窍的早晚发呆（但持续时间缩短），故在二诊时，守上方去羚羊角，加菖蒲、远志以开心窍。服后早晚发呆虽除，但早晚仍有一阵说话声音低细，只是持续时间进一步缩短；经治 1 周，说话声音才恢复正常。在三、四诊时曾改用温胆汤加菖蒲、远志、蜈蚣、全蝎、钩藤、地龙，以继续清化痰热、开窍息风。从二诊到四诊后的疗效来看，风阳平定，痰热清除，二便畅利，既不吐水，也不打嗝。但从五诊出现脚挛急痛后，即考虑到肝经阳亢风动证已基本平定，后期应以滋阴养肝柔筋为主，而以通经活络祛风为佐，故改用芍药甘草汤加三甲、钩藤、地龙、蜈蚣、全蝎等以靖其余波，并做丸剂以巩固疗效。由于善后得宜，故终获痊愈。

重症肌无力案

例 185

胡某，男，18岁。1985年11月17日初诊。

患重症肌无力，左眼睑下坠遮盖其目不能视（需用手指撑开眼睑才能视），浑身无力，腰痛，下肢有时挛急而痛，有时胸部憋闷，说话声音难出，自觉舌大，脉细弱。方用黄芪120g，山药60g，川断30g，桔梗15g，枳壳15g，甘草10g。

1988年4月4日上午二诊：右眼睑下坠，经1985年至1986年底用大剂黄芪为主的上方治愈，已1年多未复发。近因结婚，旧病复发，并由右眼转为左眼，浑身乏力，脉沉细弱。方用补中益气汤：黄芪120g，党参30g，白术15g，当归10g，升麻15g，北柴胡10g，陈皮10g，炙甘草5g。

4月12日上午三诊：服上方7剂，在服第1、2剂时，右眼睑下坠即恢复正常，持续到第4剂亦然，但服至5剂后又复如故，只是精神较以前好，自觉舒适。近时腹部阵痛（下午及夜间明显），痛则欲便，粪如烂粥样不成条、色黄。守上方加减：黄芪120g，党参30g，红参10g，白术30g，陈皮15g，广木香15g，升麻15g，北柴胡15g，炙甘草10g。

4月18日上午四诊：服上方5剂，左眼睑下坠基本恢复正常，腹痛渐止，但有时筋惕肉瞤。嘱守上方长服以巩固疗效。

胁间神经痛案

例 186

李某，女，45 岁。1971 年 11 月 8 日初诊。

久患两胁尤其是右胁时痛，每当精神稍受刺激即发作，发则胁痛牵引两侧少腹亦痛，胸腹有紧束感。近又复发，食欲减退，食后脘胀，舌红苔薄白，脉弦细。投以逍遥散全方：柴胡 10g，白芍 10g，甘草 10g，当归 10g，焦白术 10g，茯苓 10g，薄荷 5g，生姜 10g。连服 3 剂，胁痛即止，胸腹即舒，而食增神旺，但停药后，因事焦急，胁痛又作。再进 3 剂，胁痛又止，而停药又作，并感口苦口干。守上方加牡丹皮 5g、栀子 5g，再进 3 剂，胁痛又止。此后坚持上方，每发即服，服后即止，连服数月，遂不复发。

这是一例典型的肝郁胁痛证，故投以逍遥散全方即效。其所以两胁尤其是右胁疼痛并牵引两侧少腹，是因足厥阴肝经布两胁而抵少腹，肝气郁结不通，故胁痛下引少腹，并导致胸腹之气不舒而有紧束感。其所以食欲减退、食后脘胀，则是因为肝木气郁导致脾土气滞之故。逍遥散方以柴胡疏肝为主，并配薄荷以加强其解郁的功能。由于肝木抑郁则横强而失柔，故配白芍、甘草以柔肝。由于肝气郁结则肝所藏之血失其流畅，故配当归以活血。由于木郁克土而致脾胃纳化功能障碍，故配白术、茯苓、生姜以健脾胃。全方配伍巧妙，有主有从，所以成为治疗肝郁的主方。

本案肝郁胁痛，投之立效，即其例证。若因肝木郁而生火者，则宜用逍遥散加牡丹皮、栀子以兼清郁火。本案肝郁胁痛在服逍遥散解除后，因事焦急复发而伴有口苦口干之症，即木郁生火之象，故加丹、栀。这里还应指出的是，肝郁有阴阳之辨，肝郁阳证治宜清疏肝气，如丹栀逍遥散，已如上述；肝郁阴证治宜温疏肝气，我常用逍遥散少加肉桂末和冰片末获效。例如：胡某，女，58岁。患肝郁胁痛阴证，久治无效，投以上方即愈。

梅核气案

例187

黄某，女，30岁。1975年5月8日初诊。

患梅核气1个月余，喉间如有物梗，吐之不出，吞之不下，并有干燥感，干咳，口渴，右胁时痛，但胁痛时则喉不梗，喉梗时则胁不痛，纳可，脉细。投以逍遥散加减：柴胡10g，当归10g，白芍15g，甘草10g，薄荷5g，郁金10g，香附10g，合欢皮30g，代代花10g，绿萼梅10g，桔梗10g，枳壳10g，元参10g，川贝母10g。

5月29日复诊：初服上方2剂，喉梗即除；继进8剂，诸症消失。

例188

黄某，男，20岁。

患梅核气，咽喉如有物梗，吐之不出，吞之不下，并感干燥疼痛，胸部憋闷，口干渴喜冷饮。投以逍遥散加减：柴胡5g，当归10g，白芍10g，甘草10g，薄荷5g，郁金10g，香附10g，桔梗10g，枳壳10g，元参15g，金银花15g，连翘15g。连服5剂，喉痛全除，喉梗减去十之七八，但仍有干燥感，口仍干渴。守上方再进5剂而痊愈。

梅核气是因情志不畅，肝气郁结所致。主症为咽喉有异物感，吐之不出，吞之不下，但并不妨碍饮食，却与精神情绪的变化直接相关，愉快时毫无所苦，生气后即病情加重。本症与现代医学的"癔症球"类似。治以疏肝解郁为主，首选方为逍遥散。《医贯》强调："余以一方治木郁，而诸郁皆愈，逍遥散是也。方中柴胡、薄荷二味最妙。"是真有得之言。个人临床应用此方治疗梅核气确有良效，上述两案即其例证。

周围神经炎案

例189

姚某，男，37岁。1974年9月23日初诊。

患周围神经炎1年。初因铁锤击伤右手中指，发生疼痛麻痹，经久不愈。至今年3月，渐觉双脚如有物挤压，脚心冰冷，并由下而上发展为上下肢奇痒，须用力搔抓方快，渐致手足麻木冰冷，尤以两足为甚。5月天气已暖，穿三双线袜和棉鞋尚有冷感，麻木从手（足）指（趾）起，上行过腕、肘（踝、膝）而达于前臂（大腿），尤以踝关节以下毫无知觉。曾经中西医治疗获效，上肢症状基本消失，惟下肢症状依然。从8月26日起，病情又加剧，经全市中西医会诊治疗无效。现上、下肢麻木冰冷，尤以下肢脚心为甚，不知痛痒，饮食日益减少，体重明显下降，脉细弦而缓。投以当归四逆汤方加味：当归15g，桂枝10g，白芍15g，炙甘草10g，细辛3g，木通10g，生姜10g，大枣30g，黄芪30g，鹿茸2g（末冲）。

10月4日二诊：服上方12剂（前6剂以鹿角胶代鹿茸），手足麻木明显减退，已由腕（膝）关节松解到手（足）指（趾）尖，并稍有知觉，脚心由冷转热，但胃纳仍差。守上方加党参、白术、云苓各15g。

10月9日三诊：再进上方5剂，病情更见好转，尤以右脚趾尖知觉恢复最为明显，但双脚有筋掣、针刺或触电样感，胃纳仍差，疲倦嗜睡而梦多，大便日行2次，量少色黄黑，小便正常。由于昨日天气转凉，左脚心又稍有冷感。守上方加重白芍、炙甘草各为30g。

10月5日四诊：再进上方3剂，手足知觉基本恢复，冷感亦除。现仅踝关节以下仍有轻微麻痹感，胃纳已开，饮食增进。守上方加减以善后：当归15g，桂枝10g，白芍15g，炙甘草10g，生姜10g，大枣30g，黄芪30g，鹿茸2g（末冲），党参15g，白术5g，云苓15g，桑枝120g（煎汤代水）。嘱服5剂后，仍用本方10剂蜜丸长服以巩固疗效。1978年4月，我因讲学到患者所在地，会见其爱人，询知其病早痊愈，并已4年未再复发。

从本案症见上下肢麻木冰冷、脉细弦而缓来看，显属阳气不足，肝经血脉不通之候。这和《伤寒论·辨厥阴病脉证并治》篇所谓“手足厥寒，脉细欲绝者，当归四逆汤主之”，是完全吻合的。故采用当归四逆汤为主，温补肝阳以通血脉。又从其脚心冷甚来看，由于脚心为肾经主穴涌泉所在，冷彻脚心，肾阳必虚，故加鹿茸以壮肾阳。又从其四肢麻木不知痛痒来看，可见卫外之气虚甚，不能畅行肌表，故加黄芪以大补卫气。由于药证吻合，故获良效。

当归四逆汤对神经、血管、关节的多种慢性疾病（如周围神经炎、血栓性脉管炎和风湿性关节炎等）的虚寒证均有效。黄芪能固补卫气，又能利营卫之气，凡营卫间阻滞，无不尽通。故前人用以主治痈疽久败疮，排脓止痛，破癥癖瘰疬瘿赘，止盗汗、自汗及肤痛。由此可见，黄芪既是补药，又是通药，具有既补且通的专长，配伍得宜，则无论气虚、血（阳）虚或因虚而致气血瘀滞等证都可获得不可替代的良效。例如补阳还五汤本是活血化瘀的著名方剂，但为何方中黄芪用量极大？其理由就在于此。这里还须进一步指出的是，鹿为仙兽而多寿，其卧则口鼻对尾间以通督脉。鹿之精气全在于角，角本下连督脉。鹿之角于诸兽为最大，则鹿之督脉最盛可知，故能补人身之督脉。督脉为人身骨节之主，肾主骨，故又能补肾。凡角初生，软嫩者为茸，秉壮健之性，故能补肾家真阳之气。鹿角生用则散热行血消肿，熟用则益肾强精活血，炼霜熬胶则专于滋补。由此可见，鹿角胶主要善治精髓骨血之病。近人徐究仁说：“余同乡有许昶者，忽得脚软不能行，乞余往诊。余诊其脉，沉而细，周身肥白，饮食如常，惟下肢软弱，跬步不能，毛窍竖起，冷汗时出，按之肌肉，且失温度，余断为肾阳虚衰，气化失调。即唐代韩昌黎所谓软脚病也。为疏金匮肾气丸十剂，并嘱继服鹿角胶，当自效。许依法施治月余，果获痊愈。迨十七年春而旧恙复发，两脚软冷如故。忆余前次为其治愈之方，虽已忘却，尚记有鹿角胶一物，遂购服试之，讵料服未一月，竟日臻痊愈。按鹿角胶咸温无毒，《神农本草经》名曰‘白胶’，李时珍谓其‘纯阳能通督脉’，《别录》主腰痛折伤，《日华》主脚膝无力，孟诜主强骨髓，益阳道。盖肾主骨，骨为干，肾藏精，精生髓，以其有强壮肾命之功，故皆主之也”。本案手足麻木冰冷尤以脚心为甚，服当归四逆汤加鹿茸、黄芪后，脚心即由冷转热，这显然应归功于鹿茸。

例 190

郑某，男，39岁。1973年9月24日初诊。

患周围神经炎。病起于上月10日做报告后，突然右手抬不起来，继而两手及脚震颤酸麻疼痛浮肿，尤以右手及右脚为甚，曾先后跌倒7次不能自起，心悸，失眠，食欲不振，舌红，脉弦细数。投以大定风珠加减：炙甘草15g，白芍15g，阿胶10g，生地黄15g，麦冬15g，龟板15g，鳖甲15g，生牡蛎30g，五味子5g，钩藤15g，菊花10g。连服21剂，手足震颤、疼痛基本解除，酸麻大减，浮肿消失，肢力增加，心悸渐止，夜寐已安，知饥思食，因自守上方再进以巩固疗效。

1974年2月22日复诊：继服上方后，病已基本痊愈4个多月。现仅有时微感手足震颤，但仍心悸、纳差。继予健脾益气、敛肝息风为主：党参15g，白术15g，云苓15g，炙甘草15g，白芍10g，五味子10g，山萸肉15g，黄芪15g，六曲10g，谷麦芽各15g，鸡内金10g，以靖余波。

例191

邓某，女，16岁。1993年2月17日初诊。

去年11月起病头晕，至春节前继发右手麻，节后发展到右足麻，以至右半身麻木、运动不灵，右足尚能跛行，但不能持久，久则疲累难支，夜寐时自发笑，时吐痰水，口淡乏味，不饥不思食，喜热饮，尿少色黄如茶，大便结，3~4日1行，舌苔白腻，脉细涩。投以补阳还五汤加味：黄芪50g，当归15g，赤白芍各15g，川芎10g，地龙15g，桃仁10g，红花10g，天麻15g，白术15g，法半夏15g，陈皮15g，云苓30g，甘草5g，党参30g，防风30g，秦艽15g，川牛膝15g，木瓜10g，生薏苡仁30g，桑寄生30g，杜仲15g，续断15g。

2月20日二诊：服上方3剂，右上下肢由麻木而渐知疼痛，跛行显著改善，时吐痰水减少，食欲好转，夜寐已安，不再发笑。今日大便1次，粪成条、色黄黑。守上方加枸杞子15g、菊花10g、钩藤10g、僵蚕15g，再进3剂。

2月24日三诊：右手足痛感增加，跛行消失，但步履仍欠稳健，头晕吐痰均见减轻，自从20日大便1次后，至今未解，但腹不胀，尿仍黄，舌尖红，苔薄黄，脉仍细涩。守上方加减：黄芪120g，当归30g，赤白芍各30g，川芎15g，地龙15g，桃仁15g，红花15g，鸡血藤30g，防风30g，秦艽30g，生大黄10g，党参30g，白术15g，云苓30g，甘草10g，法半夏10g，陈皮 30g，川牛膝 15g，木瓜 10g，生薏苡仁 30g，桑寄生 50g，杜仲 30g，续断 30g。患者服此方后，病获痊愈。

本例虽未经西医确诊为周围神经炎，但因其手足发麻严重，与例 189 症状类似，故附此以便对照研究。

精神病案

例 192

盛某，女，28 岁。1962 年 8 月 25 日初诊。

体肥不孕，心情抑郁，致患神经官能症，日益加重。近日烦躁不寐，言语不休，时吐白沫痰，舌红，脉细弱。投以百合地黄汤合甘麦大枣汤、生脉散加味：百合 30g，生地黄 15g，甘草 30g，小麦 30g，红枣 30g，党参 15g，麦冬 10g，五味子 5g，生龙牡各 30g，酸枣仁 15g，柏子仁 15g，山药 15g，枸杞子 10g。患者坚持服上方 1 年余，病获痊愈。随访多年，未见复发。

例 193

祝某，女，31 岁。1963 年 3 月 3 日初诊。

久患神经官能症，寐少梦多而盗汗，急躁易怒，时时太息，五心烦热，口舌干燥，入暮尤甚，喉间如有黏痰难出，不思饮食，大便干结，活动较多则气喘，容易感冒，如感冒则眼鼻冒火。近几年来，经常头晕，晕甚时头顶及左侧疼痛，有时头项背腰酸胀，曾先后出现 2 次惊厥、1 次血尿。近半年来，常常发生心里难过而头晕尤甚，情绪激动，意图打人毁物，必须两手紧握，才能徐徐缓解（持续时间由几分钟至几小时甚至一整天）。最近每天都有阵发性周身麻痹而冷，尤以脚麻为甚，舌红苔微黄，脉细弱。投以百合地黄汤合甘麦大枣汤、生脉散加味：百合 15g，生地黄 10g，甘草 15g，小麦 30g，大枣 3 枚，党参 15g，麦冬 10g，五味子 5g，酸枣仁 15g，柏子仁 15g，茯神 15g，生龙牡各 15g，生黄芪 15g。

3 月 7 日二诊：服上方 3 剂，失眠好转，梦亦大减，前夜安睡通宵，昨夜因人声吵醒后未能再入寐，周身麻冷大减，脚麻已除，食欲渐启，脉力渐增，但仍头晕甚。守上方加天麻 5g、枸杞子 15g、菊花 5g、白术 10g、葛根 15g。

3 月 30 日三诊：据患者爱人余某来信告示：再进上方 10 剂，头晕大减，痛亦渐止，其他症状继续好转，病情基本控制。现已怀孕，饮食减少，近日感冒，咳痰难出，有时眼睛冒火。仍守上方加减以调理之。

例 194

岳某，男，55 岁。1991 年 6 月 15 日初诊。

患者于 1989 年 3 月受刺激后患神经官能症，哭笑无常，喜说话，语言表达障碍，情绪稍激动即难以控制，甚至昏厥，须臾自醒，纳可，口干喜冷饮，失眠，心中烦热，头昏乏力，心悸易惊，神情抑郁，畏缩，面色晦暗，形瘦，舌红，苔白腻多齿痕，脉沉细弱。方用百合地黄汤合甘麦大枣汤、生脉散加味：百合 30g，生地黄 30g，甘草 10g，小麦 30g，红枣 10 枚，党参30g，麦冬30g，五味子15g，酸枣仁30g，柏子仁30g，菖蒲10g，远志10g，生龙牡各30g。1991年11月13日家人告知：服上方30剂，病获痊愈，已上班工作。

例195

李某，男，25岁。1990年6月3日上午初诊。

患神经官能症8年余，精神不振，多疑，终日坐卧不安，自言自语，面红，汗多，夜难入寐，大便结，3~4日1行，甚至非灌肠不解，渴喜冷饮，舌苔白黄相兼而润，边有齿痕，脉细数。方用百合地黄汤合甘麦大枣汤、生脉散、温胆汤加味：百合30g，生地黄30g，甘草10g，小麦30g，红枣10枚，党参30g，麦冬15g，五味子10g，竹茹10g，枳实10g，法半夏10g，陈皮10g，云茯苓30g，菖蒲10g，远志10g。

6月12日上午二诊：服上方第1剂后，泄泻1次，此后未再发生，但大便自此每日畅行1次，时自矢气，情绪好转，虽仍多疑，但自言自语减少，夜寐见安。守上方再进。

7月1日上午三诊：服上方共24剂，多疑基本解除，心情好转，开始会修饰自己（如刮脸、剪指甲等），睡眠、饮食、二便正常。守上方再进。

7月18日上午四诊：病情稳定好转。嘱守上方长服以巩固疗效。

例196

万某，男，18岁。1992年12月25日初诊。

患者于11月7日晚突然出现精神失常，12日住入精神病院，12月3日出院。现用西药控制，神志基本清楚，但仍时有幻听，喉间常觉痰梗，吐之不出，吞之不下，有时吐黄稠痰，胸胁痞闷偶有跳痛，咽喉干燥，口干喜温饮，手心热，自觉身热时则舒适，不恶寒，知饥纳佳，大便偏干色黄，小便时黄，舌根微见薄黄苔，脉浮细数按之弱。投以百合地黄汤、甘麦大枣汤、生脉散、温胆汤合方加味：百合15g，生地黄15g，甘草10g，小麦30g，红枣10枚，西洋参10g，麦冬15g，五味子10g，竹茹10g，枳实10g，法半夏10g，陈皮10g，云苓30g，川贝母15g，丹参15g，生龙牡各30g。5剂。

12月31日二诊：药后精神见爽，痰见减少，小便转清量多，惟仍感喉间痰梗，有时干痛。守上方加桔梗15g，再进7剂。

1993年1月9日三诊：自觉诸症消失，喉间虽仍觉有痰，但已易咳出。守二诊方再进7剂。

例197

李某，女，22岁。1991年4月6日上午初诊。

患神经官能症半年，每月发作1次，发则目呆视，头脑不大清明，语言有些错乱或沉默不语，不欲走动，持续约10天缓解。3月8日发作，至今尚未完全缓解，头昏，鼻衄，舌质紫暗有瘀斑，脉沉细。投以百合地黄汤合甘麦大枣汤加味：百合30g，生地黄30g，甘草10g，小麦30g，红枣10枚，菖蒲10g，远志10g，丹参30g，茯神30g，生龙牡各30g，天麻10g，钩藤10g，菊花10g。5剂。

4月12日上午二诊：近日鼻衄止，舌紫暗瘀斑明显减退。守上方加重丹参为50g，菖蒲、远志各为15g，生龙牡各为50g。再进5剂。

4月19日上午三诊：精神状态已趋正常，寐安梦少（过去多梦纷扰），舌上瘀斑消失。守上方再进5剂。

4月24日上午四诊：面色转华，神情开朗，言笑如常，夜寐甚安。嘱守上方隔日1剂，再服10剂。

5月16日上午五诊：近月病未复发，一切情况正常。嘱守上方长服以巩固疗效。

例198

喻某，女，41岁。1991年1月9日上午初诊。

患者于1968年9月出现精神分裂症（其母亲有精神病史），曾在南昌市精神病院住院治疗，服药缓解后，1970年在商店工作。至1975年产后劳累后复发，又住院治疗两个半月，缓解出院。1977年再次生产。1982年引产后病复发，服“复珍片”至今未愈。今年因中耳炎引发头晕、心悸、失眠，前夜通宵不寐，昨夜服“复珍片”5片后，只睡了2小时，心悸恐惧，怔忡健忘，注意力不集中，心中烦热，时有火气上冲，咽喉口鼻眼如冒烟，面赤，手足筋肉动惕，牵引左口角甚至歪斜，口舌麻木不知味，有时打嗝，不知饥饿，大便结、时带血，尿频、尿少、尿赤，白天怕冷，夜间失眠则燥热掀被，月经后期量多难净，舌红苔薄白，脉细数按之弱。方用百合地黄汤合甘麦大枣汤、生脉散加味：百合30g，生地黄30g，生、炙甘草各10g，小麦30g，红枣10枚，党参30g，麦冬15g，五味子10g，酸枣仁30g，柏子仁30g，夜交藤30g，合欢皮30g，云茯苓30g，山药30g，莲子30g，珍珠粉2g（冲服）。

1月13日上午二诊：服上方3剂，夜寐渐安（能入睡六七小时），情况比较稳定。近日渐知饥饿，惟仍头晕，不能劳作，否则病即加甚。守上方加天麻10g、枸杞子15g、菊花10g，再进5剂。

1月23日上午三诊：由于药后疗效显著，因自加服5剂，现感一切正常，自云病愈。嘱守方长服以巩固疗效。

例199

陆某，男，36岁。1993年3月20日初诊。

自1985年起，因精神受刺激患神经官能症，经常失眠，思想难以集中。一度精神失常，自觉烦闷，深夜出走，反复发作，多疑，悲观，春季及受刺激后多发，发则难以自控，一般两三天可恢复正常。服西药镇静剂后，口苦，小便赤，神疲，平时嗜睡，易怒，舌紫红少苔，脉寸关缓滑、两尺不应。方用百合地黄汤合甘麦大枣汤、生脉散加味：百合30g，生地黄30g，生甘草15g，小麦30g，红枣10枚，西洋参10g，麦冬15g，五味子10g，生龙牡各30g，菖蒲15g，远志15g，竹茹10g，知母15g，丹参30g，川贝母15g，天竺黄15g。

3月31日二诊：服上方7剂，精神见好，不嗜睡，夜寐安，两尺脉已应指，有时脘闷不适，大便软烂、色青黄，矢气多。守上方加山药、莲子、焦白术各30g，枳壳15g，陈皮15g，佛手15g。再进7剂。

4月12日三诊：脘闷解除，矢气仍多，喜喝白开水，大便成软条色黄，有时仍感烦闷，说些不应该说的话。守二诊方去知母、川贝母、天竺黄，减枳壳、陈皮各为10g，加半夏10g、云苓30g。再进7剂。

4月26日四诊：精神好，夜寐安，大便正常，舌脉平，唯无饥饿感，胃纳稍减。守三诊方加山楂、谷麦芽各30g，六曲10g。再进7剂。

5月14日五诊：病情稳定好转，舌脉已平。嘱守上方长服以巩固疗效。

例200

付某，女，49岁。1993年1月28日初诊。

患神经官能症和侧索硬化症。失眠（甚至彻夜不寐），胸闷，善太息，不知饥不思食，大便不爽，形寒肢冷易感，小腹以下连右下肢、右臀部麻痹灼热、酸软无力，左膝痛，足趾麻，下肢诸症晨轻暮重、平卧时消失、起坐即作，舌苔微黄腻，舌下血管网形成，脉弱。投以逍遥散加味：当归10g，赤白芍各10g，柴胡5g，云苓15g，白术10g，甘草10g，生姜3片，薄荷3g，小麦30g，红枣5枚，合欢皮15g，夜交藤15g，谷麦芽各15g，佛手10g，酸枣仁15g，党参15g，黄芪5g。3剂。

1月30日二诊：药后次晚得安眠9小时，下肢酸痛、灼热均减。守上方再进5剂。

2月4日三诊：胸闷减轻，太息减少，睡眠偶差，但精神见好。

守上方加百合15g、生地黄10g、山药15g、莲子15g，再进5剂。

2月9日四诊：诸症继减，知饥思食，大便成条。守上三诊方再进5剂。

2月13日五诊：胸已不闷，神旺，食增，便调，寐安，惟下肢麻痹等症仍存。守三诊方加鸡血藤15g、桑寄生30g、杜仲15g、川断15g、川牛膝10g，再进5剂。

2月18日六诊：下肢麻痹等症继减。守五诊方再进7剂。

2月25日七诊：下肢麻痹等症继减，其他情况均好。守方再进7剂。

3月2日八诊：下肢及臀部诸症显著好转。守方再进7剂。

3月13日九诊：诸症近除，走路较前平稳。守方再进7剂而愈。

例201

徐某，男，23岁。1991年9月4日初诊。

患神经衰弱症。头昏，精神差，四肢乏力，全身有发热感，精神不集中，寐差，醒时疲倦感明显，怕冷，背心时出冷汗，饥而不欲食，小便黄，大便干结如羊粪状，2~3日1行，晨起口干甚，舌淡红苔薄白微腻，脉细。方用四君子汤合玉屏风散、生脉散加味：党参30g，白术15g，云苓30g，甘草10g，黄芪50g，防风15g，北沙参30g，麦冬30g，五味子10g，生地黄30g，玉竹30g，元参30g。3剂。

9月7日二诊：药后精神好，夜寐安，已不大怕冷，冷汗停止，大便不干，口干减轻。守上方再进4剂。

9月11日三诊：药后虽精神转佳，但全身仍有发热感，手心热。改方用补中益气汤合生脉散加味：黄芪60g，党参50g，白术15g，炙甘草10g，当归10g，升麻10g，北柴胡10g，银柴胡15g，青蒿15g，地骨皮15g，酸枣仁15g，柏子仁15g，陈皮10g。3剂。

9月13日四诊：药后仍发烧如前。改投青蒿鳖甲汤加味：青蒿15g，生鳖甲30g，地骨皮30g，银柴胡30g，知母15g，生地黄15g，牡丹皮15g，麦冬15g，五味子10g。7剂。

9月21日五诊：全身发热感消失，仅余轻度手足心热，咽干，上楼有腰酸气短感。守上方加北沙参30g、桑寄生30g、杜仲15g、川断15g，再进7剂而愈。

以上10例治验，都属精神病中的阳热证，并以百合地黄汤合甘麦大枣汤、生脉散为主方获得良效。考《金匮要略》百合地黄汤所主的百合病，尤在泾注“全是恍惚去来，不可为凭之象。惟口苦，小便赤，脉微数，则其常也。所以者何？热邪散漫，未统于经，其气游走无定，故其病亦去来无定，而病之所以为热者，则征于脉，见于口与便，有不可掩者矣。”又《医宗金鉴》注：“平素多思不断，情志不遂，或偶触惊疑，卒临境遇，因而形神俱病，故有如是之现证也。”百合味甘平微苦，功能养阴清热润燥，不仅常用于肺胃阴虚燥热之病，而且对心肝血虚火旺之证具有养血安敛神魂之功。故张山雷指出“按百合之花，夜合朝开，以治肝火上浮，夜不成寐，甚有捷效，不仅取其夜合之义，盖甘凉泄降，固有以靖浮阳而清虚火也。”生地黄气味甘寒，功能滋肾阴，养心血，既能生新血，又能消瘀血，且能清火润燥，凉血止血，有养阴泻心之力，无腻膈碍胃之弊。由此可见，百合与生地黄二药相配，对心肝血虚而神魂不宁之失眠、惊悸、恍惚、错乱等症是有妙用的。《金匮要略》主治脏躁的甘麦大枣汤中的甘草，早在仲景就用以治疗烦悸惊狂、卧起不安、悲伤欲哭等症，后世更历言其安定神魂之功。小麦《名医别录》用以除热止烦；《千金》谓其“养心气，心病宜食之”；《本草经疏》谓其“入手少阴经……肝心为子母之脏，子能令母实，故主养肝气。”大枣《本经》主治大惊；《千金方》用以治烦闷不眠。由此可见，三药相配，对心肝血虚而神魂不宁的失眠、惊悸、恍惚、错乱等症，也是有其妙用的。但两方同中有异的是，前方甘寒比较长于清心热，后方甘平比较长于缓肝急。《温病条辨》生脉散属酸甘化阴法，本用以治上焦温病津气散脱之证，但此方不仅能敛养津气以固脱，也能敛养神魂以安眠。如人参《本经》用以“安精神，定魂魄，止惊悸，开心益智”。麦冬《名医别录》用以“保神”；《本草拾遗》用以“止烦热”；《本经逢原》用以“定心热惊烦”。五味子近时临床常用以治“心悸失眠”等，足以证明。

例 202

梁某，男，36 岁。1964 年 6 月 1 日初诊。

病因大惊而起，发生“恐怖症”，日夜恐惧不安。晚上不敢独宿，即使有人陪伴，也难安寐而时自惊醒。白天不敢独行，即使有人陪伴，也触目多惊而畏缩不前。每逢可怕之事（即使常人以为毫不足怕之事也引以为怕），即自发呆而身寒肢厥拘急，阴筋缩入，四肢汗出，发作过后，则矢气、尿多，饮食减少，舌淡苔白，脉弦。方用桂甘龙牡汤加味：桂枝15g，炙甘草30g，生龙牡各30g，生姜10g，大枣6枚，小麦60g，菖蒲10g，远志10g，龙眼肉60g。

6月7日二诊：服上方3剂，夜寐渐安，恐惧感明显减轻，发呆次数大减。现在可以独自前来就诊，不再需人陪伴。守上方再进。

7月5日三诊：上方由于其在所属公费医疗单位转抄时改药减量而疗效不显。时值盛夏，犹穿夹衣，自汗恶风。守上方加生黄芪15g、白芍10g。患者坚持服上方，病获痊愈，未再复发。

例203

郭某，男，36岁。1985年1月10日初诊。

1983年7月下旬因防洪受惊吓，发生“恐怖症”，疑虑重重，胡思乱想，经治无效。至1984年4月，心悸失眠，恐惧更甚，在南昌市精神病院住院治疗3个月，病情加重，不思饮食，食入恶心欲吐，出院后，多方医治，仍无效验。投以桂甘龙牡汤加味：桂枝15g，炙甘草15g，生龙牡各30g，菖蒲15g，远志15g，龙眼肉30g，茯神30g，夜交藤30g，合欢皮30g，小麦30g，红枣30g，生姜30g，陈皮60g。

2月1日二诊：服上方33剂，失眠稍见好转，但恐惧和胡思乱想依然。守上方加减：桂枝30g，炙甘草30g，生龙牡各

30g，龙眼肉30g，生姜30g，红参10g，鹿茸末4g（冲服），熟附子15g，肉桂10g，菖蒲20g，远志20g。

3月17日三诊：服上方5剂，已不再胡思乱想，但仍恐惧不已。因守上方去鹿茸（因价高昂），加重熟附子为30g再进。服后饮食虽不再恶心，但恐惧仍不减，乃逐渐加重熟附子至120g（2月28日方为60g，3月5日方为80g，3月11日方为120g）。现恐惧感减轻，惟时有滑精。守上方出入：熟附子120g（先煎1小时），红参10g，桂枝15g，炙甘草30g，生龙牡各60g，菖蒲15g，远志15g，莲须15g。沙蒺藜30g，芡实30g。

3月22日四诊：17日回家时，自觉不大恐惧，服上方5剂后，恐惧感已基本消失，夜间上床不久即能入寐，未再滑精。守上方再进5剂。

3月28日五诊：恐惧感已消失。守上方加减以调理之。

1991年2月27日上午患者面告，自1985年服上方病愈后，6年来未再服药，一切正常，一直在工作，并能胜任农活。

以上两例治验，都属精神病中的阴寒证，并均以桂枝甘草龙骨牡蛎汤为主方。从其前例病因大惊而起，日夜恐惧不安，晚上不敢独宿，即使有人陪伴，也难安寐而时自惊醒，白天不敢独行，即使有人陪伴，也触目多惊而畏缩不前，每逢可怕之事即自发呆而身寒肢厥拘急并引入阴筋，发作过后矢气、尿多，饮食减少，舌淡苔白，脉弦来看，其病机是因心肝虚寒，以致神魂不安；也可知其人必素本心肝阳气不足，猝逢大惊，“惊则气散”而发病。失眠虽多见于心肝虚热病中，但在心肝虚寒病中也可碰到。因为神魂是否安宁，是以心肝阴阳是否平衡为前提的。即心肝阴阳平衡，内在环境不寒不热，则神魂舒适而寐安；心肝阴阳不平衡，内在环境或因阳亢而热，或因阴盛而寒，则神魂难安而失眠。这就是心肝虚寒之所以失眠的原因所在。有人根据阴静阳动之理，认为失眠只可能见于阳热病中，而不可能见于阴寒病中，并以《伤寒论》少阴病寒化证的“但欲寐”及热化证的“心中烦，不得卧”为例来说明。这种认识是不够全面的。就少阴病寒化证的“但欲寐”而言，其症并非神静寐安的真寐，而是一种似睡非睡、似醒非醒、呼之能应、问之能答（只是声音低微）的神萎假寐（故称之为“欲寐”）。又如阳热病证，虽然多见烦躁失眠，但也有反见昏沉嗜睡者，乍看似属阴静之象，其实是因热盛神昏所致。由此可见，临床辨证必须具有“一分为二”的观点。又本例之所以日夜恐惧不安，也是由于心肝（胆）阳气不足所致。其所以身寒肢厥拘急，是因少阴心阳不足，不能温养血脉所致。其所以引入阴筋而脉弦，是因厥阴肝阳不足，不能温养筋脉（肝主筋，其脉络阴器）所致。因此，采用《伤寒论》桂枝甘草龙骨牡蛎汤方为主。此方以桂枝为主药。桂枝性味辛甘温，既能入心以温心阳而通血脉，又能入肝以温肝阳而养筋脉并疏达木气；配以炙甘草补中益气，使辛甘化阳，以加强其温养阳气的效能；伍以龙牡重镇固涩以安神魂；并加远志、龙眼肉以增强其养心安神的作用。远志性味辛甘苦温，《本经》云：“补不足……益智慧，耳目聪明，不忘，强志，倍力。”《名医别录》云：“定心气，止惊悸。”《药性论》云：“治心神健忘，安魂魄，令人不迷。”

张山雷说："远志味苦入心，气温行血而芳香清冽，又能通行气分。"贾九如说："远志味辛重，大雄，入心开窍，宣散之药。"由此可见,远志对神志不宁和血脉瘀滞的心病都有良好的效果，但只适宜于心虚寒证，而不可用于心实热证（但也间有配合苦寒泻心火等药同用的）。又菖蒲性味辛苦温，《本经》说："开心孔，补五脏，通九窍，明耳目，出声音。"《本草求真》指出："石菖蒲……辛苦而温，芳香而散……实为心气不足要剂。"张山雷说："菖蒲芳香清冽，得天地之正，故能振动清阳而辟除四时秽浊不正之气……凡停痰积饮，湿浊蒙蔽，胸膈气滞，舌苔白腻或黄厚者，非此芬芳利窍不能疏通。"王秉衡说："石菖蒲舒心气，畅心神，怡心情，益心智，妙药也。而世俗有散心之说,不知创自何人？审是,则周文王嗜此,何以多男而寿考耶？故清解药用之，赖以祛痰秽之浊而卫宫城；滋养药用之，借以宣心思之结而通神明。"此药作用与远志基本相同，故常配伍，以期相得益彰。由此可见，菖蒲对于本案实亦可用，但前例遗之，故后例则加之。龙眼肉《本草经疏》云其"味甘，气平，无毒，入……手少阴经。少阴为君主之官，藏神而主血，甘能益血补心，则心主强，神明通……心得补则火下降而坎离交，故能安志。肝藏魂，主纳血，心家血满，则肝有所受而魂强。"《本草求真》云："龙眼气味甘温，多有似于大枣，但此甘味更重，润气尤多，于补气之中又更存有补血之力。故书载能益脾长智，养心保血，为心脾要药。是以心思劳伤，而见健忘怔忡惊悸……俱可用此为治。盖血虽属心主，而亦赖脾以统，思虑而气既耗，则非甘者不能以补，思虑而神更损，则非润者不能以济。龙眼甘而兼润，既能补脾固气，复能保血不耗，则神气自尔长养，而无惊悸健忘之病矣。”王士雄说：“龙眼甘温，补心气，定志安神。”王秉衡说：“龙眼肉纯甘而温，大补血液。”由上述可见，本案桂甘龙牡汤中重加龙眼肉是很有必要的。其所以加入小麦和大枣，寓甘麦大枣汤于桂甘龙牡汤中，则是因为本案现有“肝苦急”之证，必须“急食甘以缓之”。又其所以加入生姜和大枣，则是因为本案饮食减少，加此以和中开胃进食。由于方药恰中病机，故初服3剂，即获显效。继因时当夏令，犹穿夹衣，自汗恶风，而更加黄芪、白芍，寓黄芪桂枝五物汤于桂甘龙牡汤中以益卫固表敛汗，再进而病痊愈。

从其后例来看，虽然证治基本相同，但病情轻重有别。前例病情较轻，故但用桂甘龙牡汤即可奏效；后例病情较重，由于少阴阴寒太甚，故初投桂甘龙牡汤多剂，失眠虽稍见好转，但恐怖症依然。因小量加入参、茸、附、桂，仍未见好转，此后逐渐加重附子用量由15g→30g→60g→80g→120g，始见显效，恐怖症终获全除。这是我60年来仅此一见的恐怖症重症，至今回味犹浓。

消化系统病案

消化性溃疡病案

例204

陈某，男，40岁。1974年7月25日初诊。

胃脘痛10多年，早经钡餐检查确诊为胃窦炎和十二指肠球部溃疡，曾先后发生吐血、黑便3次，每当形寒饮冷，胃脘即痛而喜按喜温，不思饮食，不吐酸水，经常大便溏泄。自从发生胃痛后，逐渐夜不安寐，入寐约半小时即醒，至今未获改善。近时胃脘痛甚，舌淡苔白，脉缓细弱。投以香砂六君子汤加味：广木香10g，砂仁10g，党参15g，焦白术15g，白茯苓15g，炙甘草10g，法半夏10g，陈皮10g，合欢皮15g。

并给予自制胃痛散方：甘草90g，陈皮90g，冰片15g，乳香50g，没药50g，延胡索50g，乌贼骨30g，鸡内金60g。共研细末，每服0.5~3g，日3次，温开水送吞。

1975年1月5日二诊：服上方至今，胃脘痛除，纳开食香，虽进干饭亦不胃痛，只是在过饱时稍感胃胀，但仍寐差多梦。守上汤方、散方再进以巩固疗效。

1976年2月14日三诊：继服上方后，胃痛痊愈1年多，每天能进米饭500g左右，夜寐亦安。近因春节肉食较多，有时胃脘微痛，大便软烂不成条，日行2次，口臭，舌苔白腻，脉缓细弱。仍给予香砂六君子汤加山楂、六曲、谷麦芽和胃痛散方以巩固疗效。

例205

李某，男，44岁。1975年3月4日初诊。

胃脘痛2年，曾经钡餐检查确诊为胃溃疡。近时胃脘痛甚而喜按喜温，无论饥或饱时都痛，时时嗳气，肠鸣，大便溏泄，寐差头昏，脉缓弱。投以香砂六君子汤加味：广木香10g，砂仁10g，党参15g，焦白术15g，白茯苓15g，炙甘草5g，法半夏10g，陈皮15g，山楂15g，六曲10g，谷麦芽各15g。据患者6月17日来信称：服上方5剂，胃脘痛止，其他症状均见减轻。因守上方服至30剂，胃痛未再发生，诸症全除，眠食精神均佳。回信给予胃痛散方以巩固疗效。

例206

傅某，男，41岁。1975年4月7日初诊。

胃脘痛10多年，曾经钡餐检查确诊为十二指肠球部溃疡。胃痛冬寒时加重，夏热时减轻，痛与饮食有关，经常呕吐酸水、痰涎，时时噫气，心下痞满有振水音，按之则痛甚，夜寐不安，脉缓弱。投以香砂六君子汤加味：广木香10g，砂仁10g，党参15g，焦白术15g，白茯苓15g，炙甘草5g，法半夏10g，陈皮15g，山楂15g，六曲10g，谷麦芽各15g。并给予胃痛散方。

4月12日二诊：服上汤方5剂，胃脘痛止，不再吐酸。但前3剂药下即感腹胀肠鸣矢气，需服散剂才能缓解。昨今两日药下又见腹胀，现左腹部及小腹部微痛，大便日行1次，粪软色黄，尿清，纳可，寐安，舌面润滑，脉转有力。守上汤方加厚朴、枳壳各10g。

4月21日三诊：服上汤方5剂，药下仍感腹胀，但如停服汤剂，专服散方则腹不作胀。现胃痛基本解除，仅有时微有隐痛。近日痰多色白而清稀。改投自制五消饮方加味：山楂15g，六曲10g，谷麦芽各15g，鸡内金10g，莱菔子10g，陈皮15g，枳壳10g，刺猬皮15g。

4月28日四诊：服上汤方5剂，矢气增多，腹胀全除，痰亦减少，知饥思食，大便成条，口苦。守上汤方加重刺猬皮为30g再进。并嘱守散方长服以巩固疗效。

例207

夏某，男，38岁。1971年9月12日初诊。

胃脘痛已八九年，曾经钡餐检查确诊为十二指肠球部溃疡。近年逐渐加剧，饥时胃痛即作，午后尤甚，饮食减少，只能少进软食，不能进硬饭，嗳气，矢气多则较舒，即使胃痛有时缓解而心下按之仍痛，脉缓弱。投以香砂六君子汤：木香10g，红豆蔻10g，太子参15g，焦白术15g，白茯苓15g，法半夏10g，陈皮10g，炙甘草10g。连服5剂，药下即觉腹中气机运转，矢气增多，胃痛明显减轻，食欲渐振，近日虽进硬饭亦不胃痛。乃嘱守方长服以巩固疗效。

例208

何某，男，39岁。1971年12月23日初诊。

胃脘痛10年，曾经钡餐检查诊为十二指肠球部溃疡。近因患阑尾炎穿孔，经手术治疗后，胃痛剧作，喜按喜温，口泛酸水，头晕神疲肢倦，舌苔淡黄而腻，脉沉细。投以香砂六君子汤加味：木香10g，红豆蔻10g，党参15g，白术10g，茯苓15g，炙甘草10g，法半夏10g，陈皮15g，山楂15g，六曲10g，谷麦芽各30g，鸡内金10g，藿香10g，佩兰10g，云南白药1瓶（冲服）。连服5剂，胃痛解除，口不泛酸，食增神旺，现惟右胁下微痛。

守上方去藿香、佩兰。再进 10 剂，胃痛未再发生。最后给予胃痛散方以巩固疗效。

例 209

陈某，男，38 岁。1974 年 6 月 23 日初诊。

胃脘痛 14 年，曾经钡餐检查确诊为十二指肠球部溃疡，近年病情加剧。现在每天上午 10 时、下午 4 时、晚上 9 时定时胃痛，得热饮食则痛暂缓解，纳差，口淡或苦，舌苔白腻，脉缓而细弱。既往患肾炎，迁延 6 载，近年好转，但劳累后仍感腰疼，小便黄短或如米汤。投以香砂六君子汤加味：木香 10g，砂仁 10g，党参 15g，白术 15g，云茯苓 15g，炙甘草 10g，法半夏 10g，陈皮 10g，桑寄生 30g。连服 5 剂，胃痛消失，只是有时微感嘈杂。过去容易感冒，近日又有感冒前的疲乏感。守上方加生黄芪 15g、防风 10g，并嘱守方长服以巩固疗效。

例 210

欧阳某，女，33 岁。1974 年 10 月 21 日初诊。

胃脘痛已六七年。过去每年发作几次，现在每月发作几次。近时胃中冷痛，大便溏泄，胃纳尚可，夜寐多梦，舌淡，脉缓而细弱。投以香砂六君子汤加味：广木香 10g，砂仁 10g，党参 15g，白术 15g，云茯苓 15g，炙甘草 10g，法半夏 10g，陈皮 10g，丹参 30g，檀香 10g，沉香 10g。连服 5 剂，胃痛全止，给予胃痛散以巩固疗效。

例 211

曾某，男，32 岁。1974 年 1 月 16 日初诊。

胃脘痛多年。去年 12 月 24 日经某医院钡餐检查发现食道主动脉弓压迹下可见一袋状凸突出影，大小为 0.5cm×2.5cm，钡剂存留时间较长，确诊为食道憩室。今年 1 月 14 日经该院钡餐检查复查发现食道憩室仍如前。近时胃痛饥时即作，痛甚则呕吐酸水，并曾吐血 1 次，饮食喜热恶冷，只能进软食，不能进硬饭，胸中烦热，夜寐不安，舌红有瘀斑，脉缓。投以香砂六君子汤加味：广木香 10g，砂仁 10g，党参 15g，焦白术 10g，云茯苓 15g，炙甘草 5g，法半夏 10g，陈皮 10g，竹茹 10g，枳实 10g，山楂 15g，六曲 10g，谷麦芽各 15g，鸡内金 10g，夜交藤 30g。并给予胃痛散原方加牡蛎 60g、佛手 60g、沉香 30g。

6 月 10 日复诊：服上汤方 10 剂、散方 2 料，胃痛基本解除，胃纳明显增加。最近胃已不痛，但仍感胸中烦热，夜寐不安，大便结。前日仍往该院钡检复查，发现食道钡剂通过顺利，黏膜清晰，钡剂通过食道上端主动脉弓稍下方有一轻度局限性扩张，但无明显食道憩室。因守上散方加丹参 90g、黄连 30g，继进以巩固疗效。

例 212

万某，男，50 岁。1974 年 9 月 7 日初诊。

胃脘痛多年，曾经钡检确诊为十二指肠球部溃疡，胃痛时作时止。近时复作，饮食大减，肌肉瘦削，大便秘结，神疲肢倦，头晕欲倒，血压 10.7/6.67kPa，夜寐不安，容易感冒。既往患有肾炎和肝炎，面浮脚肿，血检蛋白倒置，尿检常见蛋白及红、白细胞，肝区时痛，不能右侧卧位，舌红苔黄，脉细弱。投以胃痛散方加鹿茸 15g。

11 月 24 日复诊：服上散方后，胃痛全止，食增神旺，体重增加，血压升至 12/8kPa，头已不晕，夜寐渐安，大便不结，肝区痛减，能够右侧而卧，血检蛋白倒置明显好转，尿检蛋白及红、白细胞消失。守上散方继进以巩固疗效。

例 213

袁某，男，45 岁。1974 年 10 月 17 日初诊。

胃脘痛多年，曾经钡检确诊为幽门管溃疡病。近时胃痛不止，舌前部两侧有瘀斑，苔微黄，脉细弱。投以胃痛散方。

1975 年 8 月 28 日复诊：服上散方后，胃脘痛除，曾有半年多未再发生。近因停药，心下按之微痛。嘱守上散方长服以竟全功。

胃脘痛为临床上最常见的证候之一。其病机虽有寒热虚实之辨，但多属虚寒。当脾胃虚寒尚处于气虚阶段时，我最喜用香砂六君子汤。回忆抗战时，随家迁居峡江县黄泥岗村，患胃痛甚剧，卧床 1 个多月，粒米不进，每天只能喝些汤水，大肉尽脱，形容憔悴，势颇危殆。当时我行医不久，经验贫乏，在中西医药杂投无效的困境中，幸自试用此方获效，并坚持服至病愈为止。从此香砂六君子汤方给我留下极其深刻的印象，凡遇此证，必投此方，常可收到满意的效果。此方功能健脾温胃，既能补气虚，又能行气滞，补气而不壅气，行气而不伤气。故《中国医学大辞典》指出：“此为通补兼施之方……补而兼通，则功力倍宣，通而兼补，则元气大振，相得益彰矣。”凡脾气虚弱而胃寒气滞作痛者，服之每获良效。由于脾气虚弱，运化不良，常有食积胃脘，故多加入山楂、六曲、谷麦芽、鸡内金以助运化而消食积。其中鸡内金以胃治胃，能消能补，为治疗胃病的良药（民间验方用鸡肫焙干研细末，调入适量红糖服之，治顽固性胃病有效）。山楂既能消化肉积，又能和血化瘀，对胃脘久痛入络，由气滞导致血瘀者，尤为适宜。谷芽能助脾胃生发之气，不仅能和中助运，而且能补中益气。麦芽既能消化食积，又能疏泄肝气，适用于木土不和的病证，而胃脘痛多兼肝气不调，故常用之。六曲既能健脾开胃、消食行水，解散风寒湿热邪气，也稍能行血化瘀，对气滞、食积、水停、血瘀的脘腹胀痛均适用。因此，这5味药适应范围较广，并不局限于食积，我曾名之为“五消饮”。香砂六君子汤加山楂、六曲、谷麦芽、鸡内金具有良好的健胃开胃进食作用，远非西药健胃剂所能及。

例如有一食道癌患者，在某大医院进行手术和“放疗”后，饮食下咽虽畅利无阻，但毫无食欲，既不感到饥饿，食亦不知其味，每天只能强食100~150g，恶心欲吐，腹胀，舌质暗淡而苔黄厚腻，脉弦。患者迫切要求开胃进食，而西医对此无可奈何，遂请我会诊。投以香砂六君子汤合五消饮：广木香5g，砂仁5g，党参15g，焦白术10g，云苓15g，甘草5g，法半夏10g，陈皮10g，山楂15g，六曲10g，谷麦芽各15g，鸡内金15g。连进5剂，食欲即开，知饥食香，每天能进食300~350g，几乎恢复到病前水平，足资证明。

我对西医所谓溃疡病之胃痛，常用自制胃痛散方取效，尚称满意。此方以甘草、冰片、乳香、没药、延胡索、乌贼骨、鸡内金、陈皮为主，随症适当加味，共研细末，每服 1.5~3g，日 3 次，温开水送吞。方中以补益脾胃、缓中止痛的甘草和通利气机、流畅血行、善止胸腹诸痛的冰片为主；并用鸡内金以胃治胃、能补能消，陈皮和降胃气，乳香、没药、延胡索、乌贼骨活血化瘀为佐。现代药理研究证明，甘草具有抗胃酸、缓解胃肠平滑肌痉挛以及保护溃疡面的作用，故多用于治疗胃及十二指肠溃疡。但如果不配以适量的陈皮，则服后往往加重脘腹胀满，这是因为甘草能填中助满的缘故。乌贼骨具有抑制胃酸分泌过多的作用，故亦常用于溃疡病。但此方主要是用以活血化瘀，而且攻中有补，并不只是取其制酸，即使胃酸不多，只要是属于久痛血瘀的溃疡病证，亦可采用。又因乌贼骨善止血，对溃疡病出血也很适宜（黄元御《玉楸药解》认为乌贼骨能敛新血而破瘀血，具有缩瘿消肿、拔疔败毒、敛疮燥脓等作用）。

我制此方还有一个想法是：中医治疗疮疡常用上述诸药以解毒化腐生新、消肿散结止痛，如春灵膏（甘草、冰片、蟾酥、樟脑）、海浮散（乳香、没药）、犀黄丸（牛黄、麝香、乳香、没药）、醒消丸（乳香、没药、麝香、雄黄）等，这些疮疡常用有效之药，对胃肠中的溃疡当亦有效。多年临床实践证明，这个想法是对的。因为有不少溃疡病患者在服此散方后，不仅临床症状消失，且经钡检证明溃疡确已愈合。此方曾被随诊学生命名为“溃疡愈合散”，但我因其尚缺乏大量而翔实的统计材料，故仍名之曰“胃痛散”。

以上10例治验，大都属于脾胃气虚内寒之气滞血瘀证，故均采用香砂六君子汤合自制胃痛散方获效。其中例207和例209只用了香砂六君子汤，例212和例213只用了自制胃痛散方（其中例212因肾阳虚而加了鹿茸末），此外，其余6例都是汤方和散方并用（其中例204、例206和例211二方并进，例205、例208和例210先用汤方而后用散方）。这是因为证属虚（脾胃气虚内寒）实（脾胃气滞血瘀）错杂，治宜攻补兼施。即在用香砂六君子汤方以补虚（健补脾气、温化胃寒）的同时，又用胃痛散方以攻实（和中行气、活血化瘀）。但如虚象突出而实象不显著，或实象突出而虚象不显著，则仅用香砂六君子汤或胃痛散方也能获效。这里须加说明的是：

①脾胃气虚内寒的胃痛痼疾，往往易受外寒而引发或加重。这是因为维护体表防御外邪的卫气来源于脾胃（故有“胃为卫之本”之说），脾胃气虚，生化无源，致使卫气不足以固表，外邪易乘虚而入的缘故。因此，在用香砂六君子汤健脾温胃的同时，常常合用玉屏风散补卫气以固表，如例209。

②胃痛而寐差多梦，多属“胃不和则卧不安”，但和其胃则卧自安，一般不必加用养心神之药，如例205和例206。但如果因脾虚不能生血奉心以养心神，其卧不安是因心血虚而神不宁，则应适当加用酸枣仁、柏子仁、夜交藤、合欢皮、丹参等药，如例204、例210和例211。只是丹参和柏子仁性偏凉润，脾虚胃寒较甚者，虽有寐差多梦之血不养心证，也应慎用或不用为妥。尤其是大便溏泄者，更不宜再用柏子仁等以滑其肠。

惟夜交藤和合欢皮药性平和可重用而无流弊。

③胃痛而腹胀甚，即使脾胃气虚法当补中益气者，也应严防其填中助满。如例206，初服香砂六君子汤3剂，药下即感腹胀，虽然二诊加了厚朴、枳壳，但药下仍感腹胀，直至三诊撤去原方，改用保和丸方加减以消为主，才完全解除了腹胀。由此可见，本例病机是虚实相兼而实多虚少，由于实多虚少，中焦气滞较甚，故服以补为主的汤剂后即感腹胀，须即吞服以通为主的散剂才能消胀。最后乃用保和丸加减以竟其全功。

④例 212 的病情，一方面脾胃与肝气滞血瘀（十二指肠球部溃疡和慢性肝炎），另一方面肾阳虚甚（慢性肾炎），呈现虚实错杂之象。故采用胃痛散以攻其实，和鹿茸以补其虚，连服 2 月余，而病获痊愈。临床上常见脾胃虚寒痛证日久，往往由脾气虚导致肾阳虚，必须脾肾双补，才能提高疗效。这里附 1 例脾肾虚寒胃痛治验：患者郑某，男，50 岁。患胃痛 20 多年，初则冬作夏止，继则四时俱发。其最突出的临床表现是胃脘常觉寒冷，因用厚裘制成肚兜以护胃保温，每年除盛夏最热天气外，不可离身须臾（一般天热虽然外穿单衣，但仍须内护棉肚兜），即使在天气最热时，也只可用背部承受电扇吹风，如果胃脘部稍一当风，立即不适而隐痛。饮食喜热恶冷，瓜果极少沾唇，炎夏亦不例外，性欲减退，脉沉细弱。初投香砂六君子汤加味，病仅稍减，而无显效。继用鹿茸 30g、红参 60g，共研细末，每服 3g，早晚各 1 次，温开水送吞。同时仍间服香砂六君子汤加味，经治一冬，病乃大瘳，裘、棉肚兜从此离身不复用，患者深感愉快，极赞其效。戊午夏月，赴沪开会，同住一室，闲谈之中，

犹称颂不已。其时天气炎热，见其裸衣坦腹，不仅肚兜脱去，而且门窗洞启，电扇频吹，谈笑自若，充分证明其病确已痊愈。这是一例典型的脾肾虚寒胃痛治验，附此以供参考。

例 214

曾某，男，48 岁。1994 年 11 月 26 日初诊。

患胃、十二指肠球部溃疡 20 余年，胃脘经常隐隐胀痛，痛多胀少，按之痛甚，怯寒喜温，腰冷，嗳气泛酸，不思食，大便溏，矢气少，苔薄白，脉弦。投以胃痛散合香砂平胃散加减：胃痛散 9g（分作 3 包，每服 1 包，每日 3 次，温开水送吞），广木香 15g，砂仁 10g，陈皮 30g，甘草 10g，甘松 30g，佛手 30g，枳壳 15g，生姜 5 片，山楂 30g，六曲 10g，谷麦芽各 30g，鸡内金 15g。

12 月 5 日二诊：上方先服 3 剂，诸症显减；再进 6 剂，胃痛基本解除，惟腰冷延及下肢时，即感胃脘不适，胃纳仍差。改投附桂肾着汤加减：熟附子 30g（先煎），肉桂 10g，焦白术 50g，云苓 30g，干姜 10g，炙甘草 10g，鹿茸末 2g（冲），广木香 15g，陈皮 30g。

12 月 9 日三诊：服上方 3 剂，胃痛未作，但因进不易消化食物而觉脘胀，矢气较多，胃纳仍差，腰仍冷，冷则导致胃不适而大便溏泄。守上方加重肉桂为 15g，再加吴茱萸 10g、焦苍术 15g、川朴 15g、肉豆蔻 15g、补骨脂 15g、山楂 15g、六曲 10g、谷麦芽各 30g、鸡内金 15g。

12 月 19 日四诊：服上方 10 剂，胃痛基本控制，纳佳神旺，惟腰冷见效不显著。守上方加重鹿茸末为4g（早晚各2g，温酒送吞），再进10剂（嘱隔日1剂）。

12月28日五诊：患者求愈心切，上方仍日服1剂，服完10剂，腰冷稍见好转，脉力转旺，但右脉稍弱。近日天寒，腰又冷甚而胃又胀。守四诊方加重补骨脂为30g，再加菟丝子30g、麻黄10g、细辛3g，更进10剂。

1995年1月7日六诊：腰冷明显好转，惟觉喉舌干燥。仍守上方出入：熟附子30g，肉桂、干姜各15g，炙甘草10g，白术50g，云苓30g，补骨脂15g，菟丝子30g，桑寄生30g，杜仲、川断各15g，陈皮、佛手各30g，山楂15g，六曲10g，谷麦芽各30g，鸡内金15g。隔日1剂。另外，每天用西洋参10g，泡汤代茶。

2月28日七诊：上方隔日1剂，已服20剂，病情稳定好转，腰冷已愈。仍守上方去桑寄生、杜仲、川断，加木香15g、砂仁10g、川朴15g、苍术15g、太子参3g，再进20剂（隔日1剂）以巩固疗效。

本例属"球疡"的虚实错杂证。初因胃痛拒按，气滞血瘀较甚，故先用胃痛散合香砂平胃散加减以行气导滞、活血化瘀，连进9剂而胃痛基本解除。继因腰冷、怯寒、喜温、纳差、便溏，脾肾阳虚较甚，故改用附桂肾着汤加减以补火燠土，连服43剂而腰冷全除，胃痛亦未再作。

例215

熊某，男，32岁。1990年9月3日初诊。

患胃、十二指肠球部溃疡5年。胃痛时作时止，近时加剧，每日上下午均痛（早晨和晚上不痛），痛甚时，胃气上逆，口吐清水（味咸不酸）。素易感冒，夏易中暑，神疲怯寒，胃部觉冷，得热熨则舒，喜热饮食，口淡纳差，只能进软食，大便软烂，色黄不成形，日2~3次，舌苔薄白润滑，脉左弦而右弱。投以黄芪建中汤加味：黄芪50g，桂枝15g，白芍15g，炙甘草10g，生姜5片，红枣10枚，制香附10g，高良姜10g，白术30g，防风30g，肉桂10g，冰片3g（研末冲服），饴糖60g（烊化冲服）。

9月9日二诊：服上方3剂（隔日1剂），胃痛消失，诸症悉平，惟精神差，大便仍软烂不成形。守上方去肉桂、冰片，再进以巩固疗效。

本例"球疡"胃中冷痛而脉左弦右弱，是因中气内馁而木克土所致。黄芪建中汤具有补中益气、扶土抑木的作用，故对本证有良效。其所以加肉桂和冰片者，增强其温胃止痛之力；其所以加防风和白术者，寓玉屏风散于其中以预防感冒。

例216

曾某，男，40岁。1990年11月26日初诊。

久患十二指肠球部溃疡伴幽门梗阻，近因饮酒复发。现胃脘隐痛每于夜间8~12时发作，持续1小时许，痛连腰及右胁，并伴心悸（有窦性心动过速病史），脉沉弱间见促脉，舌红苔薄白。投以丹参饮加味：丹参30g，檀香10g，砂仁10g，三七末10g，炙甘草30g。4剂。

11月29日二诊：胃痛减轻，心悸亦稍减。守上方再进4剂。

12月3日三诊：胃痛继减，惟夜间腹中气窜作痛，药后10分钟左右可止，心前区上午时痛。守上方加党参30g、麦冬15g、五味子10g，再进4剂。

12月6日四诊：昨晚因吃米粉后气窜作痛（前几晚都未痛过），伴心前区痛，药后痛止，白天不觉胃痛，但觉脘胀，纳后尤甚，无饥饿感，白苔满布。守上方加山楂30g、鸡内金15g、谷麦芽各30g，再进3剂。

12月10日五诊：胃痛止，惟晨起口苦。昨日胸痛约10分钟自止，脉偶有歇止。守上方再进3剂。

12月13日六诊：诸症消失。守上方再进7剂以巩固疗效。

本例胃痛、心悸、脉促而沉弱、舌红苔白是因心胃气滞血瘀、气阴两虚所致。故采用丹参饮加三七以行气导滞、活血化瘀，并合生脉散加炙甘草以补气益阴、养心安神，获得良效。

例217

刘某，男，46岁。1972年11月6日初诊。

患胃溃疡病多年。去年6、7、10三个月，曾先后吐血3次，前两次为痰中带血，最后一次为全口吐血，历时4天始止。自此出现胃中热痛，时下柏油样便。近1年来，虽未复发吐血、黑便，但胃脘胀痛拒按，痛连两胁，并有一条状硬结，从上脘到中、下脘及左少腹，时自肠鸣，脘腹胀满，入暮尤甚，欲嗳气、矢气而不得，以致夜难入寐，饮食大减，每餐饭后必气逆欲吐，大便结如羊屎，常4~5日1行，舌质紫暗，根部苔黄，脉细弦数。投以自制芍甘百佛汤加味：白芍15g，甘草10g，百合30g，佛手15g，生地黄15g，玄参15g，麦冬15g，沙参15g，玉竹15g，山楂30g，六曲10g，谷麦芽各15g，鸡内金10g。

11月10日二诊：6日晚服第1剂头煎后，腹中气窜不休，肠鸣加剧，直至凌晨3时，许始渐停止而入寐。7日晨7时许醒后接服2煎，腹中气窜，肠鸣如昨，但能嗳气、矢气，因而颇感舒适。中午继进3煎。晚上服第2剂头煎后，得大便1次，先硬后软，夜得安寐。8日晨接服2煎。中午又服3煎。晚上服第3剂头煎后，又得大便1次，粪软易出，夜寐仍安。9日晨接服2煎。中午又服3煎。晚上服第4剂头煎后，又得大便1次，粪软易出，夜寐仍安。8日和9日两天，嗳气、矢气逐渐减少。今日晨起至就诊时，虽然没有嗳气、矢气，但脘腹胀痛大减，从上脘到中、下脘已不拒按，原有条状硬结显见缩小。昨日因进不消化食物，晚上微感胃中灼热，今晨消失，早餐后，第一次没有发生气逆欲吐现象。守上方再进。

11月18日三诊：药后10日全天情况良好，但晚上腹中气窜，肠鸣矢气，一夜未得安寐。11日昼夜均安。12日晚间又腹中气窜，肠鸣矢气，但较10日晚为轻，稍能入寐。从此直至15日情况都良好，因自停药观察。16、17日两天，未解大便。今日大便1次，又结如羊屎，脘腹按之又较硬。仍守上方加重百合为60g、佛手为30g。

1973年1月5日四诊：药后腹胀满痛消失，饮食大增，情况一直良好。因参加短期学习，停药多时，最近胃脘又有条状硬结，大便又结而不畅，牙龈肿胀，头目昏蒙多眵，并觉腹中灼热，入暮尤甚，夜寐不安。嘱守上方坚持勿辍以竟全功。

例 218

杨某，男，46 岁。1972 年 1 月 4 日初诊。

患溃疡病 10 多年。从 1960 年开始胃痛，时作时止，常见吐血或下柏油样便。近年经医院钡检发现胃中有 9 个小溃疡点、十二指肠球部 1 个溃疡点，并有幽门狭窄和胃下垂。现在胃痛多在下午及夜间发作，痛甚时，只能喝点葡萄糖水，即使胃不痛时，也只能喝点稀粥，如进面食，就会胃脘作胀，但不泛酸，昨又吐血数口，夜寐不安，大便平素结如羊屎，近已 4 天未解，尿赤量多而次数少，尿时头尾作胀，舌红中心苔黑，脉细数。投以自制芍甘百佛汤加味：赤白芍各 15g，生甘草 10g，百合 15g，佛手 15g，丹参 15g，生蒲黄 15g，五灵脂 15g，白及 30g，仙鹤草 30g，云南白药 1 瓶，蜂蜜 60g。

1 月 8 日二诊：服上方 2 剂，胃痛稍减，吐血已止，但药下有一阵嘈杂、头昏感，大便仍未解，不思饮食。守上方去白及、仙鹤草，加火麻仁 30g、藕节 30g、山楂 15g、六曲 10g、谷麦芽各 15g、鸡内金 10g、龙眼肉 30g、红枣 30g。

1 月 10 日三诊：服上方 3 剂，胃痛大减，能进稀粥，大便通畅，先硬后软，但粪色黑，舌心黑苔渐退而转呈黄苔，精神转佳。近日药下已无嘈杂感，但仍感头昏。守上方去火麻仁，加重桂圆、红枣各为 60g。

1月14日四诊：服上方5剂，胃痛基本控制，仅昨日下午因远行归来而胃痛复作，持续约3小时，消失后未再发生，大便日行1次，黑色减退（粪检尚有潜血），尿赤转淡，尿时头尾已不甚作胀，夜寐渐安，舌上仅存少许黑苔，黄苔也见减退。守上方再加白及、仙鹤草各30g。

1月24日五诊：服上方5剂，胃痛未再发作，大便通畅，黑色渐退，尿已正常，但舌苔仍微黄，舌心仍有少许酱色苔，脉仍细弱。嘱守上方长服以竟全功。

临床所见胃痛，虽多属虚寒，但也有属虚热者。属虚寒者，多见胃中冷痛而喜热畏冷、大便溏泄、舌淡苔白滑润、脉迟缓弱等症，治宜温养阳气以止痛；属虚热者，多见胃中热痛而喜冷畏热、大便燥结、舌赤苔黄、脉细弦数等症，治宜滋养阴液以止痛。又因胃气不得畅通则痛，而胃痛日久，必由气滞导致血瘀，故治疗胃痛，又须行气导滞、活血化瘀（胃中寒凝血瘀者宜温化，胃中热结血瘀者宜清化）。虚寒胃痛证治已如前述，今就上述两例虚热胃痛证治加以分析：

从证来看，两例的共同点主要是：胃痛（前案胃中热痛）、吐血、黑便或结如羊屎、舌苔黄、脉细数。这是因为胃腑阴虚内热，热炽则液干而肠燥，甚至灼伤血络而迫血妄行所致。其不同点主要是：前案已无吐血、黑便等症，而脘腹胀痛拒按、食后气逆欲吐等症比较突出，可见病机重点在于胃肠气机滞涩，虽然舌质紫暗，表明旧血有瘀留之象，但既无吐血、黑便，则新血循其常道。后案见吐血、黑便等症，可见病机重点在于胃中热炽，灼伤血络，迫血妄行。由于胃中热炽，故见舌心苔黑，并经服清解药后，舌苔由黑转黄，同时尿赤亦转淡。

从治来看，两例同中有异的是：他们都是以养阴清热止痛的自制芍甘百佛汤方为主。但前例阴虚较甚，故合用了益胃汤等；后例血瘀较甚，故合用了失笑散等。又因两例由于阴虚肠燥而便结不行，但前例采用了《温病条辨》的增液汤以增水行舟；后例采用了《伤寒论》的麻子仁丸和蜜煎导的主药以润肠通便。至于后案因药下有头昏和嘈杂感而加用桂圆和红枣，则是因为桂圆能养心安神、红枣能和胃安中之故。

自制芍甘百佛汤方之所以对阴虚内热型胃痛有良效，其理由是：

张山雷说："芍药专治腹痛……说者每谓腹痛是肝木凌脾，芍能助脾土而克肝木，故为腹痛之主药。要知肝秉刚强之性，非借阴液以涵濡之，则暴戾恣睢，一发而不可制，当其冲者，实惟脾土先蒙其害。凡心胃痛、腹满痛、胸胁刺痛、支撑胀闷，无一非刚木凌脾之病。宋元以来，治此者多尚香燥气药，以刚济刚，气行而通则不痛，非不暂图目前之效，然愈燥则阴愈耗、肝愈横，频发加剧，卒至肝脾之阴两竭，而燥药且不可复施，此行气伐肝适足以变本加厉，非徒无益，而又害之矣。仲景以芍药治腹痛，一以益脾阴而收摄纳至阴耗散之气，一以养肝阴而和柔刚木桀骜之威，与行气之药直折肝家悍气者，截然两途，此泻肝与柔肝之辨，而芍药所以能治腹痛胀满、心胃刺痛、胸胁胀痛者，其全体大用，即是此法，必不可与伐肝之剂作一例观也。"现代药理研究证明：白芍有镇静中枢性疼痛和脊髓反射兴奋作用，配甘草有镇静和抑制末梢神经的作用，故能治疗末梢神经性肌痉挛及痉挛引起的疼痛。临床可广泛应用于各种疼痛，如头痛、胸胁痛、脘腹痛、痛经及手足拘急、疼痛等。由此可见，白芍对因阴虚内热所致的肝木乘脾土的胃脘痛确是良药，配以甘草，酸甘相合，柔肝缓中，其效尤著。如其胃痛日久导致血瘀，则应赤白芍同用。百合配佛手，本是一首验方，与古方百合汤（百合一两，乌药三钱，治心胃疼痛）都属养阴行气止痛之方，但乌药较佛手性温，不如佛手驯良，故采用之。考百合性味甘平，功能清润养阴，《本草经》用以治腹胀心痛；《名医别录》用以治脘腹痞满疼痛；《药性本草》用以除心下急满痛。《本草述》指出："百合之功，在益气而兼之利气，在养正而更能去邪。"《本草正义》指出："百合乃甘寒兼苦，滑润之品。"《本经》虽曰甘平，然古今主治皆以清热泄降为义，其性可见。由此可见，百合虽属养阴之品，不但滋而不凝，且能利气止痛，故为阴虚内热胃痛的良药。配合性味甘温的佛手，和中顺气、化痰消食以治胃气疼痛，其效尤著。

综上所述，芍药甘草汤合百合佛手方组成的芍甘百佛汤，养阴清热而不凝滞，行气止痛而不温燥，故对阴虚内热之胃脘痛有良效。上述两例治验，即其例证。至于例 217 所合用的益胃汤和增液汤方中的沙参、玉竹、生地黄、麦冬、玄参等药，也都是滋阴而不凝滞，且为能润能通者。如吴鞠通在增液汤方解中说："独取元参为君者，元参味苦咸，微寒，壮水制火，通二便，启肾水上潮于天，其能治液干，固不待言，《本经》

称其主治腹中寒热积聚，其并能解热结可知。麦冬主治心腹结气，伤中伤饱，胃络脉绝，羸瘦短气，亦系能补能润能通之品，故以为之佐。生地亦主寒热积聚，逐血痹，用细者取其补而不腻，兼能走络也。三者合用，作增水行舟之计，故汤名增液，但非重用不为功。”正由于三药补而不腻，能润能通，既解热结，又逐血痹，故对阴虚内热的胃痛而大便干结者有良效。又《神农本草经百种录》指出沙参为气分理血药，通而不燥，润而不滞，故《名医别录》用以解结热，疗胸痹、心腹痛。又用玉竹以治心腹结气。可见它们也都是阴虚内热型胃痛堪供选择的要药，尤其是沙参值得特别重视。

浅表性胃炎案

例 219

万某，女，44 岁。1991 年 3 月 28 日初诊。

患浅表性胃炎、胃痛年余。近周加剧，进食即作，作则脘胀喜按，得呕稍舒，此次呕亦不舒，坠胀痛甚，痛时伴肢冷出汗，畏寒喜暖，舌苔薄白，脉沉细弱。投以黄芪建中汤合良附丸：黄芪 30g，桂枝 15g，炒白芍 15g，炙甘草 10g，生姜 3 片，红枣 5 枚，饴糖 60g（冲化），制香附 10g，高良姜 10g。4 剂。

4 月 1 日二诊：服上方后胃痛止，但仍未能进米饭。守上方再进 3 剂。

4 月 4 日三诊：再进上方后，胃痛未再作，中午可进米饭，纳后胃脘亦不胀，脉力渐旺。守上方再进 4 剂。

4月11日四诊：胃无不适，诸症悉除。嘱守上方长服以巩固疗效。

本例胃痛是属脾胃虚寒所致，法当温建中气以祛寒止痛。黄芪建中汤合良附丸对此有良好效果，本案即其一例。我对气虚胃寒痛证最喜用香砂六君子汤合五消饮，但亦常用此法。

例220

魏某，男，32岁。1992年10月14日初诊。

患浅表性胃炎4年。胃脘偏右连右胁隐痛、灼热，于饥饿及疲劳时加剧，每日痛作五六小时，以白天为主，泛酸，不嗳气，脘不胀，纳可，多饮喜热，大便易溏，小便黄，近年怯寒易感，最近5天感冒头昏时痛，咳嗽多黏稠痰，声嗄，鼻塞，舌苔薄白，脉缓弱。先投自制防荆汤：防风30g，荆芥10g，薄荷10g，甘草15g，桔梗15g，杏仁10g，连翘15g，甘松30g，黄芪50g，白术30g，太子参30g，云苓30g。3剂。

10月17日二诊：感冒解除，胃痛仍存。改用香砂六君子汤合五消饮：广木香10g，砂仁10g，党参30g，焦白术15g，云苓30g，甘草10g，法半夏10g，陈皮15g，山楂50g，六曲10g，谷麦芽各30g，鸡内金15g。3剂。

10月20日三诊：胃痛大减，矢气多，纳增味佳。守上方再进4剂。

10月31日四诊：服上方至今，胃痛一直未作，睡眠、饮食、二便正常。嘱守上方长服以巩固疗效。

本例亦属脾胃气虚寒痛证，但因初诊正当风寒感冒（素易感冒），故先以自制防荆汤方为主以祛邪，辅以玉屏风、四君等以扶正。服3剂感冒解除后，即继以香砂六君子汤合五消饮3剂，服后胃痛大减，矢气多，纳增味佳，再进4剂而愈。

例221

詹某，女，43岁。1993年1月30日初诊。

患浅表性胃炎，胃痛20余年。近10天来，每于清晨空腹时恶心呕吐，胃脘疼痛不休，腹胀，便溏日2行，怯寒喜暖，口干不欲饮，口淡乏味不思食，头昏乏力，舌质暗淡，苔白腻，脉细弱。投以香砂平胃散加味：广木香10g，砂仁10g，焦苍术10g，川厚朴10g，陈皮15g，甘草5g，藿香15g，紫苏15g，生姜5片，山楂15g，六曲10g，谷麦芽各15g，鸡内金10g。3剂。

2月2日复诊：服上方后，恶心呕吐、胃痛悉除，头不昏，能进食，惟仍便溏日1行，口干苦，舌红苔白腻、中心微黄，脉沉弱稍数。改用香砂六君子汤加味：广木香10g，砂仁10g，党参30g，焦白术15g，云苓15g，甘草5g，法半夏10g，陈皮15g，藿香15g，川黄连3g，川厚朴10g，生姜5片，山楂15g，六曲10g，谷麦芽各15g，鸡内金10g。嘱长服以巩固疗效。

本例胃脘寒痛属虚实夹杂证。初因寒滞中焦，故先投香砂平胃散方为主以治其标实；俟寒滞消除后，继以香砂六君子汤为主以治其本虚。这种本虚标实的胃痛，临床上比较多见，必须先用消法治其标实，而后用补法治其本虚，才能奏效。如果不循先后缓急之序，先用香砂六君子汤以治其本虚，必致填中助满，而增加腹胀。这可从上述例206案中获得证明。

例222

刘某，女，30岁。1991年1月13日初诊。

患浅表性胃炎七八年，近半年加剧。胃痛下半夜明显，怯寒，神疲乏力，不饥，乏味，纳呆，口臭，牙龈出血，习惯性便秘，尿频（饮入即欲溺），舌苔薄白，脉细数。投以丹参饮加味：丹参30g，檀香15g，砂仁10g，百合30g，佛手30g，甘松30g，甘草10g，山楂30g，六曲10g，谷麦芽各30g，鸡内金15g。4剂。

1月16日二诊：服上方后，诸症减轻，但大便5日未解。守上方加生大黄5g，再进7剂。

1月27日三诊：再进上方后，胃痛消失，大便通畅（服大黄则每日均解，停大黄则隔日1行），时时嗳气，胃纳已开。守上方加减以调理之。

本例胃痛属寒热错杂证。丹参饮寒药与温药合用，对此有良好效果，配以百合（寒药）佛手（温药）方，其效尤著，本案即其例证。但此方只能治标，不能治本。胃痛寒热错杂证治本较难，投药稍偏，即难接受，当采平补调治之法，如资生丸等方以徐图之。

上述4例浅表性胃炎案，一为建中祛寒法，即用黄芪建中汤合良附丸以建立中气、温胃祛寒；二为先表后里法，即先用防荆汤解散风寒以治其表，后用香砂六君子汤合五消饮补中兼消以治其里；三为先消后补法，即先用香砂平胃散合五消饮的消法以治其标，后用香砂六君子汤合用五消饮补中兼消法以治其本；四为寒热平调法，即以寒药与温药合用的丹参饮与百合佛手方平调之。

萎缩性胃炎案

例 223

王某，男 60 岁。1975 年 12 月 5 日初诊。

1968 年，因饥饱失时，出现心下痞满，胃脘常感堵塞，自觉上下不通气（即上不得噫气，下不得矢气），未能及时治疗。至 1972 年始在医院进行检查，发现胃酸少，胃变形。去年作胃镜复查，发现无胃酸，确诊为萎缩性胃炎。现常胃中不适，脘胀而不痛，不知饥饿，但每天尚能勉强进些食物（如馒头、稀粥等），如进食油腻或硬饭，则脘腹胀满加甚，饮食喜热恶冷，并喜甜食，晨起口苦，大便过去常结，现渐正常，寐差，每晚只能入寐二三小时，至多四五小时，血压偏低，常在 10.7/6.67kPa 左右，舌质紫暗，边有齿痕，舌苔黄腻，脉象缓弱。投以异功散合五消饮加味：党参 15g，焦白术 10g，云苓 15g，炙甘草 5g，陈皮 10g，山楂 15g，六曲 10g，谷麦芽各 15g，鸡内金 10g，枳壳 10g，夜交藤 15g，合欢皮 15g。另用山楂精冲剂或山楂片煎汤代茶。

12 月 13 日二诊：服上方 5 剂，脘腹胀满见减，胃中稍感舒适，过去只能侧卧，如仰卧则胃脘作胀，现在能够仰卧而胃脘不胀，有时腹中气行而肠鸣。近日口味好转，渐知饥而食香，睡眠亦稍见好转，舌苔减退，脉力渐强。守上方再进。

12月24日三诊：再服上方5剂，自觉脘腹气机通畅，矢气较多，胀满已较轻微，口味更见好转，夜寐渐安。近日因口味好，连续进食苹果、橘子和红薯后，大便溏泄日1~2次。守上方加砂仁、白蔻仁各10g，再进。

1976年1月6日四诊：又服上方10剂，脘腹胀满渐除，知饥食香，但未敢多食，大便泻止，日行1次，量少偏干，口苦大减，夜寐已安，血压上升至多年未有过的正常范围（14.7/9.06kPa）。守上方加太子参30g，再进。

2月5日五诊：又服上方10剂，脘腹胀除，上下通气，矢气较多，自觉舒适，知饥食香，寐安。守上方再进。

4月13日六诊：又服上方10剂，饮食日益增加，肌肉渐见丰满，血压继续上升至16/9.33kPa，精神甚佳。近日因一餐进食150g葱油饼和一碗荷包蛋汤，以致食伤纳减。守上方去砂仁、白蔻仁、太子参，加重陈皮为15g，再进。

7月5日七诊：又服上方10剂，食欲恢复正常，情况一直良好。近因患急性肺炎，住院治疗1个多月，日进西医消炎药，肺炎虽已治愈，胃病又有复发之势。现已出院，胃纳很差，不知饥饿，食亦不香，食后胃脘不适，口淡无味，舌苔薄白微黄满布，脉缓。守四诊方再进10剂。

12月14日八诊：药后食欲迅速好转，一切恢复正常。乃给予资生丸方加红参、龙眼肉、夜交藤、合欢皮、鸡内金，蜜丸长服以巩固疗效。

例 224

刘某，女，50 岁。

患萎缩性胃炎（经胃镜检查确诊），胃脘冷痛胀满，口干不欲饮，厌食，每餐只能勉强进食 50~100g，大便干结时多，稀溏时极少，舌前部光剥、后部黄腻，脉细弱。投以异功散合五消饮加味：党参 15g，焦白术 10g，云苓 15g，甘草 5g，陈皮 15g，山楂 30g，六曲 10g，谷麦芽各 15g，鸡内金 10g，枳壳 10g。另用山楂片煎汤代茶。

9 月 5 日二诊：服上方 5 剂，由于外感风寒，内伤生冷，从本月 2 日起，胃痛较甚，腹泻日 2~3 次。昨晚至今早泻止，胃亦不痛。守上方去枳壳，加广木香、砂仁各 5g，法半夏 10g，再进 5 剂。另给资生丸加减方（党参、白术、云苓、陈皮、山药、莲子、白扁豆、芡实、薏苡仁、谷麦芽各 15g，甘草、木香、砂仁、白蔻仁各 5g，10 剂蜜丸，每用 10g，日 3 次，温开水送吞）同服。

9 月 12 日三诊：药后胃脘胀痛基本解除，只是有时微痛或稍感不适。自云 1 周来感到从未有过的舒适，食欲渐开，不再厌食，但仍食少寐差。守上汤方加山药、莲子各 30g，再进 10 剂。

9 月 23 日四诊：药后病情稳定好转，但昨因受寒，胃脘又痛而食减。改用香砂六君子汤合五消饮加味：木香 10g，砂仁 10g，党参 15g，焦白术 10g，甘草 5g，法半夏 10g，陈皮 10g，山楂 15g，六曲 10g，谷麦芽各 15g，枳壳 10g，鸡内金 10g。

9月28日五诊：服上方7剂，胃中舒适，食增神旺，因而上班工作，但由于劳累过度，又感胃痛较甚。前日开会时突然头晕、肢厥、冷汗出而感到支持不住，因即回家休息。昨日胃痛见减，脘胀不思食，头昏神疲肢倦，口干不欲饮，大便尚成形，脉弱。守一诊方出入：党参30g，焦白术10g，云苓15g，甘草5g，陈皮15g，山楂肉30g，六曲10g，谷麦芽各15g，鸡内金10g，延胡索10g，红参6g。

10月4日六诊：服上方5剂，胃痛止而微胀，口味好转，寐安，神旺，二便正常，舌后部苔白腻、前部仍光剥。守上方去延胡索，加白蔻仁5g、砂仁5g、枳实10g、青木香15g，再进5剂。

10月10日七诊：药后胃痛未再发生，但仍脘胀，食仍乏味，精神、睡眠尚佳。守四诊方加味：木香5g，砂仁5g，党参15g，焦白术10g，云苓15g，甘草5g，法半夏10g，陈皮15g，山楂15g，六曲10g，谷麦芽各15g，鸡内金10g，枳壳15g，川厚朴10g，大腹皮10g。

10月16日八诊：服上方5剂，脘胀渐除，口味仍差，舌仍光剥，口干，咽喉如冒火，寐差。今晨大便软烂不成形，肢体有酸软感。改用参苓白术散加减：党参30g，焦白术15g，云苓15g，甘草5g，山药30g，莲子30g，石斛15g，沙参15g，玉竹15g，山楂30g，鸡内金10g，枳壳15g。

10月21日九诊：服上方5剂，舌上光剥明显好转，胃脘胀痛全除，精神、眠食均佳，大便成形。昨经西医做胃镜复查，发现原有萎缩现象基本消失，现仅见有浅表性胃炎。守上方再进7剂。

10月27日十诊：药后情况良好，食香，寐安，舌上光剥渐除，脉力已旺。嘱守上方常服以巩固疗效。

1978年1月7日患者面告，近赴上海某医院做胃镜检查，证实原有萎缩性胃炎确已完全消失。

例225

朱某，男，45岁。1990年11月12日初诊。

患者于1988年3月10日在省某医院诊断为：胃窦部轻至中度慢性萎缩性炎症，伴部分腺体肠化；胃体轻度慢性浅表炎。次年2月20日在某附院胃镜复查，结果与前基本一致。现胃痛隐隐，嘈杂似饥，得食脘胀，胃纳一般，食后嗳气，反胃，矢气多，大便溏，舌苔白厚，脉缓。投以异功散合五消饮方：党参30g，焦白术30g，云苓30g，陈皮30g，炙甘草5g，山楂50g，六曲10g，谷麦芽各30g，鸡内金15g。3剂。

11月15日二诊：药后大便成形，嘈杂感减轻，食后反胃消失，舌苔已退，脉稍数。守上方再进。

12月3日三诊：前方共服13剂，诸症大减，遂自停药，数日后胃痛又作，大便转溏，仍嗳气、矢气，苔薄白，脉缓。守上方加广木香10g、青木香15g。

12月17日四诊：服上方14剂，胃脘隐痛未止，且进食后仍痛（过去得食痛缓），舌淡红胖嫩有齿痕，苔薄白，脉缓。守一诊方，炙甘草加至15g，再加乌贼骨10g、制乳没各15g、延胡索15g、冰片3g（分3次，随药吞服）。

12月20日五诊：上方服3剂，症无进退。仍守一诊方。

1991年1月17日六诊：守一诊方服20余剂，胃脘痛止，自觉舒适，纳可，大便稍成形，但感晨起乏力，需经1~2小时方可复常，脉、舌平。守一诊方再进以巩固疗效。

例226

熊某，男，37岁。1991年8月25日初诊。

患萎缩性胃炎。胃脘连及脐腹、胁、腰、背尽胀，空腹时稍减，纳后尤甚，整日不休，知饥识味而不敢多食，口干喜温饮，大便日1行、不成形，小便自利，少精神，易疲劳。舌淡红，苔白微黄腻，脉细左弦。投以异功散合五消饮加味：党参50g，焦白术30g，云苓30g，炙甘草5g，陈皮30g，山楂50g，六曲10g，麦芽30g，鸡内金15g，枳实15g，枳壳15g。3剂。

8月28日二诊：服上方第1、2剂时仍胀，第3剂后基本不胀，常有饥饿感，食后胃脘胀感较前减轻，脉弦象已退。守上方再进3剂。

8月31日三诊：脘胀续减，胁背腰已不胀，噫气减少，矢气增多，大便溏，日1行。守上方再进4剂。

9月4日四诊：脘胀继减，大便日1次，仍不成形，口泛清水，知饥而不敢多食。守上方再进。

9月21日五诊：服上方至今，胃脘胀已消失，大便日1~2次，今日成形。嘱守上方长服以巩固疗效。

例 227

赖某，男，76岁。1985年5月13日初诊。

患慢性萎缩性胃炎多年，胃脘常感胀闷不适，不饥食少，便溏不成形。投以香砂六君子汤合五消饮：广木香10g，砂仁10g，党参15g，焦白术15g，茯苓15g，法半夏10g，陈皮15g，炙甘草10g，山楂60g，六曲10g，谷麦芽各30g，鸡内金15g。

5月23日二诊：服上方10剂，胃脘闷胀不适解除，食欲好转，大便成形。守上方再进。

5月28日三诊：药后疗效稳定，食增神旺，嘱守上方长服以巩固疗效。

8月15日四诊：由于停药2月余，近又不饥食少，大便不成形，日行2次，但胃脘已无胀满不适感。嘱仍守上方长服勿缀以竟全功。

例 228

胡某，女，50岁。1990年9月5日初诊。

胃脘隐痛多年，食后噫气脘胀，从不泛酸，矢气较多，大便时结时溏，粪色或黄或黑（黑时较多），神疲乏力，容易感冒。今年7月24日做胃镜检查，确诊为慢性萎缩性胃炎。现仍不饥食少，口干口苦，便溏色黑，舌质淡、边有紫暗瘀斑，苔白腻，脉迟缓细弱（心动过缓每分钟40余次）。投以香砂六君子合五消饮加味：广木香、砂仁各10g，太子参30g，焦白术15g，云苓15g，炙甘草5g，法半夏10g，陈皮15g，山楂30g，六曲10g，谷麦芽各30g，鸡内金15g，黄芪30g，防风15g。

9月27日二诊：服上方20剂，诸症好转，白腻苔见退。守上方再进。

11月27日三诊：共服上方70剂，胃纳好转，大便成条、色不黑，舌边瘀斑消失，现仅偶有胃脘隐痛。嘱守上方服至胃脘隐痛全除为止。

1991年3月20日四诊：坚守上方服130余剂（其他中西药均停服），于3月7日在原胃镜检查的医院复查，证实病灶已大见好转（胃黏膜由灰白色转为红白相间）。现仅感胃脘有时隐痛，食后微胀，大便已基本正常，心动过缓明显好转（每分钟约60次）。嘱仍坚守上方长服以巩固疗效。

慢性萎缩性胃炎常见气阴两虚证（更多见偏气虚者），益气常用异功散（或香砂六君子汤）；养阴常用自制芍甘百佛汤或益胃汤。但因本证常由气虚导致气滞而消化不良，必须消补并用，才能提高疗效，故常配以自制五消饮方，其中尤重视山楂。因为山楂乃本病增加胃酸的最佳妙品，我最喜用之。

上述偏气虚的6例治验，前4例均用异功散合五消饮获得良效；后2例则用香砂六君子汤合五消饮奏功。

例229

吴某，女，63岁。1993年5月13日初诊。

患萎缩性胃炎，胃中灼热2年。现胃中灼热如一团火，却不欲饮冷而反喜热饮，口苦，大便干结难下，肛门灼热，尿热，形寒易感，胃脘胀多痛少，从不泛酸，咽及食道有梗阻感，知饥识味而纳少，舌紫暗，脉弦缓。投以补中益气汤合益胃汤加减：黄芪 50g，党参 50g，炙甘草 15g，生甘草 15g，焦白术 15g，升麻 10g，柴胡 10g，沙参 30g，麦冬 15g，生地黄 15g，玉竹 15g，百合 30g，佛手 30g，丹参 30g，山楂 50g，鸡内金 30g，滑石 30g。

5 月 25 日复诊：服上方至今，大见效验，胃中灼热显著减退，二便灼热也见减轻，颇感舒适。嘱守上方长服以期竟其全功。

本例萎缩性胃炎的主症为胃中灼热如一团火，却不欲饮冷而反喜热饮，形寒易感而脉缓不数，脾虚阴火证昭然若揭；但因气虚之中夹有阴虚之大便干结难下等症，又属气阴两虚（偏于气虚）之证。故采用补中益气汤补脾益气的甘温除热法为主，并佐以益胃汤之滋养胃阴法，获得良效。

例 230

朱某，男，62 岁。1993 年 2 月 13 日初诊。

患萎缩性胃炎 20 余年，自前年下半年起加重。现胃脘闷痛作胀日夜不已，午后尤甚，得嗳气、矢气则稍舒，知饥而乏味纳少（以流质为主），有时嘈杂而从不泛酸，口干口苦，渴喜热饮，大便素结而现暂转软，形寒易感，四肢欠温，舌红，苔白黄而厚腻、边有齿痕，脉细弦而缓。投以芍甘百佛汤合五消饮加味：白芍 30g，甘草 10g，百合 30g，佛手 30g，山楂 50g，六曲 10g，谷麦芽各 30g，鸡内金 30g，甘松 30g，陈皮 30g，延胡索30g，川楝子15g，广木香15g，青木香15g。

2月16日二诊：服上方3剂，胃脘胀痛大减，口仅微苦，已不干渴，食已知味，但不敢多食。守上方再进。

2月20日三诊：再进上方4剂，胃脘胀痛继续减轻，仍形寒肢冷。守上方加黄芪30g、焦白术15g、防风15g，再进。

3月2日四诊：服上方至今，病已大好，近日下半夜及早上胃脘已无不适感。嘱守上方长服以巩固疗效。

本例萎缩性胃炎是属气阴两虚而偏于阴虚的寒热错杂证。故采用自制芍甘百佛汤合五消饮、金铃子散、玉屏风散等获效。

例231

万某，女，39岁。1971年7月1日初诊。

今年6月26日在某医院经胃镜检查，确诊为萎缩性胃炎。症见胃脘及胁腹灼热、痞满时痛，恶心时作，需呕出痰涎始舒，不饥不欲食，咽喉作梗，左颈部有一乒乓球大硬块，神疲肢倦甚，头痛头昏，失眠（每晚只能入睡1~2小时，甚至通宵不寐），心悸，口苦口干不欲饮，大便软色黑，日1行，舌淡红嫩，苔白花剥，脉细弱。投以异功散合五消饮：党参50g，焦白术15g，云苓30g，甘草15g，陈皮15g，山楂30g，六曲10g，谷麦芽30g，鸡内金15g。

7月8日二诊：服上方7剂，胃脘及胁腹灼热，痞满时痛仍前，惟大便色黑转黄，日行1次。守上方加百合、佛手各30g，青木香30g，白花蛇舌草50g。

7月11日三诊：服上方3剂，胃中灼热已除，大便已正常。惟仍脘腹及两胁痞塞不开，不饥乏味，稍食即胀甚，舌红苔白黄相兼而腻。A超检查示：肝大，有密集微小波及少数低波。证实合并了慢性肝炎。乃改用自制鳖蒜汤合平胃散、五消饮加味：鳖甲30g，大蒜子15g，山楂30g，六曲10g，谷麦芽各30g，鸡内金15g，焦白术15g，川厚朴10g，陈皮15g，甘草3g，枳实10g，枳壳10g，大腹皮15g。

7月14日四诊：服上方4剂，脘腹、两胁痞塞见开，肠鸣亦减，精神见好，夜寐见安，心悸减轻，虽仍不知饥饿，但已能进食（每餐2碗粥或1碗面，过去毫不思食，不欲饮水），口仍苦，尿短赤，前、昨两日呕吐涎水2次，胃脘又觉灼热，胁腹时有气窜微痛。改投温胆汤合五消饮加味：竹茹10g，枳实10g，法半夏10g，陈皮10g，云苓15g，赤苓15g，甘草10g，山楂30g，六曲10g，谷麦芽各30g，鸡内金15g，桔梗10g，夜交藤15g，合欢皮15g，西洋参10g。

7月25日五诊：服上方10剂，头痛止，精神更见好转，手足也较有力，但仍胃中灼热，有时气窜痛连两胁，口苦口干，咽中作梗，饮水则胃中不适。因事停药数日，又纳差，寐差，尿少。仍守三诊方加减：鳖甲30g，大蒜子15g，山楂30g，六曲10g，枳实10g，赤白芍各15g，甘草5g，太子参30g，焦白术15g，云苓15g，陈皮15g，桔梗15g，白茅根50g，生薏苡仁30g，赤小豆30g。

7月29日六诊：服上方5剂，胃脘、胁腹已舒，小便转长，大便自调，但仍不饥，不大思食，口仍苦。嘱守上方长服以巩固疗效。

本例萎缩性胃炎的主症为脘腹及两胁痞满时痛。初投异功散合五消饮疗效不显；继因检查发现合并慢性肝炎，乃在原方中合以自制鳖蒜汤（方解详见下述肝病案中）和四逆散才获效。由此可见，中医的辨证与西医的辨病，不但不是对立的，而且相得益彰。

慢性胃炎案

例232

张某，女，40岁。1992年3月6日初诊。

患慢性胃炎3年。胃痛遇寒即作，大便常年秘结，2~3日1行，夏季尤甚，便结时胃痛加重。近时便结，胃痛甚，舌淡少苔，脉细弱。投以小建中汤合良附丸加味：桂枝10g，白芍20g，炙甘草10g，生姜3片，红枣5枚，冰糖60g，当归15g，制香附10g，高良姜10g。

3月9日二诊：服上方3剂，胃脘痛止，大便不结。守上方再进5剂。

3月15日三诊：近日遇寒胃亦不痛，大便每日畅行1次，惟黄带多。守上方去香附、高良姜，加白果、芡实、生薏苡仁、白扁豆、山药、莲子、石斛各30g，黄柏15g，再进5剂。

3月24日四诊：胃痛未再发作，便通，带减。嘱守上方长服以巩固疗效。

本例慢性胃炎以胃脘寒痛、遇寒而作、大便秘结（夏季尤甚）为主症，经用小建中汤合良附丸3剂，即获得痛止便通的高速疗效。其理由是《伤寒论》小建中汤所主治“阳脉涩，阴脉弦”的“腹中急痛”，属土虚木旺、阴阳两虚而偏于阳虚所致。法以培土柔木、温阳为主，佐以滋阴。小建中汤即属此法，故能主治本证。有人认为，小建中汤只能温阳而不能滋阴，这种认识是不够全面的。必须指出，本方即桂枝汤倍白芍加饴糖而成，其所以加饴糖固属温阳培土；其所以倍白芍则为滋阴柔木。如张山雷所说：“仲景以芍药治腹痛，一以益脾阴而摄纳至阴耗散之气，一以养肝阴而和柔刚木桀骜之威。”诚有得之言也。又桂枝加芍药所主治的太阴病“腹满时痛”，亦属土虚木旺，阴阳两虚而偏于阳虚之证。故其方虽无建中之名，而有建中之实，只是未用饴糖，其力较弱而已。至于桂枝加大黄汤（即桂枝加芍药汤加大黄）所主治的太阴病“腹大实痛”，则属太阴脾虚（阴阳两虚而偏于阳虚）兼阳明胃实之候，故用其方以补脾虚，温阳为主，佐以滋阴，而兼攻其胃实。根据个人体会，以上三证，由于兼有阴虚内热，故其大便多秘结。临床上所碰到的脾胃虚寒之脘腹痛、大便溏泄者固多，大便秘结者亦不少。前者纯属阳虚，法当专主温阳，如理中汤证；后者属阴阳两虚而偏于阳虚，法当温阳为主兼滋阴，如小建中汤证。这就是我对虚寒胃痛是否采用理中汤（或香砂六君子汤）或小建中汤的准则。小建中汤方（包含芍药甘草汤在内），《伤寒论》用以治脚挛急痛，对松弛筋脉、肌肉挛急以解痉止痛有卓效，且能润肠通便。这就是本例胃痛便结甚之所以服药仅3剂即痛止便通的理由所在。

例 233

胡某，女，38岁。1991年6月20日初诊。

患慢性胃炎1年余，胃脘痞塞满闷灼热，饥而不欲食，食不知味，口不干渴，头昏眼花，神疲乏力，嗜卧，白带多，舌苔白，脉细弱。投以六君子汤加味：党参30g，焦白术15g，云苓30g，炙甘草10g，法半夏15g，陈皮15g，枳实15g，黄芪30g，山药30g，白扁豆30g，生薏苡仁30g，芡实30g，白果30g。

6月24日二诊：服上方4剂，胃脘痞满灼热解除，现已无不适感，白带减少，食增，神旺。守上方再进7剂。

7月1日三诊：胃无不适，白带亦渐止。嘱守上方长服以巩固疗效。

本例慢性胃炎是因气虚导致气滞，以致脾难升清，胃难降浊，而填中注下所致。脾难升清，故头昏眼花、神疲乏力、嗜卧；胃难降浊而填中生热，故胃脘痞塞满闷灼热、饥而不欲食、食不知味；脾虚生湿，湿浊下注，故白带量多；从其口不干渴、舌苔白、脉细弱来看，可见证偏虚寒。因此，采用六君子汤加黄芪，以温养脾气而助其升清为主；并加善消心下痞满的枳实，以破滞气而助胃降浊为佐（寓《金匮》枳术汤法）；至其所加山药、芡实、白果、生薏苡仁、白扁豆等，则为白带而设。我在临床上，常用异功散加这类药以健脾祛湿止带，每获良效，本案即其例证。

胃下垂案

例 234

李某，男，39 岁。1974 年 11 月 20 日初诊。

腹胀多年，近时尤甚，经某医院钡检发现胃下垂 10cm，同时肾脏也有轻度下垂。现腹胀尤甚，入暮肠鸣，大便溏泄，日 4~5 次，胃酸较少，食欲不振，神疲肢倦，面色无华，腰痛，舌淡，脉缓弱。投以补中益气汤加减：黄芪 30g，党参 15g，焦白术 15g，陈皮 15g，升麻 15g，柴胡 10g，枳壳 30g，葛根 30g。

12 月 15 日二诊：服上方第 1、2、3 剂时，入暮肠鸣加剧，左腹部疼痛；服至第 4、5 剂时，入暮虽仍肠鸣甚，但不疼痛；服至第 6、7、8、9、10 剂时，自觉胃肠气机通畅，腹胀减轻十之六七，胃纳增加，但腰仍痛。守上方再进。

1975 年 12 月 3 日三诊：继进上方 25 剂，腹胀基本解除，大便未再溏泄，病已向愈。今年 1~8 月情况一直良好，但从 9 月起，由于饮食失调，又微有腹胀便溏且腰痛，舌苔黄腻，脉缓。守上方加桑寄生 30g、杜仲 15g、续断 15g，再进。

1976 年 12 月 28 日四诊：服上方加味后，病情又好转。本月初因发生胃痛 10 多天不止，13 日到某西医院钡检发现胃炎，但原有的重度胃下垂大见好转，仅见轻度下垂 1~2cm。现胃痛渐止，口味虽佳但多食则饱胀难消，大便日行 1 次而成条（早上解则不成条），色黄，带有黏液，劳累时仍感腰痛。除守上汤方酌减其量外，给予胃痛散方，嘱坚持长服以期竟其全功。

例 235

李某，女，43 岁。1974 年 12 月 15 日初诊。

患重度胃下垂（肝、肾亦有轻度下垂）和十二指肠球部溃疡。胃痛时作，冬寒尤甚，痛引两胁，脘腹上下左右胀满，痛甚则拒按而喜热敷，畏寒，容易感冒。近从 9 月 30 日至上月胃痛剧作，现痛虽稍减而未止，食欲不振，大便频而不爽，舌质红，苔白润，脉细弱。投以补中益气汤加减：黄芪 15g，党参 15g，焦白术 15g，陈皮 15g，升麻 10g，柴胡 10g，炙甘草 10g，枳壳 15g，葛根 15g，广木香 10g，砂仁 10g，法半夏 10g，云苓 15g，防风 10g。

12 月 20 日二诊：服上方 5 剂，胃脘仍痛，痛甚时只能坐或卧，不能站立行走，否则痛必加剧。每天上午痛作，半夜痛甚，至凌晨痛渐缓解。守上方加减：黄芪 15g，党参 15g，白术 15g，升麻 15g，柴胡 10g，陈皮 30g，枳壳 30g，葛根 30g，延胡索 10g，山楂 15g，六曲 10g，谷麦芽各 15g，鸡内金 10g。同时服用胃痛散方。胃痛散方及服法见前。

1975 年 2 月 27 日三诊：上方连服至今，胃痛基本控制，食欲良好，每餐能食 100~150g，二便调，夜寐安，脉力转旺。守上汤方去延胡索，散方照服。

1976 年 8 月 24 日四诊：继进上方后，曾病愈 10 个月。去年 11 月底，因工作调动，劳累过度，胃痛复发。仍守服上方至今年 3 月，奈因缺药太多，无法坚持而停服。服药时胃痛虽能控制，但停药后胃痛又复作，至今未已。现胃痛入暮尤甚，痛引两胁、背部及小腹部，心下脐上拒按，胃脘怯寒，常须保温，虽尚知饥思食，但稍多食则胀痛加剧，大便不畅，时欲矢气而不得，气短若不相续，脉仍细弱。仍守上汤方加减：黄芪 30g，党参 30g，焦白术 10g，当归 10g，炙甘草 5g，陈皮 30g，升麻 15g，北柴胡 15g，佛手 15g，枳实 15g，枳壳 30g，冰片 10g（吞）。

8 月 30 日五诊：服上方 5 剂，矢气畅通，腹胀大减，胃痛亦轻，曾有 3 夜小腹未痛，但昨晚复作 2 次。守上汤方加重枳实为 30g、枳壳为 60g。

9 月 5 日六诊：再进上方 5 剂，疗效更为显著，诸症基本解除。仍守上方继进以巩固疗效。

例 236

肖某，男，36 岁。1974 年 10 月 19 日初诊。

患胃下垂 8 个月，脘腹胀甚而时痛，有下坠感，胸闷，纳差，舌红，脉弦有力。投以：升麻 15g，柴胡 15g，葛根 30g，陈皮 15g，枳壳 30g。

10 月 22 日二诊：服上方 3 剂，腹胀减半，脉弦见退。守上方再进。

10 月 26 日三诊：再服上方 5 剂，腹胀基本解除，余症均见好转。嘱守上方长服以期竟其全功。

例 237

李某，男，50 岁。1971 年 9 月 22 日初诊。

患胃下垂，胃中灼热 10 多年，虽尚能食，但食下不久，即感胃中灼热（早晨空腹时则无此感），继以脘腹胀满，入暮较甚，至凌晨尤甚，时或嗳腐吞酸，从心下以手向左胁下按之则痛，平素大便不实，常呈淡黄色稀糊状，间或成条，近3日大便结如羊屎，日行3次而量甚少，神疲肢倦，舌根苔微黄腻，脉迟而右部稍弦。投以异功散合五消饮：党参15g，焦白术10g，云苓15g，甘草15g，陈皮15g，山楂10g，六曲10g，麦芽30g，鸡内金15g。

9月24日二诊：服上方2剂，胃中灼热稍减，大便日行1次，粪软成条，但嗳气而不吞酸。守上方再进。

9月26日三诊：再服上方2剂，胃中灼热减半，时时矢气而自觉舒适，噫气减少，但胃脘仍有微胀，至凌晨仍胀甚。近日因感冒风寒，头昏身痛咳嗽。守上方加防风10g、荆芥5g、枳实10g、半夏10g，再进2剂。

9月29日四诊：药后昨日全天胃中已无灼热感，一直稳定到今晨。惟感冒症状加重，咳喘痰黄而稠，咽喉微痛，背亦痛。守上方加桔梗15g、杏仁10g、前胡10g、薄荷3g、橘络5g、丝瓜络10g、紫菀10g、款冬花10g，再进3剂。

10月4日五诊：药后感冒解除，胃中灼热未再发生。现惟胃脘仍有微胀，噫气减少而矢气增多（自云如果噫气多而矢气少，则病必剧）。嘱守一诊方长服以巩固疗效。

例238

王某，男，45岁。1971年9月6日初诊。

患胃下垂、胃脘痞满年余，并时有灼热感，口淡，不思饮食，头晕，神疲肢倦，舌苔淡黄滑腻，脉弱。投以异功散合五消饮：党参15g，焦白术15g，云苓15g，甘草10g，陈皮15g，山楂10g，六曲10g，谷麦芽各15g，鸡内金15g。

9月9日二诊：服上方4剂，痞满减轻，胃纳渐启。守上方再进3剂。

9月12日三诊：药后食增神旺，脉力转强，但胃中仍有时灼热而微痛。守上方再进3剂。

9月15日四诊：药后胃中灼热痛全除，舌苔亦退，惟遇阴雨天气胃中稍感不适而已。仍守上方再进以巩固疗效。

例239

姜某，女，40岁。1971年10月2日初诊。

患胃下垂多年，久治少效。今年3月，在某西医院接受手术治疗后，胃中仍感难过，饮食入胃即作胀，恶心欲吐而又吐不出，每餐只能进软食50g，脉弱。投以异功散合五消饮：党参15g，白术15g，云苓15g，炙甘草10g，陈皮10g，山楂15g，六曲10g，谷麦芽各30g，鸡内金15g。

10月10日二诊：服上方8剂，胃中已不难过。现已知饥思食，每餐能进软食100g，并可稍进干饭，食入已不作胀，脉力转旺。守上方再进。

10月20日三诊：再服上方5剂，病已痊愈。近因家中失窃，精神大受刺激，病又复发，但较前减轻。仍守上方再进，并嘱长服以巩固疗效。

例240

张某，女，41岁。1975年1月21日初诊。

患胃痛10年余，去秋加剧，经西医确诊为胃下垂，心下痞硬胀满而喜按，饭后则痛，粥后则只胀而不痛，腹虽知饥而食不下，每餐只能进食50g，如强食100g即痛，喜热饮食，口不渴。近月来，病由心下延及胸口，胀痛而逼闷，心下悸，大便3~4日1行，先硬后软成条，粪色灰黄带黑，四肢乏力，行走困难，脉细弱。投以枳橘汤加味：枳实15g，陈皮30g，甘草15g，瓜蒌实30g，薤白15g，桔梗10g，炒莱菔子10g。

1月22日二诊：服上方1剂，胸口稍觉宽松。守方再进。

1月31日三诊：再服上方8剂，心下及胸口痞硬胀痛基本解除，心下悸亦止，胃纳增加，每餐能食100~150g，而且食后不痛，大便正常，四肢有力，行走轻快。现仅脘腹微胀，面部微浮，睡眠较差。守上方加白茅根30g，生薏苡仁、赤小豆各15g再进。

3月5日四诊：服上方5剂，胃痛基本痊愈，面浮消退，夜寐亦安，口味甚好，仅饭（尤其是进油腻食物）后胃脘稍感不适或吐酸水，当腹饥尚未进食时，胃有隐痛，但得食则止。改用香砂六君子汤合五消饮以善后：广木香10g，砂仁10g，党参15g，白术15g，云苓15g，炙甘草10g，法半夏10g，陈皮30g，山楂15g，六曲10g，谷麦芽各15g，鸡内金10g。

患者自服上方后，病即痊愈。据其爱人的同事于1976年7月6日上午因病就诊时面告，患者病愈至今，已经一年多未见复发。

中医认为胃下垂的病机，主要是脾胃升降失调，即脾不升清，胃不降浊，以致中焦痞塞不开，多呈虚实错杂之象。因为脾不升清，清气下陷，固属虚；胃不降浊，浊气填中，则属实之故。但有偏虚或偏实之辨，故治法在攻（消）补兼施中，有以补为主而以攻为佐的，也有以攻为主而以补为佐的，还有先攻而后补的。在选方择药上，一般多采用补中益气汤，但此方升清有余，降浊不足，长于补虚，短于攻实，必须善为加减，才能提高疗效。我用本方治疗此病，常常加入枳壳、枳实以降泄胃之浊气，疗效尚称满意。如：例 234 和例 235 两案，就都是采用补中益气汤重加枳壳、枳实（15~60g，单用或合用），获得良好效果。只是因为例 235 合并了十二指肠球部溃疡，胃痛较甚，而合用了胃痛散方。有人认为胃下垂是由脾不主升而中气下陷所致，当用补中益气汤以升其气，而不应用枳壳、枳实以降其气，如果再降其气，那就将使下垂之胃愈趋愈下了。其实不然，如上所述，脾不升清，清阳下陷，因属虚而宜升补；但胃不降浊，浊阴填塞，则属实而宜降泄。这是一个问题的两个方面，必须全面认识。即不仅要看到脾不主升的虚的一面，而且要看到胃不主降的实的一面。不仅要用参芪白术等升补脾气，而且要用枳壳、枳实等以降泄胃气。还应看到，本病降胃气是有利于升脾气的。因为胃不主降，浊阴填塞中宫，使脾气失运而难以主升。今用枳壳、枳实等以降泄胃之浊阴，则中宫浊阴除而痞塞开，脾气自然升运。如果但用参芪白术等以升补脾气，而不用枳壳、枳实等以降泄胃气，则因浊阴填塞中宫，压抑脾气，虽欲升脾气而不可得，反而可能会使脘腹胀满加甚。因此之故，补中益气汤用于本病，升脾气之力虽强，降胃气之力则弱（方中只有一味陈皮能和降胃气），必须加强其降泄胃气的作用，才能提高疗效。而降泄胃气的药，首推枳壳、枳实。如《本草纲目》说：“枳实、枳壳气味功用俱同，上世亦无分别。魏晋以来，始分实壳之用，洁古张氏，东垣李氏，又分治高治下之说。大抵枳实、枳壳，其功皆主于利气。气下则痰喘止，气行则痞胀消，气通则痛刺止，气利则后重除。故以枳壳利胸腹，枳实利肠胃。然张仲景治胸痹痞满，以枳实为要药。诸方治下血痔痢，大肠秘塞，里急后重，又以枳壳为通用。则枳实不独治下，而枳壳不独治高也。”《本草经疏》说：“枳壳气味所主，与枳实大略相同。但枳实形小，其气全，其性烈，故善下达；枳壳形大，其气散，其性缓，故其行稍迟，是以能入胸膈肺胃之分及入大肠也。”《本草思辨录》说：“枳壳乃枳实之老而壳薄者。既名枳壳，须去穰核用之。壳实古原不分，性用亦无所异。若治胸膈痞塞，枳壳较枳实少胜。然何如以枳实协辛温轻扬之橘皮、桂枝，为奏功尤大乎？”现代药理研究证明，枳壳、枳实具有收缩内脏（尤其是胃肠及子宫）平滑肌的作用，因而常用于胃下垂、脱肛及子宫脱垂等病的治疗。由此可见，采用枳壳、枳实降泄胃气以助脾升而治胃下垂，不仅在中医理论上站得住脚，在现代药理上更是站得住脚的。何况现代药理研究证明，枳实具有显著的升压作用，而胃下垂患者，由于脾胃运化无权，气血来源贫乏，大多血压偏低，故可重用（如例235案曾在方中加重枳实为30g、枳壳为60g）而无流弊（枳实，中医认为降气而西医认为升压，一升一降，适相对峙，颇饶妙趣，值得进一步研究）。

胃下垂除采用上述攻补兼施治法外，也可采用消补兼施法，如例 237、238 和 239 三案之用异功散合五消饮获效即是其例。其中值得指出的是前两例都以胃中灼热更为突出，虽尚能食，但食下不久即感胃中如焚，继则脘腹胀满而入暮尤甚，神疲肢倦，平素大便溏时多而结时少。初诊时，适逢大便结如羊屎 3 日，舌苔微黄，脉迟而稍弦。当时有一学生随诊，她从主症胃中灼热、当前大便结如羊屎以及能食、苔黄、脉弦着眼，认为病属脾胃阴虚内热，主张采用增液汤等养阴清热。经过共同深入细致的分析，才认识到本例实属脾胃气虚的阴火热中证。这可从其胃中灼热、平素大便溏薄时多、神疲肢倦、脉迟等症上看得出来。于是放弃了甘寒养阴法，采取了甘温除热的消补兼施法。经用异功散合五消饮以补脾气而助运化，6 剂而胃中灼热全除。又从本例胃中灼热是食后即作而空腹则止，并伴有脘腹胀满、嗳腐吞酸、神疲肢倦来看，可见李杲根据《内经》“有所劳倦，形气衰少，谷气不盛，上焦不行，下脘不通，胃气热，热气熏胸中，故内热”而提出的“饮食不节则胃病，胃病则气短精神少，而生大热”的理论，是符合临床实际的。这种胃中灼热之症是因脾脏气虚不运，胃腑谷气停滞，而阴火内焚所致。它和胃腑阴虚阳亢，阳火炽盛之胃中灼热而见饥时尤甚、大便但结不溏、舌质干红、脉象细数是同中有异的。前者属于气虚阴火的虚热证，必须甘温才能除其热；后者属于阴虚阳火的虚热证，必须甘寒才能清其热。二者阴阳大别，是不容混淆的。又如例 238 案的胃中灼热，与例 237 的胃中灼热同理，故治法方药亦同，经服药 10 剂，胃中灼热亦告全除。

本证如果误认为是属阳火而用甘寒甚至苦寒的清热法，则不仅不能除其热，反而会使病情恶化。例如李某，女，49岁。素体瘦弱，患胃中灼热三四年，饥时尤甚，饮冷则舒，通身皮肤灼热，手足心热，晨起胃脘有气包突起，约半小时自消，大便秘结，小便黄热，白带多，头晕，脉细数而虚弱。1971年9月12日初诊，按脾胃阴虚内热证处理，投以增液汤加石斛、沙参、石膏、甘草。4剂，胃中灼热稍减，气包未再发生，但因大便仍然秘结不行，乃用增液汤合泻心汤以清下。再进2剂，胃中灼热未见续减，大便依然艰涩难下。患者迫切要求通便，因予增液承气汤2剂。仅服1剂，感到胃中异常难受，虽得微泻几次而不畅，食欲大减，神疲肢倦，患者不敢再服，而别求医治。这是我临床辨证不细的一例挫手案。本例实属脾胃气阴两虚的阴火证，虽然胃中灼热而饥时尤甚，饮冷则舒，并伴有皮肤灼热、手足心热、便秘尿黄、脉细数等症，显属胃中阴虚内热所致；但从其素体瘦弱、白带多、头晕、脉虚弱等症来看，可见脾气素虚。脾虚则饮食不为肌肉而身体消瘦；脾虚则清阳不升，湿浊下注，带脉不固，而头晕、白带淋沥。并由脾气虚导致阴血虚，引起虚火内炽而现胃热、肤热、手足心热、脉虽细数而虚弱等症；其大便秘结不行，不仅是阴虚肠燥，更主要是因中气虚弱而无力传导，故虽润以增液而仍不下，攻以硝黄虽得微泻而不畅，且觉胃中异常难受。可见本例虽属脾胃气阴两虚的阴火证，但其病机的主要方面在于脾气虚。本当遵守东垣之法，“以辛甘温之剂补其中而升其阳，甘寒以泻其火则愈矣”。并应知本证是“大忌苦寒之药泻胃土”的。奈因当时见未及此，初投甘寒养胃之增液法，尚属以次为主，虽未中肯，犹有微效；继用苦寒泻胃之泻心、承气法，则属损其不足，故使中气不支，而致胃中异常难受。这就毋怪患者不敢再服而别求医治了。至于例 239 案的胃下垂，虽经手术治疗，但脾虚不运的病情依然存在，故亦用异功散合五消饮竟其全功。

此外，胃下垂可但用升降脾胃气机之法获效。如例 236 案用自制升降汤（升麻、柴胡、葛根、枳壳、陈皮）获效，即是其例。本案胃下垂从其症见脘腹胀甚而脉弦有力来看，可见是因脾胃升降失调而土困木郁所致，故宜在升降脾胃气机中疏达木郁，而不宜用参、芪、白术等药以壅补中气。

至于例 240 案的胃下垂，则属虚实错杂证之实多虚少者，法当先攻后补。故先用枳橘汤加味以攻其实，而后用香砂六君子汤合五消饮以补其虚（补中兼消）。

胃扭转案

例 241

黄某，男，42 岁。1974 年 12 月 27 日初诊。

久患腹胀，经治多年不愈。曾经某医院钡检发现胃扭转、贲门狭窄、食道粗糙。近时腹胀微痛，且有气向上窜，以致胸背、手臂亦痛，牙根酸痛，口干口苦，晨起必吐浓痰而色黄量多，时时噫气，虽尚能食而不饥不香，大便不成形，夜寐多梦，舌质红，脉弱。投以橘皮竹茹汤合温胆汤加减：陈皮 30g，竹茹 10g，法半夏 10g，枳实 10g，赤茯苓 15g，生甘草 5g，枇杷叶15g，麦冬15g，北沙参15g。

12月31日二诊：服上方3剂，腹胀、胸背痛减轻，晨起吐黄稠痰见少，但仍饭后腹胀甚，大便日行1次，不成形，口干口苦。守上方加山楂15g、六曲10g、谷麦芽各15g、鸡内金10g。

1975年1月7日三诊：再进上方5剂，腹胀减其大半，胸背痛全止，晨起已不再吐黄稠痰，但喉间仍有痰黏难出之感，口苦不干，大便量少仍不成形，下肢酸软，脉已不弱。守上方加葛根、玉竹各15g。

1月13日四诊：更进上方5剂，腹胀完全解除，胸、背、手臂痛亦全止，口已不苦，知饥食香，每餐能进200g米饭，而且食后脘腹不胀，下肢已不酸软，但大便仍未成形而矢气较多。仍守上方加减以善后。

本例是因痰热阻滞中焦，胃不主降而气反上逆，并兼胃阴不足所致。故采用橘皮竹茹汤合温胆汤加减以清化痰热、和降胃气兼养胃阴，获得良好效果。

肠梗阻案

例242

万某，男，43岁。

1980年8月13日突然剧烈腹痛，由南昌县医院转南昌市二院诊治，经X线检查诊断为急性肠梗阻。住院保守治疗，剧痛稍减，而腹胀有增无减，大便3日未解，服大黄苏打片后，腹痛加剧，医院决定进行手术治疗，但患者坚决拒绝，于是请我诊治。我见患者以腹胀为主，其痛不甚，并不拒按，但不能食，稍食则腹胀加剧，小便自可，舌苔白黄厚腻，脉缓，认为应以气滞为主，不可攻下。乃投以莱菔子 30g，大腹皮 30g，陈皮 60g，枳壳 15g，枳实 15g，鸡内金末 15g（冲）。初服 1 剂后约 3 时许，即得软便 1 次，先黑后黄，但量不多，腹胀稍减，腹痛已除。再进 3 剂，每日得大便 1 次，腹胀渐除，患者大感舒适，但口味仍差，旬余但饮流质而未能进食。因守上方减大腹皮为 15g、陈皮为 30g，加山楂 15g、六曲 10g、谷麦芽各 15g，再进 3 剂而痊愈出院。

急性肠梗阻一般常用大承气汤攻下以治其标。本例已 3 日不大便，腹胀特甚，似当急下，但其腹胀而不拒按，可知内无坚积，实属气滞为患，宜以行气导滞为法。故重用莱菔子为君，并佐以大腹皮、陈皮、枳壳、枳实和鸡内金，仅服 1 剂，大便即通；再进 3 剂而腹胀解除。最后虽然脉弱纳差，但不宜补脾以壅气，仍守原方减量加五消饮以开胃进食而痊愈。此乃以消为补之法。

慢性结肠炎案

例 243

陈某，女，71 岁。1991 年 5 月 30 日初诊。

患慢性结肠炎，腹泻时作时止 20 余年。每逢受凉或过食油腻、青菜即作，心情烦急时亦作，作则服小檗碱或呋喃唑酮即止。过去每隔 1~2 个月发 1 次，近时 1 个月发 2~3 次。发前头昏、肢麻、腹痛（脐腹如有一条硬索），泻后痛止，仅泻些微脓冻，无粪便，里急后重，舌淡红，苔白微黄厚腻，脉缓不耐按。投以补中益气汤合香连丸加减：黄芪30g，党参30g，焦白术30g，炙甘草5g，陈皮15g，升麻10g，葛根30g，广木香15g，黄连5g，白扁豆15g，山药30g，莲子30g。4剂。

6月6日二诊：大便成条，日1行，腹不痛，头昏、手麻均减轻。守上方再进7剂。

6月17日三诊：服药期间大便2~3日1行，停药后日1行，粪条由细变粗，便前已无腹痛，故脐腹硬索亦无，无里急后重，头昏肢麻消失。现惟食后胃脘饱胀，嗳气，矢气。守上方加重陈皮为30g，加莱菔子15g，再进7剂。

6月24日四诊：胃脘不胀，仍嗳气矢气，大便日1行，粗条、通畅，近日脚挛急。守三诊方加木瓜15g，再进7剂。

7月4日五诊：脚挛急消失。守上方再进7剂。

8月26日六诊：停药月余，诸症未作。自云腹泻20余年，以为是不治之症，此次来南昌探女，作永别之想，不想竟获治愈，欣喜感激之情溢于言表。守上方减量，再进7剂以巩固疗效。

例244

严某，女，19岁。1992年4月10日初诊。

患慢性结肠炎，习惯性便秘2年。现大便常1周以上1行，干结难下，粪色黄黑如羊屎，腹胀无矢气，偶有左胁下痛，口渴喜冷饮，夜间口舌、咽喉干燥，嗜卧，每日睡眠少于10小时即困倦乏力，急行或上楼感上气不接下气，形寒，面白，舌淡红，苔薄白。投以补中益气汤合小承气汤：黄芪 30g，党参 30g，焦白术 15g，炙甘草 5g，陈皮 30g，当归 15g，升麻 10g，柴胡 10g，生大黄 10g，厚朴 15g，枳实 15g。3 剂。

4 月 24 日复诊：药后每日大便 1 次，停药后 3~4 日 1 行，先硬后软。嘱守上方长服以期竟其全功。

例 245

王某，男，46 岁。1974 年 10 月 10 日初诊。

患慢性结肠炎多年，泄泻时作时止。近复发作，大便稀软不成形，腹痛肠鸣，纳差厌油，腰痛尿频，舌淡脉微。投以附子理中汤加味：熟附子 10g，炮干姜 5g，白术 30g，党参 15g，炙甘草 5g，云苓 15g，炙黄芪 15g，补骨脂 15g，肉豆蔻 15g。连服 5 剂，腹痛全除，肠鸣减轻，便溏渐止。嘱守方长服以期竟其全功。

例 246

姜某，女，57 岁。1977 年 6 月 12 日初诊。

久患慢性结肠炎，稍进油腻食物则腹泻。上月因饮食失调，腹泻日 10 余次，服西药泻止而复作，改用中药亦无效。现水泻日 5~6 次，腹痛，神疲肢倦，不思食，口干苦，自云泻得支持不住，迫切要求止泻，舌苔白黄而腻，脉沉细弱。投以理中汤加味：炮干姜 15g，焦白术 30g，党参 30g，炙甘草 10g，川黄连 10g，葛根 15g，附子理中丸 3 颗（另吞）。连服 5 剂，腹痛泄泻全止，大便成条，胃纳好转，口不干苦，舌苔亦退。

二诊：改用理中汤：党参 30g，白术 30g，炮干姜 10g，炙甘草 10g。再服 5 剂，一切恢复正常。最后嘱常服理中丸以期竟其全功。

例 247

陈某，男，27 岁。1975 年 11 月 26 日初诊。

患十二指肠球部溃疡和慢性结肠炎多年，经常胃痛、腹泻，时作时止。近 3 年来，曾先后便血 3 次，体重下降 7 公斤。现虽尚能食而消化不良，口干渴甚，有时手足心热，寐差，脉细弱。投以异功散加味 9 剂，胃纳好转。但因出差饮食失调，胃痛又作，口淡不思饮食，大便溏软，改投香砂六君子汤加莲子、山药、夜交藤、合欢皮 10 剂。胃痛解除，大便先干后稀，乃改用参苓白术散加减以调理之。半月后，胃痛又作，不思饮食，大便稀，舌苔白，改投香砂六君子汤加山楂、六曲、谷麦芽、鸡内金 10 剂，胃痛即止，大便成条。此后常因出差饮食失调而致胃痛、腹泻复发，先后改用过痛泻要方、吴茱萸汤、四神丸、玉屏风散、资生丸等方，曾使病愈半年多，体重增加 5 公斤多。继因连续感冒 3 次，屡自服用清热解毒成药，致使胃痛、腹泻（先干后稀，带有黏液）又作，左少腹不适，不思食，舌苔白黄厚腻，脉沉细弱。再进上方无效，乃于 1977 年 5 月 29 日改用附子理中汤：熟附子 10g，炮干姜 10g，焦白术 30g，党参 30g，炙甘草 10g。连进 26 剂，胃痛、腹泻全除，大便成条色黄无黏液，左少腹不适感消失，胃纳、精神转佳，脉转有力。因改用附子理中丸以巩固疗效。病愈数月后，因检查粪便，发现有少量的阿米巴原虫，服西药喹碘方后，腹泻又作，但再进附子理中汤即愈。因嘱坚持常服理中丸以期竟其全功。

例 248

盛某，女，41 岁。

患慢性结肠炎多年，大便时结时溏，结时数日 1 行如羊屎，溏时日行数次而形似糨糊，脘腹时痛，痛时胃脘有气包凸突起，胃中灼热，纳差，噫气，口甜，口干渴喜热饮，形寒怕冷，走路有飘浮感，痛甚时全身乏力如瘫痪。近时大便溏而不爽，日 3~4 次，每次大便常达半小时之久，有时带血，舌淡，脉沉细弱。投以四神丸合痛泻要方加味：补骨脂 15g，肉豆蔻 15g，吴茱萸 5g，五味子 10g，防风 15g，白术 15g，白芍 15g，陈皮 15g，肉桂 10g，制乳没各 15g，党参 15g，黄芪 15g。

10 月 20 日二诊：服上方 3 剂，药下即觉腹中有气下行而连连矢气，颇感舒适，脘腹痛止。近日虽然天气较冷，腹痛亦未再发生，便溏虽止而腹胀较甚。守上方加大腹皮 15g，再进 5 剂。

10 月 27 日三诊：药后腹胀解除，饮食增加，诸症均减。守上方去大腹皮，再进 5 剂。

11 月 1 日四诊：诸症消失，脉力转旺。现惟胃脘稍感不适，微有压痛。仍守上方以善后。

例 249

刘某，男，28 岁。1975 年 12 月 25 日初诊。

患过敏性结肠炎2年多，时作时止。最近复发已10余日，脐腹胀痛，大便溏而不爽，粪软易散，色淡黄，日行1次，有时胁痛，小便黄热，寐差，但胃纳尚可，舌净，脉沉细弱。投以痛泻要方加味：陈皮15g，白芍15g，防风15g，焦白术10g，丹参15g，檀香5g，砂仁5g，广木香5g，槟榔10g。

12月30日二诊：服上方5剂，脐腹胀痛解除，但仍有不适感，大便畅行，先硬后软，呈不消化状，夜寐已安，右脉已起，左脉仍沉细。守上方去槟榔，加山楂15g、六曲10g、谷麦芽各15g，再进5剂。

1976年1月5日三诊：药后脐腹不适感基本消失，大便畅利成形，小便亦清，胁痛未作，两脉均起，眠食均佳。改用资生丸方加减以善后。

例250

陈某，男，72岁。

患慢性萎缩性结肠炎，便秘非灌肠不解，脉弦有力。住某医院高干病房，西医治疗不效，请我会诊。投以《金匮要略》排脓汤、散合方加味：桔梗50g，枳实、枳壳各15g，甘草15g，赤白芍各30g，生姜5片，红枣10枚，陈皮50g，生大黄10g，肉苁蓉50g。此方连服3剂，即大便畅通无阻（无需灌肠）而愈。

慢性结肠炎是一种比较顽固而难治的疾病，多见寒（湿）热虚实错杂之证。主要是因湿热交结于肠，久而伤及脾胃肝肾所致。而其中尤以伤及脾气，甚至脾阳者较为多见，如上述例243、例244、例245、例246、例247五案便是。今分析之：

例243和例244两案即属伤及脾气者。故均用补中益气汤方为主以升补脾气，并佐以香连丸或小承气汤以祛湿热，获得良好效果。其中尤以前例疗效更为满意（20年痼疾，经治仅2个月而瘳）。

例245、例246和例247三案即属伤及脾阳者。故均用附子理中汤为主以温补脾阳，或稍佐黄连以清湿热，获得良好效果。

例248和例249两案，则属伤及肝脾或肝肾者。其中例249案，从其大便溏而不爽、脐腹胀痛、有时胁痛来看，可见是属湿热久困、木郁土中、肝失疏泄所致。故采用痛泻要方为主，并佐木香、槟榔、丹参、檀香、砂仁，以培土抑木、疏达肝气，而利于湿热的排泄，获得良好的效果。而例248案，从其脘腹时痛、渴喜热饮、四肢无力、怯寒、舌淡、脉沉细弱来看，属脾肾阳虚内寒；但就其便溏不爽、有时带血、胃中灼热、口干口甜来看，则属湿热久困、木郁土中、肝失疏泄。故采用四神丸加参、芪、肉桂以温固脾肾阳气为主，并佐痛泻要方以培土抑木、疏达肝气。至其所以加入乳香、没药以活血化瘀，则是因为湿热久困肠间，病已由气分涉及血分（大便有时带血）之故。何况乳香、没药不仅能活血止血，而且能温通气滞。又因服药后，腹痛便溏虽止，而腹胀较甚，故在加入大腹皮以行气利水消肿后，其腹胀即除。

这里谈谈我对痛泻要方和四神丸的认识：

痛泻要方本治痛泻的专方。方中白术健脾燥湿；陈皮和胃顺气；防风补脾疏肝；白芍平肝清热，具有培土抑木、疏达肝气，兼祛湿热的综合作用，故对湿热内蕴、木郁土中、肝失疏泄之证有良效。

四神丸本治五更泄的专方。方中补骨脂温固肾气；五味子温纳肾气；肉豆蔻温固脾气；吴茱萸温疏肝、肾、胃气，具有温、补、固、涩脾肾阳气的综合作用，而且在固涩中兼有疏通之力。故对湿热久困，热从湿化，以致损伤脾肾阳气；并使木郁土中、肝失疏泄之证有良效。

至于例250案的萎缩性结肠炎，从其便秘非灌肠不解而脉弦有力来看，似属实证宜攻，但因高年又不可攻。故采用《金匮要略》排脓汤、散合方加陈皮、肉苁蓉，并少佐大黄，以开提肺气、和降胃气、滋肾通关为治。由于药证吻合，故仅服3剂，即大便畅通无阻而愈。

胃脘痛案

例251

黄某，男，56岁。1963年8月14日初诊。

胃痛20多年，时作时止。近日剧作，胃脘连胸胀痛，入暮尤甚，痛不能寐，时时嗳气、矢气，不思饮食，舌苔白黄而根部厚腻，脉沉细。投以自制二甘二贤汤加味：甘草30g，甘松15g，陈皮15g，制乳香10g，制没药10g。上午煎服1剂，即觉胸胃豁然开朗而胀痛大减。下午继服第2剂，胃痛即止，安睡通宵。15日继服第3剂，精神转佳，只是在谈笑时胃脘仍稍感闷痛。16 日继服第 4 剂，胃痛痊愈，饮食增加，精神渐旺。最后仍守上方加减以善后。

例 252

马某，男，40 岁。1963 年 9 月 30 日初诊。

胃痛 10 余年，时作时止。近时剧作，每天上午 7 时后痛渐加剧，食后尤甚，痛甚则呕吐，胃脘虽喜热敷，但又有时胃中灼热思冷饮，口苦不泛酸，大便结，饮食大减，精神不振，舌苔白腻，脉象细弱。投以自制二甘二贤汤加味，并给自制甘草桂冰散。汤方：甘草 15g，甘松 10g，陈皮 10g，制乳香 10g，制没药 10g，半夏 15g，红参 6g（另煎），蜂蜜 60g（冲化）。散方：甘草 30g，肉桂 15g，冰片 10g。共研细末，每服 0.3~1.5g，每日 3 次，温开水送吞。

11 月 3 日二诊：服上汤方 1 剂，胃痛大减；2 剂胃痛即止。散方服至就诊时，胃痛未再发生，但觉微胀，食增神旺，脉力好转，大便仍不畅。守上方再进。

1964 年 1 月 18 日三诊：继服上方后，胃痛痊愈多时，饮食日增，肌肉日丰。近因散方服完，停药多日，胃中又稍感不适。仍守上方以巩固疗效。汤方：甘草 15g，甘松 10g，陈皮 10g，半夏 10g，红参 6g（另煎），蜂蜜 60g（冲化），制乳没各 10g。散方照原，加沉香 15g、广木香 30g。

以上两例虚寒胃脘痛治验，都是以自制二甘二贤汤为主。此方由甘草、甘松、陈皮 3 药组成，甘草对胃痛的作用已如上述，不再重复。甘松性味甘辛（甘多于辛），香温无毒，善醒脾开郁、行气消胀止痛，兼能益脾胃元气，可治心腹疼痛胀满。近人认为其有强壮、苏醒、镇痛、杀蛔作用，可以重用（30g 以上）而无流弊。陈皮能和降胃气。我用此方治疗顽固性虚寒胃痛，常加乳香、没药以活血化瘀，疗效尚好。这里仅举两例治验为证。

凡胃痛日久，必由气滞导致血瘀，即使在胃脘痛处固定不移外别无其他瘀血见症，也应在行气止痛中活血化瘀，才能提高疗效。又因胃痛属于虚寒者居多，即使在虚寒证中兼见一二热证，也多属阴火，用药宜温而不宜凉。从上述例 251 胃痛、脉沉细、舌苔白黄相兼，和例 252 胃痛喜热敷、舌苔白腻、脉细弱、有时胃中灼热思冷饮、口苦便结均用温药治愈，就可见其一斑。至于例 252 在上述汤方中之所以配合大半夏汤，是因胃痛而呕吐、便结之故。同时还用了自制甘草桂冰散，以加强其温胃止痛的作用，获得了比较稳固的疗效。前面介绍的自制胃痛散方，就是在此方基础上发展而来的。这是我家常备的方药之一，家人无论知医与否，往往擅自使用，虽然获效时多，但不乏服后有燥热反应者。然自从在此方中去掉肉桂，改成前述胃痛散方，由于性味比较平和，在广泛应用中，未再发生上述燥热反应，而且疗效有所提高。

噫气案

例 253

张某，男，41 岁。1973 年 10 月 30 日初诊。

今年7月中旬患噫气症，至今3个多月，久治少效。现仍每日噫气频作，动则加剧，静则稍减，心下痞硬，不思食，口干渴饮。投以旋覆代赭汤合橘皮竹茹汤加减：旋覆花30g，代赭石30g，橘皮30g，竹茹10g，半夏15g，枳壳10g，麦冬15g，枇杷叶15g。连服7剂，噫气减去十之六七（自云前2剂缺代赭石则无效），心下痞硬全除，脘腹舒适，食增（每餐能食200g米饭），渴止。前、昨两日噫气完全停止。守上方再进以巩固疗效。

本例临床表现恰与《伤寒论》所谓“心下痞硬，噫气不除者，旋覆代赭汤主之”吻合。但因旋覆代赭汤方药性偏温，只适宜于胃寒痰阻气逆之证，又和本症噫气不除、心下痞硬而口干渴饮之胃热痰阻气逆证同中有异。因此，采用旋覆代赭汤合橘皮竹茹汤加减，既用旋覆花、代赭石、半夏、橘皮、枳壳、枇杷叶以化痰降逆为主，又用麦冬、竹茹以养阴清热为佐。由于药证相符，故获显效。

例254

范某，女，33岁。1964年5月23日初诊。

去秋起病即神疲肢倦而难以起床，久治少效。现仍四肢乏力，时当夏月，犹穿毛衣，不思饮食，稍多食即吐，并带酸水，时时噫气或吐痰，心下痞满，肠鸣，大便溏泄如蛋花样，腹中时有气上冲胸，舌淡苔白，脉象沉弱。投以理中汤合吴茱萸汤加味：干姜5g，白术10g，党参10g，炙甘草10g，吴茱萸5g，半夏6g，陈皮6g，云苓10g，黄芪10g，红枣5枚，生姜5片。

5月28日二诊：服上方6剂，诸症均减，知饥思食，胃纳日增，白苔见退，脉力渐旺，惟仍时有噫气。守上方加旋覆花15g、代赭石15g，再进。

6月12日三诊：继进上方12剂，诸症渐除，噫气渐止，食香寐安，惟大便先成条后微溏而色黄黑。守上方加减以善后。

本例证属脾脏虚寒，胃气上逆所致。故用理中汤以温补脾阳，合吴茱萸汤以温胃降逆，并加旋覆花、代赭石，获得良好效果。

例255

李某，女，25岁。

心下但痞满而不痛，饮食减少，大便易溏，时时噫气，口苦，舌苔白黄厚腻，脉迟而弱。投以半夏泻心汤加减：半夏10g，干姜10g，黄连3g，黄芩5g，党参10g，炙甘草6g，红枣3枚，旋覆花15g，代赭石15g。连服3剂，病即基本痊愈。继守上方加减以善后。

本例从其心下痞满、噫气、纳减、便溏、脉迟弱来看，固属脾脏虚寒；但从其口苦、舌苔白黄厚腻来看，则属湿热蕴结胃腑。证属寒热虚实错杂，法当温清攻补兼施。故采用半夏泻心汤方加味获得速效。半夏泻心汤为《伤寒论》治疗水火交痞的主方。此方法兼温清攻补，具有辛开苦降的优长，对病在脾胃，寒热错杂，升降失调之证，效果良好，历验不爽。但半夏泻心汤所主治的水火交痞属虚实错杂证，如遇水火交痞属实证，则宜去人参、甘草、大枣，加枳实。又水火交痞的半夏泻心汤证应与痰热互结的小陷胸汤证相区别。《伤寒论》指出："心下满，而硬痛者，此为结胸也……但满而不痛者，此为痞……宜半夏泻心汤。""小结胸病，正在心下，按之则痛，脉浮滑者，小陷胸汤主之。"由此可见，两证心下满的痛与不痛是区别要点。此外，半夏泻心汤所主治的痞满是属水火交痞的寒热虚实错杂证，故多见舌苔白黄相兼而脉缓弱；小陷胸汤所主治的结胸是属痰热互结的实热证，故多见舌苔黄腻而脉浮滑数。由于两证在临床上多见，故两方在临床常用。

呕吐案

例 256

叶某，男，31 岁。1972 年 1 月 10 日初诊。

呕吐时作时止 20 年，常于冬春季节发作。近时呕吐月余不止，每日午饭后必呕吐 1 次，呕吐物为酸、苦水和白痰，呕吐前有时脐腹剧痛，呕吐后其痛即止，但早晚饭后不呕吐，口干渴喜热饮，虽尚知饥思食，而口淡乏味，食下脘胀，嗳气，肠鸣，大便软条色黄而日行 2 次，舌苔前几天黑而润滑，现已减退，仅余少许在舌心，根部黄腻，舌质红，脉稍滑。投以芩连二陈汤合小半夏汤：黄连 5g，黄芩 5g，半夏 30g，云苓 30g，陈皮 30g，生姜 15g，生甘草 10g。

1月13日二诊：上方昨进第1剂，午饭后未呕吐，但微有恶心。今日继进第2剂，午饭后既未呕吐，也不恶心，肠鸣渐止，黑苔全退，黄苔亦减。守上方再进。

1月17日三诊：再服上方4剂，连日均未再发生呕吐，胃纳增加。守上方加减以善后。

本例病机是因痰热中阻，胃失和降所致。故用芩连二陈汤合小半夏汤以清化痰热、和降胃气而获效。

芩连二陈汤治痰热阻胃之呕吐实证，不问新久，都有良效。但属于急性新病的痰热阻胃的呕吐不止，服药时必须注意少量徐徐饮入，才能受药而渐渐止其呕吐。如果急骤顿服每煎全部药量，必致药下即尽吐出，而无法奏效。本证多见于急、慢性胃炎，凡急、慢性胃炎而呈现痰热阻胃等寒热错杂之象者，都可采用此方治疗获而得良好效果。

泄泻案

例257

熊某，女，40岁。1987年10月16日初诊。

8月20日起病，寒热呕吐下利。住入某医院治疗3天，寒热呕吐止，而下利未已。出院后，下利日益加重，由日2~3次增加至日5~6次。近日下利完谷不化，不思食，腹胀满，胸腹脘中烦热，尤以胸中为甚，口苦甚而干渴喜热饮，恶风寒甚，头昏，头顶痛而喜按，手足麻木冰冷，精神萎靡，四肢无力，行走需人扶持，否则容易摔倒，脉沉微细。投以附子理中汤加味：熟附子 10g，干姜 10g，焦白术 30g，党参 30g，炙甘草 5g，黄芪 60g，防风 15g，桂枝 10g，厚朴 10g，陈皮 15g，黄连 5g，川芎 10g，白芷 15g，附子理中丸 3 颗（每次吞服 1 丸，日 3 次）。另给参茸散：红人参 60g，鹿茸 30g。共研细末，每服 1g，日 3 次。

10 月 23 日二诊：从 10 月 16 日起，每日服上汤方 1 剂，连进 3 日（第 3 日开始服散方），下利减为日 4 次，口渴减轻，手足发麻亦减。再进 5 剂，下利减为日 2 次、夜 1 次，粪已转稠，未见完谷（从第 4 日起停服附子理中丸），知饥思食，但稍多食则腹胀，腹中灼热基本消失，胸中热减，口渴减十分之七，白天已不口苦，头昏痛减半，手足麻木消失，肢体回温，已不恶风寒，脉力渐旺，精神显著好转，手足渐觉有力。现仅自觉胸中仍稍有灼热，口中有点冒热气，两目微胀，舌苔稍见薄黄。守上汤方和散方再进 3 剂，另用西洋参、生甘草各 10g，煎汤代茶。

10 月 31 日三诊：停药四五日，精神愈佳，行走自如，口不渴，思食，大便已成条（但有时偏稀），头不昏痛。现仍感心胸憋闷，微有灼热，口苦，入夜喉间有腥味，舌淡红苔白润，脉细弱。守上汤方去川芎、白芷，加桔梗、枳壳各 10g，再进 5 剂；散方照原续进。

11 月 8 日四诊：胸闷、喉间腥味减去大半，但仍口苦，胸中仍有微热。近因天冷，又便溏，日行 3 次（但有时尚能成条），坐卧时手足仍有麻木感，舌苔退、质转红，脉仍细弱。改用四君子汤加味：党参 30g，白术 30g，云苓 30g，生甘草 10g，山药30g，莲子30g，黄芪60g，防风15g，桔梗10g，黄连5g。

11月21日五诊：服上方10剂，胸闷、喉间腥味全除，大便成条，日行2次，知饥食香，但晨起口仍微苦，胸中微热思冷饮，脉细稍数。守上方合生脉散加味以善后：党参30g，白术15g，云苓15g，生甘草5g，西洋参5g，麦冬15g，五味子5g，黄芪50g，山药30g，莲子30g，黄连5g。

本例从其下利清谷而脉沉微细来看，不仅脾肾阳虚已极，而且已露微阳有虚脱之机，势颇危殆。故既用附子理中汤、丸并进以温补脾肾阳气，又用参茸散以扶元固本防脱。幸服后即转危为安。又从其在一派虚寒征象中所出现的胸腹脘中灼热而恶风寒甚、口苦甚而干渴喜热饮等热象来看，可见是属宜温忌清的阴火无疑。故在服温补药后，其热象即渐消失。但在阴火减退后，恐其温燥太过伤阴，故从四诊起，即改用四君子汤为主的平补法。最后用四君子汤合生脉散以气阴双补（补气为主，兼养阴）善其后。

奔豚案

例258

平某，男，58岁。1963年4月11日初诊。

心下痞满，时有气从脐腹上冲心胸而痛，并吐酸水，不思饮食，神疲肢倦，舌苔白润，脉象濡缓。投以吴茱萸汤加味：吴茱萸10g，生姜10g，红枣3枚，党参15g，干姜10g，桂枝

10g，半夏10g，炙甘草10g，旋覆花15g，代赭石15g。

4月14日二诊：服上方3剂，诸症大减，精神转佳。守上方再进。

4月20日三诊：再服上方6剂，诸症基本解除，精神日益好转，惟食后仍微感胃脘痞闷。守上方去吴茱萸、代赭石，加陈皮10g。

5月5日四诊：继进上方后，病已基本痊愈。改用六君子汤加味以善后。

例259

李某，女，25岁。1991年2月25日初诊。

自幼胃痛，历经检查无异。现每日清晨腹中胀气上冲至心窝即痛，得矢气后缓解，脐周胀硬，久治无效。投以桂枝加桂汤：桂枝15g，炒白芍10g，炙甘草10g，肉桂10g，生姜5片，红枣10枚。

3月4日二诊：服上方后，腹中气上冲心窝减轻，矢气增多，胃痛稍减。守上方再进。

3月11日三诊：继服上方后，腹中气已不上冲心窝，但停药后气又上冲。守上方再进7剂。

3月18日四诊：气不上冲。嘱守上方长服以巩固疗效。

上述两例都属虚寒的奔豚证。《伤寒论》所谓“气从少腹上冲心”的奔豚证，主用桂枝加桂汤。但桂枝加桂汤究系加桂枝，亦系加肉桂，诸家见解不一。如《遯园医案》载：“湖北张某……时有气痛，自脐下小腹起，渐冲痛到心，顷之止，已而复作，夜间尤甚……审视舌苔白滑，脉沉迟。即与桂枝加桂汤……一剂知，二剂愈。”但舒驰远则认为奔豚不可用此方。他曾偶与闵公景谈医曰：“昨见一壮盛少年，患少腹痛，以渐上攻而至心下。医者以桂枝加桂汤四剂，则魄汗厥逆而死。此误矣。证乃中寒，宜主四逆、吴茱萸汤，驱阴降逆，疏庸之辈，谬据奔豚法，而放胆用桂枝以杀之耳。”近阅北京《岳美中医案集》载：“故乡老友娄某的爱人，年70，患呕吐腹痛一年余。于1973年4月16日远道来京就诊，询其病状，云腹痛有发作性，先呕吐，即于小腹虬结成瘕块而作痛，块渐大，痛亦渐剧，同时气从小腹上冲至心下，苦闷欲死，既而冲气渐降，痛渐减，块亦渐小，终至痛止块消如常人。按主诉之病状，是所谓中医之奔豚气者，言其气如豕之奔突上冲的形状。《金匮》谓得之惊发。惊发者，惊恐刺激之谓。患者因其女暴亡，悲哀过甚，情志经久不舒而得此症。予仲景桂枝加桂汤：桂枝15克，白芍药10克，炙甘草6克，生姜10克，大枣4枚。水煎温服，每日一剂。30日二诊：共服上方14剂，奔豚气大为减轻，腹中作响，仍有一次呕吐。依原方加半夏10克，云苓10克，以和胃蠲饮，嘱服10剂。5月13日三诊：有时心下微作冲痛，头亦痛，大便涩，左关脉弦。是肝胃气上冲，改予理中汤加肉桂、吴茱萸，以暖胃温肝，服后痊愈回乡。两月后函询未复发。有说此方应加肉桂，我则竟用桂枝，结果取到满意的疗效。这里，一根据《伤寒论》条文‘气从少腹上冲心……与桂枝加桂汤，更加桂二两也。’果加肉桂，应云当加，不可云更加。二根据《伤寒论》有‘其气上冲者，可与桂枝汤。’桂枝原治气上冲证，若加重其量，自可治气上冲甚欲作奔豚者无疑了。”

这些基于临床实践的认识，虽然值得重视，但应灵活对待，不可拘执。须根据具体病情而定，或用桂枝加桂汤法（既可以加桂枝，也可以加肉桂），或用理中、四逆、吴茱萸汤法，或冶各法于一炉。如上述岳老所治奔豚案，先用桂枝加桂汤获效，而后用理中汤加肉桂、吴萸竟功；本例肝胃虚寒的奔豚证，采用吴茱萸汤合桂枝汤（去白芍）与理中汤（去白术）治愈，即其例证。奔豚虽多属寒证，但也有属寒热错杂者，如《金匮要略》所谓“奔豚，气上冲胸，腹痛，往来寒热，奔豚汤主之”，即是其例，只是极少见到而已。

慢性肝炎案

例 260

涂某，男，37 岁。1975 年 3 月 6 日初诊。

1965 年患急性肝炎，经治未能痊愈，逐渐转为慢性。右胁常痛，口苦，咽喉干燥而不欲饮水，尿黄，头昏痛，失眠，神疲肢倦，少气，食少不香，大便溏，舌红苔薄白，脉细弱。投以自制四逆异功汤加味：柴胡 10g，枳实 10g，白芍 15g，生甘草 10g，党参 15g，焦白术 15g，云苓 15g，青陈皮各 10g，丹参 15g，延胡索 10g，川楝子 10g，山楂 15g，六曲 10g，谷麦芽各 15g，鸡内金 10g。患者坚持此方连服 12 剂，右胁痛止，诸症全除，食增神旺而愈。

例 261

余某，男，21岁。1987年12月8日初诊。

患慢性肝炎，肝功能异常，肝区时痛，夜间尤甚，小便浑浊不清，劳累后尿色淡黄，舌质边淡红，苔薄黄，脉沉细稍弱。投以自制四逆异功汤加味：柴胡10g，枳实10g，白芍15g，炙甘草5g，太子参30g，焦白术10g，云苓15g，青陈皮各10g，当归10g，五味子10g。患者坚持此方服至1988年1月17日止，共35剂，诸症消失。1月19日在医院做“肝功”和“两对半”检查，证明肝功能恢复正常（表面抗原转阴），病告痊愈。

例 262

张某，男，43岁。1974年9月19日初诊。

患慢性肝炎，肝脾均肿大，两胁时痛，尤以右胁为甚，且有灼热感，寐差，饮食减少，食后脘腹胀满，大便溏而量少不畅，小便时黄，口苦，口干口腻，舌边有齿痕，苔黄腻，脉细弱。投以四逆异功汤加味：柴胡10g，枳实10g，白芍15g，甘草10g，延胡索10g，川楝子10g，党参10g，焦白术15g，云苓15g，青陈皮各10g，山楂15g，六曲10g，谷麦芽各15g，鸡内金10g，丹参30g。

9月24日二诊：服上方5剂，胃纳、腹胀均好转，大便渐畅，口苦口干稍减。守上方再进。

9月28日三诊：再服上方5剂，药效停滞不前。守上方减味增量，并着重扶脾：党参30g，焦白术30g，云苓30g，甘草10g，陈皮15g，柴胡10g，枳实10g，白芍15g，山楂30g，六曲10g，谷麦芽各15g，鸡内金10g。

10月5日四诊：再服上方6剂，两胁痛减，腹胀更松，但仍寐少梦多，并有盗汗。守上方加鳖甲30g、大蒜10g、归脾丸15g（随药送吞）。

10月11日五诊：再服上方7剂，腹胀明显消退，饮食增进，精神转佳，盗汗减少，但仍寐差、心悸。守上方加红参10g。

10月17日六诊：再服上方7剂，两胁痛渐消失，腹胀完全解除，胃纳甚佳，苔退脉旺。嘱守上方再进以竟全功。

例263

刘某，男，48岁。1994年9月23日初诊。

患慢性肝炎，右胁时痛，脘腹时胀，腹中有包块时聚时散，不思食，大便不畅，寐少梦多，舌苔薄白微黄，脉象左弦右弱。投以四逆异功汤加味：柴胡10g，枳实10g，白芍15g，甘草10g，党参15g，焦白术10g，云苓15g，陈皮15g，青皮10g，丹参30g，山楂30g，六曲10g，谷麦芽各15g。

9月28日二诊：服上方5剂，胃脘胀减，知饥食香，腹中包块很少出现，寐安梦少，但右胁仍痛。守上方加重白芍为30g。

10月4日三诊：再服上方6剂，右胁痛减，脉弦见退，腹胀行走时消而静坐时作。守上方加大腹皮10g。

10月12日四诊：再服上方7剂，腹胀大减，夜卧有时右上腹隆起气包作响，揉按则消。昨起稍有感冒，微恶风寒。守上方加防风15g、生黄芪15g。

10月21日五诊：再服上方7剂，右胁痛渐除，腹胀基本消失，未再出现包块。仍守上方以竟全功。

例264

刘某，男，36岁。1974年10月7日初诊。

患慢性肝炎，两胁疼痛尤以右胁为甚，寐少梦多，醒时口苦，有时心悸，食欲不振，口干不欲饮，大便不成形，舌质紫暗，脉细弱。投以四逆异功汤加味：柴胡10g，枳实10g，白芍15g，党参15g，白术15g，云苓15g，甘草10g，鳖甲30g，大蒜15g，丹参30g，夜交藤15g，合欢皮15g。

10月12日二诊：服上方5剂，胁痛稍减。守方再进。

10月19日三诊：再服上方5剂，胁痛解除，胃纳好转，但食后胃脘有不适感，大便仍不成形。守上方加山楂30g、六曲10g、谷麦芽各15g、葛根15g、黄芪15g。

11月1日四诊：再服上方5剂，食增神旺，大便成形，舌质紫暗见退，但仍有时心悸，舌尖有烧灼感。仍守上方出入以善后。

例265

杨某，男，36岁。1963年3月16日初诊。

患慢性肝炎，右胁时痛，劳累后尤甚，头晕神疲肢倦，寐差，食少，吞酸，脘腹时胀，大便时结时溏，小便色时如浓茶，舌根苔黄腻，脉细弱。投以四逆异功汤加味：柴胡 10g，枳实 5g，白芍 10g，甘草 10g，党参 15g，焦白术 10g，赤苓 10g，陈皮 10g，青皮 5g，山楂 10g，六曲 10g，麦芽 15g，甘露消毒丹 30g（布包入煎）。

3 月 22 日二诊：服上方 6 剂，脘腹胀减，食欲渐振，惟胁痛依然。守上方加夏枯草 15g。

4 月 4 日三诊：再服上方 5 剂，胁痛大减，脘腹胀满基本消失，食增神旺。仍守上方继进以竟全功。

例 266

李某，男，38 岁。1977 年 12 月 25 日初诊。

患者于今春患急性黄疸型肝炎，经治黄疸消退，肝功能正常，但上班工作后，肝区时有隐痛。近时肝痛加剧，复查肝功能又不正常，黄疸指数 9mg/dL，转氨酶 406U/L（正常值为 100U/L）。右胁闷痛，口苦而干渴，尿频而黄短，大便不成形，寐差，纳减，心胸烦热而脚冷，舌苔薄黄，脉象弦数，投以四逆异功汤加味：柴胡 10g，枳实 10g，白芍 15g，甘草 10g，党参 15g，白术 10g，云苓 15g，陈皮 10g，生牡蛎 15g，五味子 5g，麦芽 15g，夜交藤 15g，合欢皮 15g。连服 5 剂，诸症见减，惟肝痛依然。

二诊：守上方再进 7 剂，肝痛仍未见减。

三诊：守上方加入延胡索、川楝子各 10g，山药、莲子各 30g。再进 7 剂，肝痛减轻，脉弦见退，复查黄疸指数正常，转氨酶降至 316U/L，但面目微肿，有时痰中带血丝。

四诊：守上方加入白茅根 30g，生薏苡仁、赤小豆各 15g。

再进7剂，肝痛静则止而动则作，痰血止，寐安，食虽有味，但食后胃脘不适，腹胀矢气。

五诊：守上方去夜交藤、合欢皮、山药、莲子，加山楂15g、六曲10g、鸡内金10g。再进7剂，肝痛基本解除，面目肿消，但仍不饥而食少，时吐白色浓痰，大便先干后稀。

六诊：仍用四逆异功汤加味：柴胡10g，枳实10g，白芍15g，甘草10g，党参15g，焦白术15g，云苓15g，法半夏10g，陈皮10g，麦芽15g，鸡内金10g，白豆蔻5g，砂仁5g。续进12剂，肝痛全除，复查转氨酶恢复正常，精神眠食均佳。嘱守上方再进以巩固疗效。

例267

肖某，女，29岁。1978年1月22日初诊。

患慢性肝炎，检查肝功能时有反复。现在肝功能又不正常，右胁时有刺痛，头项强痛，上半身如缚，胸部紧闷，时时嗳气，虽尚能食，但食后反酸欲吐，脘腹胀痛，大便时干时稀，神疲肢倦，面浮脚肿，舌淡有齿痕，脉细弱。投以四逆异功汤加味：柴胡10g，枳壳10g，白芍10g，甘草5g，党参30g，焦白术15g，云苓15g，陈皮15g，山楂15g，六曲10g，麦芽30g，葛根30g，延胡索10g，白茅根30g，生薏苡仁15g，赤小豆15g。连服5剂，肝痛见减，上半身如缚已解除，胸闷已舒，头项强痛好转，但觉口腔热而胃中冷。

二诊：守上方再进7剂，肝痛消失，仅稍有不适感，口腔不热，胃中不冷，食增神旺，面浮已退，脚仍微肿，复查肝功能恢复正常。

三诊：仍守上方加减以善后。

例 268

龚某，女，8 岁。1978 年 4 月 16 日初诊。

患慢性肝炎，肝功能异常，久治无效。现转氨酶仍达 222U/L；肝肿大；胁下 1 指半，剑突下 2 指，质稍硬。胃纳减少，大便较干。投以四逆异功汤加味：柴胡 10g，枳实 10g，白芍 15g，甘草 5g，党参 15g，白术 10g，云苓 15g，陈皮 10g，生鳖甲 15g，生牡蛎 15g。连服 15 剂，复查转氨酶降为 68U/L，肝肿大已消其半，但食欲仍较差。

二诊：守上方加山楂、谷麦芽各 15g、六曲 5g、鸡内金 10g。再进 12 剂，食欲好转，大便不结，但因感冒发热，复查转氨酶升至 108U/L。

三诊：守上方再进 10 剂，复查转氨酶又恢复正常，肝肿大更见消退，质已软，眠食二便均佳。最后仍用一诊方以巩固疗效。

例 269

谭某，男，28 岁。1990 年 1 月 4 日初诊。

患慢性肝炎，经医院检查肝功能异常。症见右胁时痛，神疲肢倦，食欲不振，口苦寐差，舌苔白黄相兼，脉弦缓。投以自制四逆异功汤加味：柴胡 10g，枳实 10g，白芍 15g，甘草 10g，党参 15g，白术 10g，云苓 15g，陈皮 15g，五味子 10g，黄芩5g。患者坚持此方连服2个月后，经医院复查肝功能恢正常，诸症消失，病告痊愈。

例 270

刘某，男，30岁。1991年11月2日初诊。

患“乙肝”1年余。现乙肝指标仍呈“三阳”，肝区痛连右背，时作时止，目睛微黄，厌油腻，食荤即脘胀不适，口渴喜热饮，小便时黄，大便通畅，怯寒易感，舌红苔白微腻，脉虚弦。投以四逆异功汤加味：柴胡10g，枳实10g，赤芍15g，甘草5g，党参30g，白术15g，云苓30g，陈皮15g，黄芪30g，防风15g，升麻30g，茵陈30g，延胡索15g，川楝子10g，山楂30g，六曲10g，谷麦芽各30g，鸡内金15g。

11月9日二诊：初服上方1剂，药下肝痛反增，继进2、3剂，肝痛即大减，尿黄减轻，精神见好。守上方再进。

11月23日三诊：共服上方21剂，第1周效果明显，第2周反应不大，但经医院化验“乙肝两对半指”标已全部转阴。现肝区安静时不痛，行走多仍有隐痛，尿黄时深时浅，纳佳知味，纳后脘已不胀，精神、睡眠好转，舌质红边有齿痕，苔薄黄，脉缓弱。守上方加虎杖、田基黄各15g，嘱长服以巩固疗效。

例 271

晏某，男，47岁。1991年1月7日初诊。

1985年患“乙肝”经治好转后，肝区始终不适，面色渐趋晦滞，盗汗。自去年9月起，又添胃脘不适，纳减。服益胃养阴之剂，纳增，盗汗止，肝胃不适仍前，大便日1行而干结难下，舌暗红，苔白滑，脉弦缓。投以四逆异功汤加味：柴胡10g，枳实10g，白芍15g，甘草5g，党参15g，焦白术10g，云苓15g，陈皮10g，山楂15g，六曲10g，谷麦芽各15g，鸡内金10g，黄芪20g，防风10g，五味子10g。

1月10日二诊：服上方3剂，精神见好，大便转软而仍不畅，有时腹胀矢气，药后有昏昏欲睡感。守上方去黄芪、防风，加丹参15g、赤芍15g、莱菔子10g，再进3剂。

1月14日三诊：肝区见适，有轻松感，腹已不胀，眠食均可，口唇转红。守上方加重丹参、赤白芍各为30g，再进3剂。

1月17日四诊：纳可，寐安，但药后大便转溏而有馊臭味，尿黄，舌心有裂纹、根部苔白，脉缓。守上方减赤白芍、丹参各为15g，加白茅根30g、生薏苡仁15g、赤小豆15g，再进3剂。

1月21日五诊：肝区舒畅，纳可，面色稍见开朗，尿黄有时如浓茶，有时赤。守上方再进7剂。

1月28日六诊：诸症消失，小便转清，近日晨起口微苦，舌仍暗红，苔少，脉缓。守上方再进7剂以巩固疗效。

慢性肝炎证有虚实之分，而以虚实相兼者为多；治有攻补之别，而以攻补并用者为多；并多属于肝病传脾的木土同病之证，故多采用肝脾同治之法。具体地说，所谓虚，或为气（阳）虚或为阴（血）虚，脾气虚者固多，肝阴虚者亦不少；所谓实，或为气滞，多由木郁导致土壅，或为血瘀，多由肝瘀导致脾瘀；所谓补，虽有益气、助阳、滋阴、养血之分，但主要是益脾气或养肝阴；所谓攻，主要是行气导滞或活血化瘀。

上述例 260 至例 271 十二案，都属肝病传脾、虚实相兼而偏于气虚之证，故多采用肝脾同治而侧重补气之法，如自制四逆异功汤。其中四逆散对肝病来说，既能疏解肝气的郁结，又能柔缓肝木的横逆。即用柴胡以疏肝郁，枳实以平肝逆，白芍以柔肝，甘草以缓肝。柴胡和枳实一升一降，能使肝气郁而不升者得升，肝气逆而不降者得降，以行其春气和畅之令。白芍和甘草即芍药甘草汤，具有柔木和土以止痛的作用，我常用以治疗肝病胁痛。但如肝病传脾，脾气不足以运化，则应合用平补的异功散以益脾气而助运化，才能奏效。这就是我之所以自制四逆异功汤方的理由所在。从上述 12 案来看，大都具有右胁痛（或两胁痛而以右胁为甚）、失眠（寐少梦多）、口苦口干不欲饮、小便黄短浑浊、食欲不振、嗳气反酸欲吐、脘腹胀满灼热、大便溏薄或软烂不成条或干结难下、头晕神疲肢倦少气、面脚浮肿等肝脾同病之症，舌质或红或淡或紫暗或有齿痕，舌苔或白或黄而腻，脉象多细弱而或弦或缓或数。既可看出肝气不舒，肝血不畅，肝魂不宁，湿热内蕴；更可看出脾气不足，运化失职，内湿从生，胃肠气机壅滞，不能升清降浊。因此，都采用了四逆异功汤为主的调肝健脾法。并因胃肠消化功能障碍的症状比较显著，还都加用了五消饮和白豆蔻、砂仁等药。有的还随症加金铃子散、夏枯草以增强其止痛的作用。从例 265 案加用夏枯草后肝痛大减来看，可见张山雷谓其入肝胆“以宣通泄化见长”是可信的。其言曰：“夏枯草之性，《本经》本言苦辛，并无寒字……而自《千金》以后，皆加一寒字于辛字之下。然此草夏至自枯，故得此名。丹溪谓其禀纯阳之气，得阴气而即死。观其主瘰疬，破癥散结，脚肿湿痹，皆以宣通泄化见长，必具有温和之气，方能消释坚凝，疏通窒滞，不当有寒凉之作用。石顽、《本草逢原》改为苦辛温，自有至理。苦能泄降，辛能疏化，温能流通，善于宣散肝胆火之郁窒，而顺利气血之运行。凡凝痰结气，风寒痹着，皆其专职。丹溪谓：治瘰疬，散结气，大有补养厥阴血脉之功。楼全善谓：治目珠痛夜甚，点以苦寒药尤甚者，神效。盖目珠系于厥阴，夜甚而遇寒药反甚，是厥阴阴火郁窒不疏，自不宜直折以寒凉，反致遏抑愈剧。夏枯草能疏通肝胆之气，木郁达之，亦以禀纯阳之气，而散阴中结滞之热耳。”夏枯草既能治肝之外窍的目珠痛夜甚，亦可治肝之经脏的胁痛，或加丹参、山药、莲子、夜交藤、合欢皮、牡蛎、五味子等宁神魂以安眠，或加甘露消毒丹、大腹皮、白茅根、生薏苡仁、赤小豆以解除湿热浊邪、行气利水而消胀消肿。至于有的加入鳖甲和大蒜，则是因为鳖甲能入肝破瘀软坚；大蒜能入脾助运祛湿，为肝脾同病、气滞血瘀的要药。这些随宜加用的方药，对自制四逆异功汤治疗慢性肝炎获效，都起到了必不可少的作用。

例 272

陈某，女，40 岁。1975 年 3 月 1 日初诊。

患慢性肝炎，肝功能久不正常，右胁时痛，胃脘亦痛，口淡，纳差，痰多，神疲肢倦，苔腻，脉弱。投以香砂六君子汤合五消饮加味：广木香 10g，砂仁 10g，党参 15g，焦白术 15g，云苓 15g，炙甘草 5g，法半夏 10g，陈皮 10g，山楂 15g，六曲 10g，谷麦芽各 15g，鸡内金 10g。

4 月 8 日二诊：服上方 10 剂，肝痛减轻，胃痛停止，痰除，但精神仍差。守上方去木香、砂仁，加柴胡、枳实、白芍各 10g，红参 6g，丹参 15g。

4 月 28 日三诊：再服上方 15 剂，肝痛全除，精神、眠食均佳，复查肝功能恢复正常。仍守上方以巩固疗效（8 月 7 日患者因感冒就诊时面告，肝病已痊愈多时，至今未曾复发）。

例 273

陶某，女，17 岁。1975 年 1 月 19 日初诊。

患慢性肝炎，右胁时痛，头昏神疲肢倦，夜寐多梦，口淡不思饮食，食后脘腹胀满，入暮尤甚，肠鸣，四末冷，怯寒，容易感冒，舌质淡，根部苔稍黄腻，脉弱。投以香砂六君子汤合五消饮加味：广木香 10g，砂仁 10g，党参 15g，白术 10g，云苓 15g，法半夏 10g，陈皮 15g，炙甘草 5g，枳实 10g，山楂 15g，六曲 10g，谷麦芽各 15g，鸡内金 10g。

1 月 26 日二诊：服上方 5 剂，脘腹胀减大半，食欲稍开，但仍乏味。近日大便溏软，粪色灰黑暗滞，日行 2 次，口不渴而唇干，头昏见好，寐梦仍多。守上方加葛根 15g、山药 15g、莲子 15g。

2 月 2 日三诊：再服上方 5 剂，食增神旺，头不昏，脘腹胀满渐除，稍有肠鸣，大便仍不成条，但粪色转黄。守上方去木香、砂仁、半夏、枳实、鸡内金，加肉豆蔻 15g。

2月24日四诊：再服上方5剂，胁痛、腹胀全除，食欲恢复正常。由于春节停药期间食肉较多，致使消化不良，胃脘时痛。继进上方5剂，胃痛未止，口淡乏味，食少，厌油。仍用一诊方再进。

3月9日五诊：再服香砂六君子汤加味方5剂，胃痛全除，食欲复振。仍守方出入以善后。

这两例慢性肝炎案，都是采用香砂六君子汤合五消饮以补脾健胃为主（其中一例最后合四逆散以调肝）获得良效。由此可见，肝病传脾而病机重点在脾的，可用全力扶脾获得满意的效果。

例274

李某，男，40岁。1991年4月12日初诊。

去年3月患甲乙混合型肝炎，住院1个多月，缓解出院。现仍肝区不适，有压痛（脾区也有压痛）。近查肝功能尚未完全恢复正常。由于素患胃炎、咽喉炎、心律不齐，以致胃脘常有压痛及冷感，心胸亦时有闷痛，头昏，腰酸，疲倦乏力，大便时结时溏，尿有时黄，怯寒易感，感则咳嗽痰多，喉间常有痰黏感，晨起呕恶，舌淡红、有齿痕，苔黄，脉细弱。投以补中益气汤合四逆散加味：黄芪50g，党参30g，焦白术15g，炙甘草10g，当归10g，升麻10g，柴胡10g，枳壳10g，炒白芍15g，陈皮15g，云苓15g，防风15g，桂枝10g，桔梗10g，橘络10g，丝瓜络10g，生姜3片，红枣5枚，饴糖60g（冲化）。

5月3日二诊：服上方18剂，诸症减轻，精神见好，食欲大振，大便成条、色深黄，日2行，脉力转旺。守上方再进。

5月17日三诊：续服上方14剂，病已基本痊愈。近曾参加1次体力劳动，肝区亦无不适。嘱守方再进10剂以巩固疗效。

例275

张某，女，34岁。1990年11月15日初诊。

患“乙肝”4年多，表面抗原阳性久久未能阴转，肝区时痛，神疲肢倦，容易感冒，知饥纳少，大便干结，舌淡，苔薄黄，脉细弱。投以补中益气汤合四逆散加味：黄芪30g，党参30g，白术15g，云苓15g，炙甘草10g，当归10g，升麻30g，柴胡10g，枳实10g，赤白芍各15g，防风15g，金铃子10g，延胡索10g，山楂15g，六曲10g，谷麦芽各15g，鸡内金10g。患者坚持上方服至1991年底，诸症悉除，经复查“乙肝五项”转阴，病告痊愈。

例276

漆某，男，42岁。1989年12月2日初诊。

患慢性肝炎，经医院检查肝功能异常。症见显著的肝掌，有时低热，精神不振，容易疲倦，胃纳较差。投以补中益气汤合四逆散加味：黄芪30g，党参30g，白术15g，炙甘草5g，当归10g，升麻10g，柴胡10g，枳壳10g，陈皮15g，牡丹皮15g，赤芍15g，白薇15g，玉竹30g。

12月18日复诊：服上方15剂，肝掌基本消失，精神好转，但仍纳差。守上方加重黄芪、党参各为50g，白术为30g；再加山楂、谷麦芽各30g，六曲、鸡内金各10g。并嘱守方长服以期竟其全功。

这3例慢性肝炎案，都是采用补中益气汤合四逆散为主获得良效。其中以例274病情最为复杂，几乎遍涉五脏，但仍以补中益气汤合四逆散为主以健脾调肝，并适当加味（由于患者怯寒易感频繁，故着重加入了玉屏风散和桂枝汤，并重用了黄芪），获得满意效果。例275病情与例274基本相同，但脾虚失运较为显著，故在方中加入了五消饮以助消化，并加入了玉屏风散和金铃子散以加强其防感、止痛的作用。患者坚持此方长服1年多，才收到“乙肝五项”转阴的效果。可见有些慢性顽固性疾病必须得效方坚持长服，才有可能达到根治的目的。例276的病情虽然与上述基本相同，但因兼见突出的肝掌血热现象，故在方中加入了丹参、牡丹皮、白薇、玉竹等凉血散血、养阴清热药，连服15剂而肝掌消失。

以上所述17例慢性肝炎案，都属病偏气虚者。我常用自制四逆异功汤或补中益气汤合四逆散，以调肝健脾或健脾调肝获效；有时则用香砂六君子汤合五消饮以全力健脾奏功。

例277

帅某，男，36岁。1991年4月25日初诊。

1989年曾患“乙肝”，经治近愈，但仍表面抗原阳性，肝脾均肿大。现两胁不适，时有隐痛，寐差多梦，口干喜温饮，大便溏，日1行，尿清，舌红有裂纹，脉弦细数。投以一贯煎加味：沙参15g，麦冬15g，生地黄15g，当归10g，枸杞子15g，川楝子10g，延胡索10g，柴胡10g，枳实10g，白芍15g，甘草10g，党参30g，白术15g，茯苓30g，五味子10g，生鳖甲15g，大蒜10g。患者坚持此方服至1992年9月28日，诸症解除，表面抗原阳性转阴，病告痊愈。

例278

曹某，女，35岁。1974年9月25日初诊。

患慢性肝炎，右胁胀痛，寐差多梦，两目干涩，咽喉口舌干燥而不欲饮水，大便结如羊屎，头昏，神倦，气短，手足有时发麻，纳差，噫气，胃脘时有气包凸起，须臾自消，舌红，脉细数。投以四逆散加味：白芍30g，甘草10g，柴胡10g，枳实10g，沙参30g，麦冬15g，玉竹30g，五味子10g，女贞子10g，墨旱莲10g，枸杞子15g，菊花10g，酸枣仁15g，柏子仁15g，党参15g，云苓15g，山药15g，莲子15g。连服5剂，两目及咽喉口舌干涩减轻，气短好转，胃脘气包和噫气均见减少。

二诊：守方再进8剂，清窍干燥解除，惟右胁胀痛依然，夜寐不安。

三诊：守上方出入并加重用量：白芍60g，甘草、柴胡、白芷、酸枣仁、柏子仁、夜交藤、合欢皮各30g，枳实15g。再进3剂，右胁胀痛大减，夜寐渐安，腹饥思食，口味转佳，大便已不干燥，但食后胃中仍感不适，疲倦思睡。

四诊：守上方再进3剂，右胁胀痛全除。最后仍守上方出入以善后。

例 279

涂某，女，14 岁。1975 年 10 月 22 日初诊。

患慢性肝炎，右胁疼痛不止，纳差，舌红苔薄黄，脉细数。投以四逆散加味：柴胡 10g，枳实 10g，白芍 15g，甘草 10g，延胡索 10g，川楝子 10g，丹参 15g，山楂 15g，六曲 10g，谷麦芽各 15g，鸡内金 10g。连服 5 剂，右胁痛渐止，胃纳好转，但面目微肿，小便黄短。

二诊：守上方加白茅根 30g，赤小豆、生薏苡仁各 15g。再进 5 剂，胁痛全除，食增神旺，面目浮肿基本消退（仅早起仍有微肿），小便转长而色仍黄。

三诊：仍守上方加黄芪 15g、当归 10g，再进以收功。

例 280

黄某，男，36 岁。

患慢性肝炎，肝脾均肿大，两胁疼痛而以右胁为甚，并牵引腰背酸痛，头顶亦痛，特别嗜睡，但尚能食，舌红苔薄白，脉浮取则弦、沉取则弱。投以四逆散加味：柴胡 30g，枳实 15g，白芍 30g，甘草 15g，白芷 30g。连服 6 剂，胁痛大减，头痛、嗜睡全除，自云病去十之八九。仍守上方加减以调理之。

以上所述 4 例慢性肝炎案，前一例采用一贯煎为主获效；后 3 例采用四逆散为主奏功。此 4 例均属肝阴虚证，今分析之：

例 277 采用一贯煎为主。此方出自《续名医类案》，由沙参、麦冬、当归、生地黄、枸杞子、川楝子6味药组成。一般认为它是滋养肝阴以止痛的良方，临床医生大都喜用其治慢性肝炎胁痛之属阴虚内热者。其中沙参、麦冬、生地黄、当归、枸杞子5药都能滋阴养血以扶正，惟川楝子清解湿热以祛邪。这对慢性肝炎病机多属虚实相兼，而治宜扶正为主兼祛邪的原则是基本符合的。但此方柔肝止痛力稍嫌弱，必须适当加味，才能提高疗效。这就是本例之所以合用四逆散和金铃子散的理由。又因本例之所以合用自制鳖蒜汤（方解详见下文），则是因其症现肝脾肿大。

例278、例279和例280均以四逆散为主。前两例都属肝阴虚证。我对慢性肝炎之阴虚胁痛最喜用四逆散（重用方中白芍、甘草），并根据具体病情适当加味，疗效似胜一贯煎。如例278和例279两案即是其例。尤其从例278案重用白芍至60g、甘草至30g，而使顽固性右胁胀痛迅速解除来看，芍药甘草汤养阴止痛的作用远非一贯煎所能比拟。有人认为柴胡能劫伤肝阴，似不宜应用于肝阴虚证。其实不然，柴胡性味苦平，并非燥热之药，何致劫阴；或谓其力能升阳，而肝阴虚证每致阳亢，再用柴胡升阳，必致阳愈亢而阴愈虚。但四逆散中的柴胡之升与枳实之降并用，更与大量养阴柔肝之白芍、甘草同施，是决无劫阴之弊的。这可从上述两案有利无弊的治验中获得证明。至于例280案的慢性肝炎，右胁痛甚而头顶亦痛，并特别嗜睡，经用大剂四逆散加白芷，不仅胁痛大减，头顶痛止，而且嗜睡全除。胁痛大减及头顶痛止之理固然易明，至其嗜睡全除之理，则应归功于白芷的辛香，能醒脾气以升清阳；又因白芷为治疗痛症的要药，其作用遍及于上下内外，值得重视。

例 281

谢某，女，41 岁。1991 年 1 月 21 日初诊。

患“乙肝”久治未愈。患者平素娇弱，多愁善感，常自学中西医有关资料，处处联系自身，疑虑重重，心情抑郁。现仍肝区时痛，神疲肢倦，纳少乏味，口苦，刷牙出血，寐差多梦，舌暗淡，苔白，脉细弱。投以小剂量的逍遥散合四逆散疏肝、四君子汤健脾、金铃子散止痛。方用：柴胡 5g，枳壳 5g，白芍 5g，当归 5g，太子参 10g，白术 5g，茯苓 10g，甘草 3g，生姜 3 片，薄荷 3g，延胡索 5g，金铃子 5g。患者坚持此方服用半年之久，诸症全除，心情舒畅，食增神旺，并经医院反复检查证明“乙肝”已痊愈。

我治慢性顽固性疾患，常用大剂量方药取胜，但也有时用小剂量方药奏功，本案即其一例。

例 282

朱某，男，18 岁。

5 年前曾患急性黄疸型肝炎，经治黄疸消退，肝痛时作时止，逐渐转成慢性肝炎。肝痛行走时则作、静坐时则止，经常失眠，心悸，头目眩晕，面部潮红，甚至昏倒不知人事（持续几分钟自醒），食欲不振，舌木不知味，口苦或淡，咽喉口舌干燥而不欲饮水，神疲肢倦，手足冷，步履有飘浮感，尿频而清利，大便 2~3 日 1 行而量少，舌质红，脉细弱。投以参茸黑锡丸合四君子汤加味：参茸黑锡丸 1 瓶（蜜水送吞），党参 30g，白术 10g，云苓 30g，甘草 10g，桂圆肉 30g，酸枣仁 15g，柏子仁

15g，知母10g，山楂15g，六曲10g，谷麦芽各15g。连服6剂，眩晕、面红减轻，手足渐温，脚力增强，行走已无飘浮感，尿频减少，精神、眠食转佳。

二诊：守上方再进6剂，眩晕、面红解除，手足已温，健步如常，行走时肝已不痛。

三诊：守上方再进8剂，疗效稳定。但因参加农活后，头晕、面红又作，口淡不思饮食。

四诊：守上方再进5剂，头晕、面红又解除，食欲复振，每餐能食200g米饭，但睡眠仍较差。最后仍守上方续进以巩固疗效。

本例慢性肝炎，虽属阴阳气血两虚之证，但偏重于脾肾阳虚。故在用参茸黑锡丸合四君子汤加味后，不仅食欲迅速恢复正常，而且眩晕面红解除、手足回温，并未发生助火劫阴的流弊。这里还应指出的是，本案所见面部潮红、咽喉口舌干燥而不欲饮水、手足冷、尿清长之症，实属阴盛于下，戴阳于上之象，故用参茸黑锡丸镇纳浮阳，而上热即除，下寒即解。但此属肝病及于脾肾之阴阳气血两虚所合并的戴阳轻证。若属少阴阴阳两虚所致的戴阳重证，则多采用附桂八味丸（汤）阴阳双补以引火归原取效。

更应指出的是，在慢性肝病胁痛中，不仅偶有肾虚阴火见症，而且多有脾虚阴火见症。例如：①谢某，女，38岁。患慢性肝炎，右胁时痛，不思饮食，食后脘腹胀满。近月来，自觉头面通身皮肤烘热，面部潮红，但测体温又正常，夜寐醒时感舌干燥，头晕神疲，脚软，步履有飘浮感。1963年11月19日初诊，投以补中益气汤方。连服6剂，头面通身皮肤热除，面部潮红亦止。再进6剂，头晕大减，步履稳健，脘腹胀除，食增神旺。又服5剂，右胁痛亦见减，仍守方加味以善后。②吴某，女，40岁。患慢性肝炎，近时病情加剧，肝痛不止，低热不退，手心常热，夜寐多梦，口干不欲多饮，口淡不饥，食少不香，食后腹胀，大便溏泄，头昏神疲肢倦，舌红苔白腻而边有齿痕，脉细弱而数。1976年5月9日初诊，投以补中益气汤方。初服5剂，低热即退，胁痛减轻。再服7剂，胃纳即开，知饥食香。更进7剂，低热未再发生，大便渐成形，唯劳累时肝区尚有隐痛。仍守上方加减以善后。③徐某，男，40岁。患慢性肝炎，右胁时痛，每日午后潮热，入暮渐退，热时头脑昏涨，热退神疲肢倦，食欲极差，每餐只能强食50g米饭，夜难入寐，脉缓弱。1969年11月5日初诊，投以补中益气汤方。连服7剂，潮热即除，头不昏胀，知饥食香，每餐能食150g米饭，精神渐振，胁痛减轻。仍守上方出入以调治之。于此可见一斑。

肝硬化案

例283

罗某，男，46岁。1970年6月12日初诊。

久患慢性肝炎，渐致肝硬化。现右胁及心下硬满，疼痛拒按，腹肿大，头面手足亦肿，面色萎黄，食欲不振，咳嗽痰多，舌质紫暗，脉象缓弱。投以自制鳖蒜汤加味：鳖甲30g，大蒜子15g，枳实10g，焦白术15g，厚朴10g，陈皮15g，法半夏10g，杏仁10g，山楂15g，六曲10g，麦芽30g。

6月18日二诊：服上方6剂，头面手足腹肿全消，右胁及心下痛减，咳痰亦见减少，但胃纳仍差。守上方出入：鳖甲30g，大蒜子15g，枳实10g，白芍10g，生甘草10g，柴胡10g，党参15g，焦白术15g，赤白苓各10g，广木香10g，砂仁5g，陈皮10g，青皮10g，山楂15g，六曲10g，谷麦芽各30g。

6月22日三诊：再进上方4剂，右胁及心下硬满疼痛大减，食欲渐振。守上方加当归15g，延胡索、五灵脂、蒲黄各10g。

1年后，我因公下乡，访知该患者坚持服用上方，病获痊愈。

例284

程某，女，56岁。1989年10月19日初诊。

患者于1987年11月间，曾发热3天，热退后腹胀不已，经治无效，腹部日渐膨大，虽尚能食，但日益消瘦，体重由65kg下降至45kg。经医院检查诊断为晚期肝硬化。现单腹胀大如鼓，满腹青筋暴露，脐突，右腹部按之有痞块，腹但胀而不痛，引下肢酸胀，右大腿有蚁行感，两脚乏力，嗳气、矢气较多，大便虽日行2次，粪软成条色淡黄，但急胀不易出，小便短少，夜寐多梦，醒时口舌干燥，须臾回润，不欲饮水，怕冷，舌淡，脉沉细弱。投以自制鳖蒜汤加味：鳖甲30g，大蒜子15g，苍术10g，厚朴30g，陈皮15g，枳实15g，大腹皮30g，生大黄5g，熟附子30g（先煎1小时），细辛5g。

另用甲鱼500g、大蒜子120g，水煮烂熟，勿放盐，淡食之（每天饮汤食鳖蒜勿辍）。

11月12日二诊：服上方5剂，腹胀大明显见消，大便虽仍日行2次，但较畅利而无急胀感。守上方加山楂肉30g、谷麦芽各30g、六曲10g、鸡内金15g、焦白术10g。

11月23日三诊：再服上方5剂后，因效果好，自行加服5剂。现腹胀大已消退十之八九，胃纳增加，嗳气减少，大便每日畅行2~3次，粪成条而色黄。守二诊方减大黄为3g，加重白术为15g，再进5剂。

1990年3月8日四诊：续进上方后，自觉病已基本痊愈，因而停药至今。近日又感消化不良，腹部膨胀尚未全消，脐仍突出，大便仍日行2~3次，粪常结而不溏，小便黄短。仍守上方出入：鳖甲30g，大蒜子15g，大腹皮30g，陈皮15g，枳实15g，厚朴15g，焦白术15g，山楂30g，六曲10g，谷麦芽各30g，鸡内金15g，白茅根60g，生薏苡仁30g，赤小豆30g。

3月31日五诊：服上方5剂后，自觉舒适，因自加服至16剂。现消化正常，且能食硬饭，惟小便仍黄短。守四诊方加赤茯苓30g。

8月19日六诊：服上方至今，腹膨胀大基本消失，脐突亦较缩小（平卧时则消失），腹无所苦，饮食、二便、睡眠均正常。嘱守上方继进以巩固疗效。

1991年1月31日七诊：患者原来单腹膨胀，四肢消瘦，满腹青筋暴露。脐突，共服上方100余剂，并食甲鱼四五十只（同大蒜子煮食），腹膨全消，脐突亦平，病告痊愈。

例285

王某，男，34岁。1991年6月19日初诊。

患早期肝硬化（某医院理化检查：血小板 0.2×10^9/L，白细胞 2.0~3.0×10^9/L；乙肝五项阳性；肝功卵磷脂高；B 超示脾大）。近 2 年来腹渐胀大，厌油，乏力，双下肢凹陷性水肿，左下肢膝以下紫瘀成片，左掌潮红，上胸部可见蜘蛛痣多个，腹大按之稍硬，脾大平脐，形寒易感，微咳，胸痛，吐浓痰，大便日 2~3 次，成条，但有不尽感，又时有便意，尿有余沥，夜尿多，纳可不饥，纳后脘胀，舌红胖大，苔黄厚腻，舌下静脉粗曲，脉弦缓。投以自制鳖蒜汤加味：鳖甲 30g，大蒜子 15g，焦苍术 10g，厚朴 15g，陈皮 15g，大腹皮 15g，焦白术 15g，枳实 15g，黄芪 30g，防风 15g，党参 30g，山楂 30g，六曲 10g，谷麦芽各 30g，鸡内金 15g，桔梗 15g，法半夏 10g，云苓 30g，生姜皮 10g，白茅根 60g，生薏苡仁 30g，赤小豆 30g。

6 月 22 日二诊：服上方 3 剂，诸症见减，仍咳。守上方加杏仁 15g、甘草 10g、冰糖 60g。

6 月 25 日三诊：服上方 4 剂，脘腹已不胀，纳增（每餐 200g 米饭），纳后不胀，浮肿稍退，大便日 2~3 次，成条稍干，小便自利，舌苔减退，但仍有干咳。守二诊方再进 6 剂。

7 月 6 日四诊：脘腹已无所苦，知饥食香，大便成条有时色黑，已无不尽感，时有便意消失，干咳减少，舌苔白腻，脉右弦滑而左稍弱。守二诊方再进 7 剂。

7 月 17 日五诊：脘腹不胀，饮食正常，大便日行 1~2 次，成条色黄，干咳已止，脚肿基本消退。守一诊方再进 15 剂。

8 月 7 日六诊：自服药起至今未感冒，知饥食香，纳后不饱胀，大便正常，舌已不胖淡，舌红苔薄白。今日检查血常规示：血

小板 0.4×10^9/L，白细胞 2.5×10^9/L。守一诊方再进 30 剂。

9 月 25 日七诊：上方连服至今，未感冒，腹无所苦，纳佳，便调，寐安。守一诊方再进。

1992 年 4 月 22 日八诊："乙肝五项"、血常规指标改善，自觉症状好转，精神、饮食、二便正常。嘱守一诊方继服以竟全功。

例 286

舒某，女，44 岁。1971 年 12 月 12 日初诊。

久患慢性肝炎、早期肝硬化，右胁时痛，容易发怒，怒则面脚浮肿，食欲不振，食后腹胀，常见大便完谷而出，但大便 4~5 日 1 行，常因此而失眠，口苦，渴喜热饮，自觉火旺，饮绿豆汤则较舒适，头晕，怯寒尤以背心为甚，舌苔深黄，脉细弱。投以自制鳖蒜汤加味：鳖甲 30g，大蒜子 15g，白芍 15g，生甘草 10g，柴胡 10g，枳实 10g，青陈皮各 10g，酸枣仁 15g，柏子仁 15g，山楂 15g，六曲 10g，谷麦芽各 15g，鸡内金 10g。

1972 年 1 月 3 日复诊：肝痛全止，诸症悉除，纳佳寐安，但仍自觉火旺，容易发怒。仍守上方加减以调治之。

例 287

邹某，女，41 岁。1992 年 1 月 12 日初诊。

患肝硬化、肝大，右腹隆起，肝痛拒按，饥时肝区更觉难受，纳减，口不渴，大便日 1 行，软烂时多，舌紫红润滑、根部微黄腻，脉稍细弱。投以自制鳖蒜汤加味：鳖甲 30g，大蒜子 15g，焦苍术10g，枳壳15g，枳实10g，柴胡10g，赤白芍各15g，炙甘草5g，陈皮15g，大腹皮15g，延胡索15g，丹参30g，山楂30g，六曲10g，谷麦芽各30g，鸡内金15g。

1月19日复诊：服上方7剂，肝痛减轻大半，大便日行2次，肛门有急胀感，舌苔已退。嘱守上方长服以期竟功。

例288

华某，男，42岁。1972年11月14日初诊。

患慢性肝炎、早期肝硬化。近时右胁刺痛甚剧，牵引右背部不适，俯身时更感难受，寐差，头昏，神疲肢倦，虽尚能食，但无饥饿感，食后腹胀，脉细。投以自制鳖蒜汤加味：鳖甲30g，大蒜子15g，白芍30g，甘草15g，川楝子10g，延胡索10g，五灵脂15g，蒲黄15g，丹参15g，山楂30g，谷麦芽各30g，六曲10g，鸡内金15g。连服6剂，胁痛大减。再进6剂，胁痛基本解除，腹胀显著减轻。最后嘱守方长服以期竟功。

例289

杨某，女，50岁。1991年11月18日初诊。

患“乙肝”后肝硬化多年，现腹大胀甚欲裂，肝区隐痛作胀，纳后加重，大便溏泄，腹胀甚时日泻5~6次，轻时日泻1~2次则略成形，小便短少如浓茶，甚则染黄容器，齿衄时作，不欲饮水，形寒，失眠，舌红少苔，脉细滑。投以自制鳖蒜汤加味：生鳖甲30g，大蒜子15g，柴胡10g，枳实10g，赤白芍各15g，甘草5g，山楂30g，六曲10g，麦芽30g，鸡内金15g，白茅根30g，生薏苡仁 30g，赤小豆 30g，绵茵陈 30g，大腹皮 15g。5 剂。

11 月 25 日复诊：药后自觉病好大半，但因事停药复如故。嘱守上方坚持长服，以期竟功。

例 290

吴某，男，32 岁。1991 年 8 月 12 日初诊。

患肝硬化腹水（经某医院诊断为混合型肝炎后肝硬化腹水）。1988 年夏季起病，腹部日见膨大，胀多痛少，有时两胁疼痛，近年逐渐加甚。现单腹胀大，叩之如鼓，肠鸣水声辘辘，天热时腹中有烧灼感而喜冷饮，口不渴，饥而食少（稍多食则饱胀），大便软烂如稀粥或冻状黏液，急胀不爽，小便常黄（或浓或淡），面目及两上肢消瘦，脚肿，舌红少苔，脉弦缓。投以自制鳖蒜汤加味：鳖甲 30g，大蒜子 15g，焦苍术 15g，厚朴 15g，陈皮 15g，甘草 5g，柴胡 10g，枳实 10g，赤芍 15g，大腹皮 30g，绵茵陈 30g，党参 30g，焦白术 15g，山楂 30g，六曲 10g，谷麦芽各 30g，鸡内金 15g，白茅根 60g，生薏苡仁 30g，赤小豆 30g。

1991 年 8 月 18 日复诊：服上方 5 剂，大便畅利，粪渐成条，日行 2 次，无急胀感，尿黄减退而量增多。嘱守上方长服以期竟功。

例 291

陈某，男，45 岁。1975 年 5 月 21 日初诊。

患慢性肝炎、早期肝硬化，动则肝痛、静则痛止，掌如涂朱砂，蜘蛛痣较多，寐差，精神萎靡，眼花加重 1 个月，口苦口干，尿频色清，大便溏软时多而硬结时少，胃纳尚可，舌面大部分光剥，并有大裂沟痕，脉细而数。投以自制鳖蒜汤加味：鳖甲 30g，大蒜子 15g，赤白芍各 30g，甘草 10g，丹参 30g，槐米 30g，酸枣仁 15g，柏子仁 15g，玉竹 30g，乌梅肉 15g，党参 15g，焦白术 10g，云苓 15g，山楂 30g，六曲 10g，谷麦芽各 15g，枳壳 10g。连服 40 余剂，肝痛减轻，蜘蛛痣减少，舌面光剥裂沟明显好转，口不干苦，大便正常，夜寐渐安，精神转佳。

7 月 16 日复诊：嘱守上方长服以期竟功。

例 292

熊某，男，59 岁。

患慢性肝炎、早期肝硬化，右胁时痛，两目干涩，头昏，失眠，即使入寐也多噩梦，舌质紫暗，苔色微黑，脉细弱。投以自制鳖蒜汤加味：鳖甲 30g，大蒜子 15g，白芍 15g，甘草 10g，女贞子 10g，墨旱莲 10g，菊花 10g，密蒙花 10g，桑椹子 10g，丹参 10g，赤芍 10g，郁金 10g，天王补心丸 2 颗。连服 5 剂，胁痛渐除，两目干涩大减，寐安梦少，舌质转红，黑苔全退。再进上方 5 剂，两目干涩渐除，头昏大减。更进上方 5 剂，诸症基本解除，但大便微溏。最后守上方加党参、白术、云苓各 15g，并嘱长服以巩固疗效。

自制鳖蒜汤方：鳖鱼 500g、生独头大蒜 200g，水煮烂熟，勿入盐，淡食之；或用鳖甲 30~60g、大蒜 15~30g 为基础，随症加味，水煎服。

本方主治鼓胀（肝硬化、脾肿大）。鳖甲性味咸平（但鳖肉性味咸寒），功能入肝以补阴潜阳、破瘀软坚。《本经》用治心腹癥瘕坚积；《别录》用治胁下坚；《金匮》鳖甲煎丸用治疟母；后世方书鳖甲煎丸用治肝积肥气、脾积痞气。大蒜性味辛温，功能健脾暖胃、行气消食、辟秽杀虫、破瘀利水、化癥消痞、散肿止痛。可见二药一阴一阳，相须相济，能攻能补，合而用之，对肝脾气滞血瘀而又气血不足之寒热虚实错杂型鼓胀，是很适宜的。但由于本证常呈中气壅滞之证，故常与枳术丸、平胃散、保和丸等合用，以加强大蒜行气消胀之力，并防鳖肉甘寒滋阴、壅中助满之弊。

1954 年某县卫生院院长曾给我介绍过一个大肚子病例。该例患者曾先后在省、地、县医院住院，因属晚期肝硬化腹水，经治无效而出院。患者回家后，采用当地民间流传的鳖鱼大蒜验方，服后大肚子日见消退，终告痊愈；并经该院详细检查，证实肝功能确已完全恢复正常。据说这个验方在当地确曾治愈过一些晚期血吸虫病肝硬化腹水。从此引起了我对这个验方的注意，并向亲友推荐使用获效。现就记忆所及，简介两例如下：

①张某，男，中年人。患晚期血吸虫病肝硬化腹水，腹大如鼓，四肢消瘦，曾在省某医院住院治疗无效，就诊于我处，当即授以上方。患者回县后，坚持服用 1 个多月，共食鳖鱼 40~50 只。据患者说，服后小便数量日益增加，腹水迅速消退而愈。

②万某，男，中年人。患大肚子病，在县、乡医院多次治疗无效，乃就诊于我处。我亦授以上方。患者坚持服用，亦告痊愈。

尤其使我高兴的是，受业妻陈明，在 1971 年下放到永修县三角公社永丰大队医务所工作期间，曾经以鳖蒜汤为主治愈过1例疟母（脾脏肿大）患者。袁某，女，25岁。久患疟母，脾脏肿大5指，腹胀大以致不能弯腰，食欲不振，精神萎靡，面黄肌瘦，舌苔白黄厚腻，脉弦。久服中西药无效，县医院建议住院手术治疗，患者拒不接受，就诊于她处。即投以鳖蒜汤合六君子汤加味：鳖甲60g，大蒜30g，丹参30g，党参15g，焦白术15g，茯苓15g，甘草5g，法半夏10g，陈皮15g，山楂15g，六曲10g，谷麦芽各15g。初服5剂，痞块稍见软小，食欲好转；再进5剂，痞块更见软小，食增神旺，面色转华，因至县医院复查，得知脾脏肿大已由5指缩减为3指；乃坚持上方服至20剂，痞块全消，诸症悉除，再至县医院复查，证实脾脏肿大确已完全消失，恢复正常。最后采用八珍汤调理而康复。

以上所述肝硬化10例，均用自制鳖蒜汤方加味获效，其中远期疗效2例，尤以例284疗效最为突出。本例单腹鼓胀，四肢消瘦，满腹青筋暴露，脐突，证极险恶。古人大多认为不治，今人亦多认为难治，而经采用自制鳖蒜汤（或鳖鱼大蒜验方）加味（先后随宜加入平胃散、枳术丸、大黄附子汤、五消饮、白茅根汤等），连服100余剂，并食鳖鱼40~50只（同大蒜子煮食），竟获痊愈，亦云幸矣。本例病情虚实寒热错杂而实多虚少，故其治法以攻（消）为主，但攻（消）不伤正。倘用十枣汤等逐水消鼓取一时之快法，因其攻邪伤正，必难收效。至于例283一案，由于病情较轻，故其疗程较短，收效较速。近期疗效8例，均经采用自制鳖蒜汤方加味（除合用四逆散、平胃散、枳术丸、五消饮外，或因气偏虚而合用六君子汤、玉屏风散，或因阴偏虚而合用芍药甘草汤、二至丸等）获效。患者如能长期坚持服用，是有可能获得痊愈的。

慢性胆囊炎案

例 293

张某，男，52岁。1975年5月27日初诊。

时感胃灼热1~2年。今年4月30日突然发生目黄，经查胆不显影，乃按胆囊炎处理，目黄虽见减退，右胁仍感不适，脘腹胀满，除早起脘腹胀减而稍感饥饿外，余时则不知饥，不欲食，每天只能稍进全流或半流质食物。近日稍进硬饭则梗塞胃中，颇感难受，恶心欲吐，口苦不渴，大便溏泄，日2~3次，小便尚正常，夜寐不安，舌质紫暗而苔黄腻，两脉反关弦而有力。投以温胆汤加味：竹茹10g，枳实10g，法半夏10g，陈皮30g，云苓15g，甘草5g，丹参30g，山楂15g，六曲10g，谷麦芽各15g，鸡内金10g。先服1剂，即感胃中梗塞顿松开。再进1剂，胃中梗塞全除，脘腹胀满大减，便溏停止，稍有肠鸣，口已不苦，每日能进食250~300g，食后胃中舒适，不再恶心欲吐，但仍食之无味，夜寐仍差。守上方再服5剂，诸症全除，病告痊愈，上班工作。

从本案所现右胁不适、目黄、口苦、脉弦有力、脘腹胀满痞塞、不思饮食、恶心欲吐、大便溏薄和舌苔黄腻等症来看，显属肝胆湿热内蕴，脾胃气机阻滞的实证。故采用上述温胆汤加味方，既从肝胆以清化湿热，又从脾胃以行气导滞。由于药证相符，故初服2剂，胃中梗塞即除，脘腹胀痛大减；再进5剂而病告痊愈。

胆结石案

例294

王某，女，45岁。1974年12月30日初诊。

患胆结石，于1969年5月19日手术取出结石36粒后，每当多食油腻物或受凉，胆区即发生疼痛。今年11月9日晚因吃地瓜汤饭和橘子后，突然发生剑突下剧痛，经治8天缓解。11月29日又因吃油条而复发，疼痛持续1周。本月又先后复发3次，并曾呕吐胆汁1次，自27日复发到现在，终日右胁痛引心下不止，脘腹时胀，嗳气频频，口淡不知味，食欲极差，每餐只能强食50g左右，食后常吐泡沫样痰，自觉如有肠鸣气向下趋则痛稍缓解，大便3日未行，尿色金黄，夜寐不安，舌尖红而边缘紫暗，脉细弱而涩。自云过去是热体，从不怕冷，易生口疮，咽喉干燥，大便常结。直至去年得糖尿病后，变成寒体，怕冷，大便常不成形，咽喉未再干痛，口疮亦不再生。投以香砂六君子汤加味：广木香10g，砂仁10g，党参15g，白术15g，茯苓15g，法半夏10g，陈皮10g，青皮10g，甘草5g，山楂15g，六曲10g，谷麦芽15g，丹参15g，郁金15g，延胡索10g，川楝子10g。

1975年1月9日二诊：服上方5剂，脘腹胀痛解除，知饥食香，每餐能进食150g左右，大便成形色黄，小便转清，神旺，寐安。近日因口味好，曾一度试进糯米饭而引起脘腹轻微阵痛。仍守上方再进。

1月24日三诊：续服上方14剂，除14日中午和16日早上曾先后发生1次剧痛外，余时都未再发生右胁及脘腹胀痛。从18日起，大便溏泄，日2~3次，小腹有下坠感。19日、20日、21日大便内发现不少泥沙或颗粒状结石。现在自觉舒适，一切恢复正常，即使坐车颠簸或吃糯米饭也无任何不适，时时腹饥思食，大便成形，尿清，查尿糖正常。仍守上方再进以巩固疗效。

胆结石采用手术治疗，虽可缓解一时，但常因取石难净而渐致结石复生，不易获得根治，本案即其一例。中医治疗结石病，常用化石之法，并多以金钱草为主药，疗效颇著。但本案并未采用此法，而是根据患者的具体病情进行辨证论治。即据其右胁及脘腹胀痛、嗳气频频、口淡不知味、食欲极差、每餐只能强食50g左右、食后常吐泡沫样痰、自觉如有肠鸣气向下趋则痛稍缓解、大便3日未行、尿色金黄、夜寐不安、舌尖红而边缘紫暗、脉细弱而涩等症，认为虽属木土同病，但病机重点在土而不在木。虽然现有胁痛、尿黄、舌尖红而边紫暗、脉涩等肝胆湿热内蕴而气血不畅之证，但从怕冷、受凉和多食油腻、瓜果、黏滞之物即发、脘腹胀痛、嗳气、口淡不知味、食欲极差、食后常吐泡沫样痰、脉细弱等症来看，脾胃虚寒占据主要地位。因此，采用香砂六君子汤以健脾温胃为主，并加五消饮消积助运，同时佐以郁金、青皮、丹参、延胡索、川楝子疏利肝胆而清解其湿热、疏畅其气血。由于药证相符，故初服5剂，脾胃虚寒症状即完全改善，脘腹胀痛解除而知饥食香；再进8剂，肝胆气血疏畅，湿热清除而结石自下；更服6剂，恢复正常。上方除鸡内金具有化石作用外，其余均非化石之药，而能获得排石的效果，显然只能从中医辨证论治以扶正祛邪的理论去体会。即用上方首先解除了脾胃虚寒，然后畅利了肝胆气血，才使湿热清除而结石不攻自下。如果无视整体病机，但着眼于局部结石，一味地直接化石排石，则不但难以收到预期效果，而且有可能产生不良反应。因为化石排石属于攻法范围，只适宜于结石实证，而不适宜于结石虚证的缘故。

这使我想起自己患的1次蛔虫病。1969年春，我因劳累过度，饮食不洁，患蛔虫病甚剧，脘腹胀痛，不思饮食，大便不通，时时吐蛔，呻吟床褥，苦不堪言。当时限于医疗条件，只是用了一点驱蛔药和泻下药，服后依然便不得通，蛔不得下，反而造成二便急胀不利，痛苦倍增。在我的一再要求下，始被送入医院住院治疗。当时该院主治医师是熟人，问我应服何药？我即告诉他，根据我脾胃中气素虚的体质和用下法驱蛔无效反剧的具体病情，足以证明我的蛔虫病属虚证而非实证，决不能再用攻法，当先和其脾胃中气。他很同意我的看法，于是决定先用六合汤加减和其中气。连服数剂，大便即通，先后下大小蛔虫100余条，乃转危为安。继予香砂六君子汤善后调理，不久即康复出院。可见直接驱蛔之法，也只适宜于蛔虫病实证而不适宜于蛔虫病虚证，而蛔虫病虚证也有因虚证解除而蛔虫自下者。

泌尿、生殖、内分泌系统病案

慢性肾炎案

例 295

陈某，男，14 岁。1974 年 9 月 1 日初诊。

患慢性肾炎 1 年余，尿检常见蛋白、管型和红、白细胞。现仍通身面目浮肿，腰酸痛，尿少色如浓茶，面红目赤，口干口苦，夜间盗汗，有时食后胃脘微痛，舌苔黄多白少而厚腻，舌边尖红，脉细数无力。投以自制白茅根汤加味：白茅根 30g，生薏苡仁 15g，赤小豆 15g，生熟地黄各 15g，山萸肉 10g，山药 15g，茯苓 15g，泽泻 10g，丹参 10g，知母 15g，黄柏 10g，杜仲 15g，续断 15g，桑寄生 30g。5 剂。

9 月 7 日二诊：夜寐不安，大便干燥。守上方加酸枣仁、柏子仁、麦冬、玄参各 15g，火麻仁 30g，再进 5 剂。

9 月 15 日三诊：浮肿见退，面目红减，大便已不干燥。守上方去黄柏、知母、玄参、麦冬，加枸杞子 15g、菊花 10g 再进。

11 月 18 日四诊：连进上方 35 剂，浮肿全消，腰痛解除，仅感酸软，上月中旬尿检，蛋白、管型和红细胞均消失，面目赤亦全退，夜寐虽仍较差并有时头痛目胀，但盗汗已止，口干口苦渐除，近时食后未再发生胃痛，舌苔明显减退，现仅舌根部苔淡黄而腻，舌尖仍红。守上方加知母 10g、川芎 5g。

12 月 1 日五诊：再进上方 10 剂，夜寐渐安，头痛目胀已除，口干不苦，黄苔已退，尿检正常，脉已不数但仍细。守上方加蚕茧10个，再进。

1975年1月5日六诊：继进上方25剂，诸症全除，尿检一直正常。改用六味地黄汤加味以巩固疗效。

患者续进上方后，病即痊愈。随访多年，未见复发。

例296

蒋某，男，44岁。1974年6月16日初诊。

病起发热恶寒，腰痛，面目浮肿，尿少，并伴有腓肠肌红肿热痛，经当地县医院诊断为急性肾炎和腓肠肌炎。住院治疗后，腓肠肌炎缓解，肾炎未见改善，而且出现尿毒症。乃于1974年1月8日转来本市某医院住院，当时全身浮肿，尿少，呼吸困难，不能平卧。尿检：蛋白（++），红细胞（++），白细胞（+），颗粒管型0~1，透明管型0~1。血检：胆固醇14.56mmol/L。胸透：左右胸都有少量积液。心电图提示：心肌损害。诊断为慢性肾炎肾变性期。经用中西药治疗后，尿毒症缓解，其他未见明显改善，而且血压日益升高，乃请我诊治。症见面如满月（长期大量服用泼尼松），手足微肿，腹部亦稍见肿大，有时小便短赤灼热。尿检：蛋白（++~+++），红细胞（++），白细胞（+），颗粒管型0~3，透明管型0~1。血检：胆固醇14.56mmol/L（有时高达18.2mmol/L以上）。血压20/13.3kPa。眩晕耳鸣口苦，两目干涩，视物模糊，手指发麻，腰痛，脚软行走无力，寐差，阳痿，胃纳尚可，大便日行4~5次，舌苔黄腻，脉弦劲而数（104次/分）。投以自制白茅根汤加味：白茅根60g，生薏苡仁 30g，赤小豆 30g，山药 30g，莲子 30g，山楂肉 30g，决明子 30g，黄芩 10g，夏枯草 15g，茺蔚子 15g，菊花 10g，桑寄生 30g，杜仲 15g，川、怀牛膝各 15g。

6 月 26 日二诊：服上方 10 剂，眩晕、耳鸣、手指发麻减轻，口已不苦，血压曾一度下降至 17.9/10.7kPa，但因过早停服西药降压灵，又稍升至 19.4/12kPa，脉搏减为 96 次 / 分，胆固醇 15.6mmol/L，小便次数增多，夜尿 7~8 次，两脚转筋。守上方加减：白茅根 30g，生薏苡仁、赤小豆各 15g，山萸肉 10g，山药 15g，桑寄生 30g，杜仲 15g，五味子 5g，川、怀牛膝各 15g，决明子 30g，菊花 10g，夏枯草 15g，钩藤 10g，珍珠粉 0.9g，山楂肉 30g，地榆 15g，槐花 15g。

7 月 8 日三诊：再进上方 10 剂，昨日以前，血压均已降至正常范围，眩晕、耳鸣、手指麻渐除，精神好转。今晨 4 时起床，精神更觉爽快，两脚有力，曾试步行约 1 公里，上午测血压又升至 18.7/13.3kPa，夜间脚仍转筋。守二诊方再进。

7 月 14 日四诊：再进上方 6 剂，精神、胃纳转佳，两脚行走有力，未再发生转筋，夜寐较安，夜尿次数明显减少，大便亦减为日行 2~3 次，早上口苦渐除，苔黄见减，脉弦见退，惟血压仍为 18.7/12kPa。守三诊方加羚羊角 2g，再进。

7 月 21 日五诊：再进上方 6 剂，自觉症状基本消失，头目清明，晨起尤佳，精神、胃纳良好，体力增强。近时西药泼尼松用量日益减少，现已减至每日早、晚各服 1 片。但血压仍不稳定，尿检仍有蛋白和红细胞，夜寐仍不甚安稳。守四诊方加酸枣仁、柏子仁各 15g。

8月4日六诊：再进上方12剂，西药泼尼松已减为日服1片。尿检：蛋白（+），红细胞（+），白细胞（+），颗粒管型0~1，透明管型0~1。血压仍不稳定，胃纳较差。守五诊方加六曲、谷麦芽、鸡内金各10g，再进。

8月11日七诊：再进上方6剂，血压基本稳定在正常范围，胆固醇11.18mmol/L，甘油三酯0.94mmol/L，总蛋白57g/L（其中球蛋白14.5g/L，白蛋白42.5g/L），胃纳好转。从8月7日起，停服西药泼尼松。守上方去六曲、谷麦芽、鸡内金再进。

8月19日八诊：再进上方6剂，胃纳又差。尿检：蛋白（++），颗粒管型0~2，透明管型0~1，红细胞3~4/HP。但血压正常。改方用参苓白术散加减：太子参30g，白术10g，云苓15g，甘草5g，山楂30g，六曲10g，谷麦芽各15g，鸡内金10g，山药15g，莲子15g，白扁豆15g，生薏苡仁15g，青木香15g，夏枯草15g，决明子15g，珍珠粉2g，桑寄生30g，杜仲15g，续断15g，川、怀牛膝各15g，白茅根30g，赤小豆15g。

9月5日九诊：再进上方12剂，面浮已退，腹肿亦消，胃纳好转，血压正常。8月27日起停服西药降压灵，要求给予善后方。嘱守八诊方长服以巩固疗效。

1976年3月，患者因事来南昌，相见几不相识，因病早已痊愈，体强胜昔，判若两人。询其痊愈经过，据称自服上方后，病即基本痊愈，只是尿检仍有蛋白（+~++）。后经当地中医参考前法，给予脾肾双补方，连续服用异功散合六味地黄汤加黄芪、枸杞子、菟丝子、制首乌、酸枣仁、生薏苡仁、白茅根等药近百剂。

至 1974 年 10 月 4 日尿检仅见蛋白微量，而病告痊愈。至今 1 年多，未曾复发。

例 297

吴某，女，16 岁。1974 年 10 月 22 日初诊。

患慢性肾炎 1 年余，经常腰痛，脚肿，尿少，尿检蛋白（++），头昏，寐差多梦，手心热，咽干口燥渴饮，纳差，食后恶心，舌红苔黄腻，脉细。投以自制白茅根汤加味：白茅根 60g，生薏苡仁、赤小豆、冬瓜皮、桑寄生、玉竹各 30g。连服 10 剂，不仅肾病显著改善，尿检蛋白（±），同时胃纳好转，食后不再恶心。

复诊：嘱守上方长服以竟全功。

例 298

吴某，男，44 岁。1971 年 12 月 12 日初诊。

患慢性肾炎，经常面目浮肿，腰疼痛，小便短少频急，尿检常见蛋白和红细胞，神疲肢倦思睡，有时口苦，舌根部苔黄腻，脉力尚可。投以自制白茅根汤加味：白茅根 30g，生薏苡仁、赤小豆各 15g，桑寄生 30g，杜仲、续断各 15g，蚕茧 10 个。连服 20 剂，面目浮肿减退，腰疼痛除，小便畅利，尿检蛋白和红细胞减少，黄苔已退，神旺力增。复诊嘱守上方长服以竟全功。

例 299

胡某，男，32 岁。1992 年 10 月 17 日初诊。

5 年前患急性肾炎，未及时治疗，延至半年后转为慢性肾炎，虽经中（如肾气丸）西（如激素等）药物治疗，病情仍进行性发展。现腰胀痛，排尿滴沥难尽，稍感灼热，尿混浊不清，尿检长期有蛋白、管型，面色黑，嘴唇紫暗，神疲肢倦，午后下肢浮肿明显，腹胀满，矢气，10月12日尿检蛋白（++++），舌淡红，苔白根部薄黄，脉弦滑。投以自制白茅根汤加味：白茅根60g，生薏苡仁30g，赤小豆30g，蚕茧10个，黄芪50g，党参50g，焦白术15g，茯苓30g，续断30g。

10月20日复诊：服上方3剂，诸症见减，精神好转，10月19日尿检蛋白（±），患者自云极易感冒，要求加药防止。因守上方加重黄芪为90g、白术为30g，再加防风30g，合玉屏风散以防止感冒。并嘱守方长服以期竟其全功。

例300

郑某，男，14岁。1989年11月23日初诊。

患慢性肾炎，尿检常见蛋白，腰酸痛，神疲肢倦，不思饮食，面色不华，有时两目浮肿如卧蚕，畏寒肢冷，手指掌色苍白，舌淡苔白，脉细弱。投以自制白茅根汤加味：白茅根60g，生薏苡仁30g，赤小豆30g，鹿茸末2g，菟丝子15g，黄芪60g，党参30g，白术30g，云苓15g，炙甘草5g。

11月27日二诊：服上方3剂，畏寒肢冷减轻，腰不酸痛，胃纳稍增，夜间较易入寐，惟尿检蛋白、管型稍增。守上方加蚕茧10个。

12月5日三诊：再进上方5剂，腰不酸痛，手掌色由苍白转红，余症减轻，舌质稍转红，脉力稍增。守上方加减：鹿茸末2g，熟附子10g，黄芪60g，党参30g，白术30g，云苓30g，炙甘草10g，山药30g，山萸肉15g，熟地黄30g，益智仁10g。5剂。

12月13日四诊：药后面色渐华，手掌色由苍白转为红润，余症基本消失，脉搏有力。守三诊方加蚕茧10个。

1990年1月22日五诊：共服上方36剂，食增神旺，寐安，贫血现象消失，惟大便在停药时则不成形。服上含蚕茧方14剂时，尿蛋白曾减为（±），但因缺药停服蚕茧后又升为（++）。小便时黄时清，黄时较多，且尿蛋白随其黄或清而升降。守一诊方加减：白茅根60g，生薏苡仁30g，赤小豆30g，黄芪60g，党参30g，白术30g，云苓15g，炙甘草10g，山药30g，莲子30g，桑螵蛸15g。

2月18日六诊：继服上方5剂，病情稳定好转，尿蛋白（±~+），夜尿止，血常规检查红细胞、白细胞均正常，食欲增加。上方去莲子、薏苡仁、赤小豆、桑螵蛸，加菟丝子30g、山茱萸15g、熟地黄15g、杜仲30g。5剂。

3月7日七诊：近时多次尿检蛋白均在（±~+），诸症全除，病已向愈。嘱守上方长服以巩固疗效。

中医所谓水肿，一般分为阴水和阳水两类，并有表里寒热虚实之辨。阴水多因寒湿所致，初起在表者，多见实证，治宜辛温以发汗利水；继而伤阳入里者，多见虚证，则宜温阳利水。阳水多因湿热所致，初起在表者，多见实证，治宜辛凉以发汗利水；继而伤阴入里者，多见虚证，则宜滋阴利水。若水肿日久而见阴阳两虚证者，则宜阴阳双补以利水消肿。前人对寒湿伤阳的水肿虽然论述较详，但对湿热伤阴的水肿则论述较略。因为湿热伤阴之水肿，既要清利湿热，又需滋养阴液，而利水又多伤阴，滋阴又多助湿，势在两难，选方择药非易。例如一般常用的猪苓汤和六味地黄汤虽可纳入滋阴利水的范畴，且对邪多虚少者采用猪苓汤，虚多邪少者采用六味地黄汤。但其中猪苓、滑石等药利水伤阴；熟地黄、阿胶等药滋阴助湿。

我在长期临床实践中，体会到白茅根、生薏苡仁、赤小豆3药（尤其是白茅根）合用对此有良好疗效，因而名之为“白茅根汤”。本方以白茅根30~60g为主，赤小豆、生薏苡仁各15~30g为佐。白茅根性味甘寒，功能利湿热、养阴津，并能在凉血止血的同时行血消瘀，故《本经》用以主治“劳伤虚羸，除瘀血，利小便”。而《本草崇原》为之注解说：“白茅色白味甘……根多津汁，禀土金水相生之气化……烦劳内伤，则津液不荣于外，而身羸瘦。茅根禀水精而多汁，故治劳伤羸瘦。”《本草求真》指出：“此药甘不泥膈，寒不伤中，为治虚羸客犯中州之剂。”《本草经疏》谓其能“益脾补中，利小便……治水肿、黄疸”。张山雷也说：“白茅根寒凉而味甚甘，能清血分之热而不伤于燥，又不黏腻，故凉血而不虑其积瘀……又通利小水，泄热结之水肿，导瘀热之黄疸，皆甘寒通泄之实效。”可见白茅根实为利湿热而不伤阴、养阴津而不助湿的良药。薏苡仁味甘性微寒，《名医别录》云：“消水肿”。《纲目》云：“疗水肿，健脾胃，增食。”赤小豆性味甘酸平，《本经》云：“下水肿，排痈肿脓血。”《本草经疏》云：“凡水肿胀满泄泻，皆湿气伤脾所致。赤小豆健脾燥湿，故主下水肿胀满，止泄，利小便也。”故《独行方》和《梅师方》均独任以治水肿；《肘后方》则用以为主，配合白茅根以治“水蛊腹大”。薏苡仁和赤小豆同为食品，都有滋养作用。前者虽有多食令人瘦之说，但这只是从其利水推想而然。常见肥胖病患者，虽曰食此以求瘦而不可得，足见其说之不足信。由此可知，二药既为清利湿热以行水消肿的要药，又是滋养食品，自适用于湿热伤阴之水肿。

还须指出的是，由于“诸湿肿满，皆属于脾”，故凡治疗水肿，必须注重扶脾。但这对湿热水肿，尤其是湿热伤阴水肿来说，选方择药非易，上述白茅根汤，不仅具有利湿热而不伤阴、养阴液而不助湿的优长，而且三药都具有不同程度的补益脾胃作用。因此可以认为，本方用于湿热伤阴水肿，是立足于万全之地的。且因本方药力平稳，既能祛邪而不伤正，又能扶正而不碍邪，并可重用而无流弊，故无论湿热水肿的虚证或实证都适用。当然还应根据具体病情适当加味，如初起有寒热脉浮等表证者，可合用麻黄连翘赤小豆汤（详见“急性肾炎案”中）；病久肾阴虚甚者，可合六味地黄汤（或知柏或杞菊）；若兼脾胃气虚者，可合参苓白术散；若兼气虚易感者，可合玉屏风散等。今就上述6例治验分析：

例295的慢性肾炎，症见通身面目微肿、腰酸痛、尿少色如浓茶、面红目赤、口干口苦、夜间盗汗、舌苔黄多白少而厚腻、舌边尖红、脉细数，显属湿热内蕴，损伤肾阴所致。从其舌苔黄多白少而厚腻、尿少色如浓茶、口干口苦，可见湿热内蕴而热胜于湿。从其脉细数、舌边尖红、面红目赤、盗汗、腰酸痛，可见肾阴亏损而阴虚阳亢。因此，初用白茅根汤合知柏地黄汤在清利湿热的同时滋阴降火，并加桑寄生、杜仲、续断以补肾强腰；继因大便干燥，而合用了增液汤加火麻仁以润肠；还因夜寐不安、头痛目胀，而合用了酸枣仁汤以养心安神、杞菊地黄汤以滋水涵木。先后服药55剂，临床症状基本解除，尿检蛋白、管型和红、白细胞均已消失，但腰仍有疼痛；守方加入蚕茧再进25剂，腰疼痛亦全除；最后用六味地黄汤加味以巩固疗效，随访多年，未见复发。本例脾虚症状虽不显著，但从有时食后胃脘微痛来看，并不能说其中气是健运的。此时如果不是采用白茅根汤配合六味地黄汤，而是独任六味地黄汤，则其滋阴碍脾的后果是很难避免的。至于桑寄生、杜仲、续断都具有平稳的补肾强腰作用，故为慢性肾炎久病肾虚腰痛的良药。又因蚕茧性味甘温，从前人用以止渴、缩小便和止血治崩漏，可知其具有固补肾气以摄精血的作用，对慢性肾炎尿蛋白久留不去者有一定疗效。

例296的慢性肾炎，混合出现了水肿、胆固醇升高、高血压和肾功能不全，病情颇为严重，在市某医院住院治疗半年，未见明显改善。我在西医的密切合作下，经过辨证治疗近3个月，获得良好效果。从其初起发热恶寒、腰痛、面目浮肿、尿少而腓肠肌红肿热痛来看，显属湿热困肾的阳水实证，当时应采用麻黄连翘赤小豆汤等方药取效。但因失治而使湿热由表入里，肾气被困益甚，水毒不得排泄，导致了尿毒症；并因湿热久羁，逐渐损伤肾阴，以致水不涵木，而使肝阳上亢，产生了高血压。经过该院中西医结合治疗后，尿毒症虽缓解，其他未见改善。

初诊时，一方面现有头面手足腹肿、腰痛、小便短赤灼热、舌苔黄腻等湿热（热胜于湿）困肾症状，另一方面现有眩晕耳鸣、口苦、两目干涩、视物模糊、手指发麻、寐差、脉弦劲而数等阴虚阳亢（更突出的是肝阳上亢）症状。因此，采用了养阴清利湿热和平肝潜阳息风的治法。从整个治疗过程来看，在养阴清利湿热方面，重用白茅根汤；在平肝潜阳息风方面，先后采用了决明子、茺蔚子、夏枯草、菊花、钩藤、珍珠粉、羚羊角等药，并从二诊起，采用平补三阴之六味地黄汤合芍药甘草汤以滋水涵木柔肝。服药至 50 剂时，获得显著效果，肝经阳亢风动完全解除，血压趋于正常，眩晕、耳鸣、口苦、两目干涩、视物模糊、手指发麻、脉弦劲而数等症状次第消失。同时，肾脏湿热日益减少，邪渐退而正渐复，不仅尿清（夜尿由多转少）苔退，而且神旺力增，并逐渐而安稳地停服了西药泼尼松和降压灵，从而使病程进入坦途。在这一阶段中还须加以说明的是：

①初诊方用黄芩，但从二诊起就未再用。现代药理研究证明：黄芩具有较为良好的降压作用，故多喜用以治疗高血压病。但中医辨证治疗高血压病有寒热虚实阴阳之分，已如前述，不再重复。黄芩苦寒泻火，只适宜于高血压之肝阳上亢实证，而不适宜于肝阳上亢虚证。初诊时，因见其脉弦劲数而舌苔黄腻和有时小便短赤灼热，断其尚有实象，故加用之。继因服后小便次数增多，而见夜尿 7~8 次，表明肾气不固，即去之，并从二诊起，合用了六味地黄汤（熟地黄、山茱萸、山药）以固补其肾，从而逐渐地减少了夜尿。

②本例自始至终都加用了桑寄生、杜仲、续断和川、怀牛膝。

这几味药不仅能补肝肾以强筋骨，而且能平降血压，对本例肝肾阴虚阳亢之眩晕耳鸣、手麻、腰疼、脚软行走无力尤为适宜。如患者脚软行走无力已久，经服上药20剂，脚力大增，能够持续步行约1公里。又如患者因病不能举阳已久，经服上药30剂，夜间即能举阳较久。这都可从古今有关记载获得证实，如桑寄生味苦而甘，性平而和，不寒不热，一般常用于肾虚腰痛（《本经》），能入肝肾强筋骨以治“筋痿骨弱”（《玉楸药解》），并“能资养血脉于空虚之地”（《本草崇原》）以治肝经风虚之证。现代药理研究证明：桑寄生有降压作用。杜仲性味辛甘苦平，功能补肝肾、强筋骨、益精气，《本经》用以“主治腰脊痛……除阴下痒湿，小便余沥。”《本草纲目》说：“杜仲，古方只知滋肾，惟王好古言是肝经气分药，润肝燥，补肝虚，发昔人所未发也。盖肝主筋，肾主骨。肾充则骨强，肝充则筋健，屈伸利用，皆属于筋。杜仲色紫而润，味甘微辛，其气温平，甘温能补，微辛能润，故能入肝而补肾，子能令母实也。一少年新娶，后得脚软病，且疼甚。医作脚气治，不效。孙琳诊之，用杜仲一味，寸断片拆，每以一两，用半酒半水一大盏煎服。三日能行，又三日痊愈。琳曰：此乃肾虚，非脚气也。杜仲能治腰膝痛，以酒行之，则为效容易矣。”现代药理研究证明：杜仲有良好的降压作用。续断性味辛平（微温），功能补肝肾、续筋骨、通血脉、利关节，《本草求真》说：“续断因何以续为名？盖缘其味苦，其性温，能入肾经以补骨；又缘其味辛，能入肝经以补筋；味兼甘，又入中州以补虚。凡跌仆折伤痈肿，暨筋骨曲节血气滞之处，服此即能消散。止痛生肌，且审其味涩，故能止血治漏，并缩小便，固精。安胎。久服能气力倍增，筋断复续，故曰续断。”张山雷说：“续断……兼入气血，能宣行百脉，通利关节。凡经络、筋骨、血脉诸病，无不主之，而通痹起痿，尤有特长……而性又柔和，无燥烈刚暴之弊。”现代药理研究证明：续断的果实巨胜子有良好的降压作用。川牛膝味苦酸性平，《本经》言其主治“痿痹，四肢拘挛，膝痛不可屈伸”。《名医别录》言其主治“老人失溺，补中续绝，益精，利阴气，填骨髓，止发白，除脑中痛及腰脊痛”。《药性论》云其“治阴痿”。《汤液本草》云：“强筋，补肝脏风虚。”现代药理研究证明：怀牛膝有降压作用。

③从一诊到八诊都先后加用了山药、莲子、山楂、六曲、谷麦芽、鸡内金等健脾胃、助运化的药物。其中尤以山楂从未间断过，且用量较大。这是因为现代药理研究证明：山楂能增加胃中酵母素，促进消化，又有收敛、活血化瘀以及扩张血管、强心、降压作用。因山楂向以善消肉积著称，近时大都喜用以降血脂，已成为一味降低胆固醇的良药。由于“诸湿肿满，皆属于脾”，故水肿病多见脾胃纳化功能障碍，而常宜健脾胃以助运化。但因本例在前阶段湿热伤阴而肝阳亢盛占了主要地位，故治法必须以清热利湿滋阴、潜阳平肝息风为主，而方药不得不偏于凉，只是适当加入上药以护其脾胃而已。而在服药获得湿热基本清除和阴阳基本平衡的疗效后，即以健胃助运化为主，而以调理肝肾为佐。在健补脾胃方面采用资生丸方加减；调理肝肾继续采用白茅根加珍珠粉、决明子、夏枯草、桑寄生、杜仲、续断、川牛膝、怀牛膝。服后随着脾胃纳化功能地不断改善，

面浮腹肿全消，仅尿检仍有蛋白（+~++）。最后由当地中医参考前法，采用异功散合六味地黄汤加味，继予脾肾双补，终使尿检蛋白完全消失，而病告痊愈。应该指出，当地中医善后调治也是起了良好作用的。

例297和例298两案都属湿热（热偏胜）困肾伤阴之阳水轻证，故但用白茅根汤以养阴清利湿热获得良效。

例299的慢性肾炎，是因湿热（湿偏胜）困肾，久而损伤肾气以及脾气所致。故用白茅根汤加蚕茧、桑寄生、杜仲、续断以固补肾气；合黄芪、党参、白术、云苓、甘草以健补脾气；并重加大腹皮以宽中下气、行水消胀，获得良效。最后重加玉屏风散以防止感冒，并嘱坚持长服以竟全功。

例300的慢性肾炎，是因湿热（湿偏胜）困肾，久而损伤肾阳以及脾气，尤其是肾阳虚甚所致。故初诊即用白茅根汤加鹿茸、菟丝子以补肾阳；又加黄芪、党参、白术、云苓、炙甘草以健补脾气；二诊加蚕茧以增强其固补肾气之力。从五诊所述"服上含蚕茧方14剂时，尿蛋白曾减为（±），但因缺药停服蚕茧后又升为（++）"，可见蚕茧对慢性肾炎的尿蛋白是有消除作用的。

慢性肾盂肾炎案

例301

朱某，女，31岁。1971年9月8日初诊。

患慢性肾盂肾炎、宫颈糜烂和阴道炎。面目及下肢浮肿，腰痛，小便黄热，尿检蛋白（+），黄带淋沥，阴道有时刺痛，心烦，手心热，易汗出，寐少梦多，头昏痛，清窍如火灼，口干不欲饮水，有时耳鸣闭气，舌根苔黄，脉细弱。投以白茅根汤加味：白茅根 30g，生薏苡仁 15g，赤小豆 15g，生地黄 15g，木通 10g，竹叶 10g，生甘草 10g，白英 15g，杜仲 15g，桑寄生 30g。

10 月 8 日二诊：服上方 1 个月，浮肿消退，尿转清长，尿检蛋白消失，头昏痛、清窍如火灼、耳鸣闭气、手心热全除，夜寐亦安，黄带减少而色转清亮。近半月来，有时心慌心悸。守上方去导赤散，加熟地黄 15g、山药 15g、山萸肉 10g、白芍 15g、甘草 15g、酸枣仁 15g、柏子仁 15g。

10 月 13 日三诊：服上方 5 剂，腰痛全除，但白带又见增多，舌尖有烧灼感。改方：白果 15g，白英 15g，芡实 15g，白扁豆 15g，生薏苡仁 5g，山药 15g，莲子 15g，桑寄生 30g，杜仲 15g，川黄连 5g。

10 月 19 日四诊：服上方 5 剂，白带又见减少，舌尖烧灼感全除，腰痛未再发生。近期妇科检查：宫颈糜烂痊愈。守上方去川黄连，加熟地黄、山萸肉各 10g，云苓、酸枣仁、柏子仁各 15g。

11 月 8 日五诊：服上方至今，心慌心悸渐除。妇科检查：宫口闭合，无炎症现象。但近日白带又见增多。守上方加减：党参 15g，白术 15g，云苓 15g，甘草 10g，生薏苡仁 15g，白扁豆 15g，芡实 15g，山药 15g，莲子 15g，白果 15g，白英 30g，琥珀末 3g，生龙牡各 30g。

11 月 22 日六诊：服上方 10 剂，白带渐止，阴道刺痛消失，心慌心悸未再发生，病已基本痊愈。仍守上方加减以巩固疗效。

1975年7月16日患者因胆道疾患就诊时面告，原患肾盂肾炎、宫颈糜烂和阴道炎等病，早已痊愈，近4年来从未复发。

例302

陈某，女，15岁。1971年9月1日初诊。

患肾盂肾炎，面部浮肿，腰疼痛，小便黄短热痛，下肢关节亦痛，舌苔白黄而腻，脉数而弱。投以白茅根汤加味：白茅根60g，生薏苡仁、赤小豆各30g，桑寄生30g，杜仲15g，续断15g。连服6剂，尿转清长而痛感消失，但仍面部浮肿，下肢关节痛，口苦口干。

复诊：守上方加冬瓜皮、仁各15g，桑枝30g，生甘草10g。再进6剂，面部浮肿消退，腰痛下肢关节痛全除，口不苦而仍干。更进5剂而痊愈。

例303

凌某，女，20岁。1971年11月20日初诊。

患肾盂肾炎，面浮脚肿，腰痛，尿频、尿急、尿血，尿检常见蛋白和红、白细胞，脉细弱。投以白茅根汤加味：白茅根60g，生薏苡仁、赤小豆各30g，党参、白术、云苓各15g，甘草10g。连服10剂，面浮、脚肿、腰痛均减轻，尿检蛋白和红、白细胞消失。

复诊：守上方加桑寄生30g，杜仲、续断15g。再进10剂，面浮、脚肿、腰痛渐除，脉力转旺。更进10剂而痊愈。

例 304

黎某，女，21 岁。1972 年 3 月 19 日初诊。

患肾盂肾炎 3 年，1969 年曾发生全血尿 1 次。现面目及下肢浮肿，腰痛及背，尿检常见蛋白，头昏，心悸，有时恶心，脉细弱。投以白茅根汤加味：白茅根 60g。生薏苡仁、赤小豆、桑寄生各 30g，杜仲、续断、白术、葛根各 15g。连服 10 剂，面目及下肢浮肿消退，尿检蛋白消失，背痛已除，腰痛未已。

复诊：守上方去葛根，加黄芪、党参、云苓各 15g，甘草 5g。又进 10 剂，腰痛渐除，尿检复查 2 次，均未再发现蛋白，只是自觉虚弱，容易惊悸、失眠、盗汗，咽喉口舌常感干燥，有时小便黄热。最后用白茅根汤合六味地黄汤以巩固疗效。

上述 4 例慢性肾盂肾炎，都属湿热伤阴证，故均用白茅根汤加味获得良效。今分析之：

例 301 肾盂肾炎合并宫颈糜烂、阴道炎。初诊之所以用白茅根汤合导赤散，是因本例属湿热伤阴，不仅伤肾阴，致使肾火内炽而移热于膀胱，而且耗伤心阴，致使心火内炽而移热于小肠，这可从其小便黄热而伴有心烦、手心热、寐少梦多等症看出。导赤散为心移热于小肠的对证良方，故合用之收到了预期的效果。又从心火上炎而舌尖有烧灼感，经加黄连泻心火而舌尖烧灼感即除来看，也是运用“心开窍于舌”的理论获得预期疗效的。五诊时，由于白带减而复增和阴道刺痛不已，改用参苓白术散加减以健脾除湿为主，这是因为本例在黄带转为白带后，热虽减而湿犹盛，并因脾气失统，带脉不固，湿浊下注，而白带不止。经改用上方后，脾健湿除，中气能统，带脉自固，而白带随止，阴道刺痛亦因之消失。至于方中所加白果和白英，均为治疗白带常用良药。尤其是白英具有清热解毒、消肿生肌作用，可治阴道炎、子宫颈糜烂（单方用鲜草30~120g，水煎服）。

例302的肾盂肾炎，仅见面浮、小便黄短热痛、腰疼痛、口苦口干、脉细数，可见湿热伤阴的病情较轻。故用白茅根汤加桑寄生、杜仲、续断、桑枝、冬瓜皮仁、生甘草，连进17剂即愈。

例303的肾盂肾炎，湿热伤阴兼有气虚不能摄血，以致面浮脚肿、腰痛、尿频尿急而尿血、脉细弱，故用白茅根汤合四君子汤获效。

例304的肾盂肾炎，症见面浮脚肿，腰痛及背，尿中常见蛋白（曾发生全血尿1次），有时小便黄热，头昏，心悸，失眠，盗汗，咽喉口舌常感干燥，脉细弱。显示湿热伤阴久而伤气，以致气阴两伤。故用白茅根汤先后合四君子汤、六味地黄汤获效。

例305

熊某，女，30岁。1963年3月16日初诊。

久患通身面目浮肿，小便不利，怯寒，口淡不思饮食，有时怔忡心悸而气上冲咽喉，夜寐不安，脉稍弦而按之弱。近因感冒，头项强痛。投以麻黄附子汤方加味：麻黄10g，熟附子15g，炙甘草20g，浮萍（干品）10g。仅服1剂，即小便畅利，日行7~8次，浮肿显著减退。再服1剂，浮肿消去十之七八，头项强痛亦除。又进4剂，浮肿基本消退，怔忡心悸大减，夜寐已安，胃纳亦开，脉已不弦，但仍怯寒。守方加重炙甘草为

30g，更加桂枝10g、党参15g、红枣30g。又服3剂，病已基本痊愈。最后仍守方加减以巩固疗效。

本例症见浮肿、尿少、怯寒、头项强痛、口淡不思饮食、脉稍弦而按之弱，显属阴水寒湿伤阳，表里同病之证，故采用《金匮要略》水气病篇之麻黄附子汤加浮萍获得良效。从本例因怔忡、心悸而重用炙甘草（初用15g，继用30g）并未妨碍消肿而且小便量大增来看，足以证明现代药理研究发现的甘草（能促进水钠潴留引起水肿）的单味药成分并不能决定复方的作用。有人认为《金匮要略》水气病篇的甘草麻黄汤，由于方中麻黄用量倍于甘草，利尿消肿作用占了主导地位，所以有效；如甘草用量倍于麻黄，则不一定有效，甚至有可能加重水肿。这种看法正确与否，也可从本案方中甘草用量倍于麻黄（先是加1倍，后是加2倍）而获利尿消肿良效中得到证实。

例306

姜某，女，25岁。1963年11月24日初诊。

患慢性肾盂肾炎1年余。近时加剧，头面四肢浮肿而下肢尤甚，右侧腰部酸痛，小便短赤浑浊如橘子汁，怯寒甚，间或微热，但不汗出，容易感冒，神疲肢倦，不思饮食，有时腹胀，自觉口臭，大便时结时溏而结时较多或带血，头昏，耳鸣，心悸，健忘，寐多噩梦而易醒，醒则难再入寐，舌根苔微黄腻，脉迟。投以麻黄附子汤合白茅根汤加味：麻黄3g，熟附子6g，白术6g，云苓6g，白芍6g，党参10g，炙甘草15g，浮萍（干品）

10g，白茅根30g，生薏苡仁15g，赤小豆15g。连服6剂，尿转清长，浮肿消退，腰酸痛除，口臭减轻，胃纳渐开，饮食增进，大便已转正常，精神见好，心不悸，耳不鸣，夜寐安。

复诊：仍守上方再进以巩固疗效。

本例水肿病情复杂，寒热虚实错杂，从其水肿而怯寒、脉迟来看固属寒湿；从其水肿而小便黄如橘汁、口臭、苔黄来看则属湿热；从其怯寒、脉迟、神疲肢倦、不思饮食、有时腹胀、大便时溏来看固属阳气虚；从其头昏耳鸣、心悸健忘、寐少梦多易醒、大便时结或带血来看则属阴血虚。乍看颇有目眩神迷之感，但细加分析，从邪方面看实为寒湿遏热；从正方面看却是阳气偏虚。故用麻黄附子汤合附子汤以温补阳气、宣化寒湿，并合用白茅根汤以清利湿热。其中甘草5倍于麻黄，也和例305一样是针对心悸而重用。由于药与证合，故获显效。

例307

年某，女，55岁。1978年2月22日初诊。

患者平素体肥痰盛易感，近因沐浴后受凉，恶寒无汗，不发热，头身酸痛项强，咳嗽痰多而稀白，胸闷，动则喘作，静则喘止，头面四肢浮肿，尿少色黄，口干不欲饮水，腹胀不思食，舌苔薄黄润滑，脉沉缓。投以麻黄细辛附子汤合五皮饮加味：麻黄10g，细辛3g，熟附子15g，茯苓皮15g，生姜皮5g，大腹皮10g，陈皮10g，五加皮10g，桔梗10g，杏仁10g，厚朴10g。连服3剂，小便畅利而微自汗出，浮肿消退其半，咳喘减去十之七八，腹胀渐除，知饥思食。

复诊：守方减量（方中麻黄减为5g，熟附子减为10g，其余照原）再进6剂，浮肿全消，咳喘痰除，脘腹不胀，饮食二便正常，惟感神疲乏力，有时心慌心悸。最后用参苓白术散加附子：党参30g，白术15g，云苓15g，山药15g，莲子15g，生薏苡仁15g，白扁豆15g，砂仁10g，陈皮10g，桔梗10g，炙甘草10g，熟附子10g。再进10剂而痊愈。

本例患者体肥痰盛，平素阳气不足可知。近因浴后受凉，寒湿外束太阳而内困少阴，故同时现有恶寒无汗、项强、头身酸痛等太阳表实证和无热恶寒、脉沉等少阴里虚证。并因病机遍涉三焦，上焦肺气不宣而痰饮壅盛，故胸闷咳喘痰多而稀白；中焦脾气不运而湿浊困阻，故腹胀不思饮食而脉缓；下焦肾气不化而水潴留，故头面四肢浮肿而尿少。因此，采用既能解太阳之表，又能温少阴之里的麻黄附子细辛汤（此方《伤寒论》列在少阴病篇；《金匮要略》则附于水气病篇。它不仅能发表温里以两解太少之邪，而且能行表里之水）为主，并合五皮饮以行水消肿，又加桔梗、杏仁、厚朴以宣降肺气、疏运脾气。从其服药9剂而小便畅利、微自汗出、诸症悉除来看，药证完全吻合，故能获得表里和畅、三焦通利的良效。

例308

吴某，女，47岁。1976年4月21日初诊。

久患肾下垂，腰痛、面浮脚肿、尿少（时赤时清）10年余，受寒或临经则浮肿尤甚，汗多，畏风，头重微痛，周身皮肤时有蚁行感，手足麻痹而冷，纳差，喜热饮食，天气越热越喜热饮，虽然热饮汗出更多，但感到胃中舒适，大便时结时溏，每晨起床时矢气特多，时吐痰水，睡时喉间有痰声，舌淡苔白滑腻，脉沉细弱。月经先后用玉屏风散、四君子汤、白茅根汤、五皮饮等方调治，浮肿时消时起，汗出时少时多，疗效不稳。近日头面手足肿甚，眼皮浮肿尤甚，小便短少。投以真武汤加味：熟附子 10g，焦白术 30g，云苓 15g，生姜 10g，白芍 10g，生黄芪 30g，肉桂 10g，猪苓 10g，泽泻 10g。连服 5 剂，小便畅利，浮肿全消，汗亦减少，其余症状均见好转。因嘱守方再进以巩固疗效，随访 3 个月，浮肿未再发生。

例 309

何某，男，52 岁。1978 年 1 月 22 日初诊。

患面目浮肿 10 年，腰痛头晕，腰痛甚时则头晕减轻，腰痛轻时则头晕加重，小便正常，大便时硬时软而软时较多，口腻，有时泛酸，食欲不振，脘腹时胀，困倦嗜睡，晨起咳吐白痰，舌苔淡黄而腻，脉稍弦而不任按。月经先后用异功散、香砂六君子汤、参苓白术散、白茅根汤等方调治，胃病显著改善，知饥食香，每天能进食 500g 左右，但浮肿时消时起，腰痛时轻时重，疗效不稳。改投真武汤加味：熟附子 10g，焦白术 30g，云苓 30g，生姜 10g，白芍 10g，桑寄生 30g，杜仲 15g，续断 15g，白茅根 30g，生薏苡仁 15g，赤小豆 15g。初服 10 剂，浮肿即全消。乃守方连服 3 个月，浮肿未再发生。

4月27日复诊：仍守上方加重熟附子和白芍用量各为15g，并嘱坚持长服以巩固疗效。

上述两例水肿，都属寒湿损伤肾阳所致，故均采用真武汤温阳利水为主获得显效。由于肾为水脏，总司人身水液，故水肿病多在肾，而常从肾治疗。但因肺主通调水道，脾主运化水谷，故水肿病又多与肺、脾有关，而应同时治其肺、脾，有时甚至要以治肺、脾为主，才能达到消肿目的。这就是一般水肿的病机常把上、中、下三焦的肺、脾、肾相提并论的理由所在。

我对水肿病喜用六经辨证论治，并着重于太阳和少阴，这是因为足太阳膀胱为水腑而足少阴肾为水脏之故。根据“实则太阳，虚则少阴”的理论，水肿初起的实证多关太阳，而日久由实转虚的虚证则多关少阴；若水肿而见虚实错杂证，则多两关太阳和少阴。以寒湿水肿为例来说，病在太阳，宜用甘草麻黄汤或五苓散等以发汗利水；病在少阴，宜用真武汤等以温阳利水；病在太阳和少阴，宜用麻黄附子细辛汤或麻黄附子汤等以发表温里。这里必须指出，在太阳和少阴的水肿病机中是包含着上、中、下三焦的肺、脾、肾在内的。如病在太阳多涉及太阴肺（太阳主皮肤，肺合皮毛，同主表）和脾（太阳为寒水之经，脾土为制水之脏）。故甘草麻黄汤用麻黄为主，既开太阳以行水，也开肺气以行水；而其佐药甘草既能保肺，又能和中；五苓散既用茯苓、猪苓、泽泻利膀胱之水以消肿，又用白术培中焦之土以制水；而其桂枝，既入太阳以化气行水，又入脾胃以温运中气。病在少阴肾者也多涉及肺和脾，如麻黄附子汤既用附子温肾（也能温脾）为主，又用麻黄宣肺与甘草和脾为佐；真武汤既用附子温肾（也能温脾）为主，又用白术、生姜、茯苓以健脾行水为佐。但水肿病在少阴肾者，常因少阴肾水上凌少阴心火以致心神不宁而见心悸等症。故真武汤中用茯苓，取其利水安神之功。或因少阴肾水妄动以致厥阴肝木不宁，如《伤寒论》真武汤证“头眩，身瞤动，振振欲擗地”，即肾阳衰微，水气妄动，肝失温养而风木不宁的具体反映。故真武汤中用白芍，既是取其利水，也是取其敛肝。由此可见，水肿从六经太阳和少阴着手辨证论治，更能突出重点并全面把握。

例 310

黄某，女，19 岁。1963 年 12 月 4 日初诊。

久患慢性肾盂肾炎，腰痛，小便已阴疼，上午轻而下午重，持续约半小时自止，阴中灼热而尿色多清白（有时服药后色黄）。过去夏月病情加重而冬令减轻，今年则冬夏均剧，晨起口苦，并吐清水带白色泡沫，白天神疲肢倦，手足冷，夜间寐少梦多，容易感冒，经常鼻塞，月经量少色淡而不易干净，白带多。投以禹余粮丸方加减：禹余粮 15g，党参 15g，五味子 10g，云苓 15g，生甘草 30g，白茅根 15g，桔梗 10g，桑寄生 15g，杜仲 15g，续断 15g。连服 2 剂，腰痛及小便已阴疼大为减轻，尿后阴中痛持续时间缩短为 3 分钟。因守上方再进 14 剂，腰痛全除，小便已阴疼基本消失（即使有时尿痛也极轻微），精神、眠食、大便均已正常，手足回温，晨起口苦渐除，惟仍有时阴中灼热。

12 月 18 日复诊：改方：禹余粮 24g，党参 24g，五味子 10g，云苓 15g，生甘草 30g，白茅根 30g，冬瓜仁 15g，西瓜子仁 10g。患者自服改方后，肾盂肾炎即告痊愈。

本例主症是“小便已阴疼”，故采用禹余粮丸方加减为治。《伤寒论》有“汗家重发汗，必恍惚心乱，小便已，阴疼，与禹余粮丸。”本条所谓“汗家”，是指平素多汗的体虚患者；“重”即重复的意思。本来多汗，又复发汗，所以说“重发汗”。汗家重发汗而现恍惚心乱、小便已阴疼等症，可见是属少阴阳虚所致。因为恍惚心乱是心阳有虚脱之势；小便已阴疼乃肾阳衰微，内寒收引阴筋之象。由此不难推知，本证的小便可能是清白的，脉象可能是微弱的，其恍惚心乱也可能与声低息短的郑声同时出现。因此，本证治法必须温补固涩。禹余粮丸方虽已失传，但从以禹余粮为主药来看，已符合本证治宜“涩以固脱”的原则，并可想见此方必配合大补阳气之品，如人参、附子等。所以禹余粮丸方由禹余粮、人参、附子、五味子、茯苓、干姜六药组成。

由此结合到本例证治，其相同点为本例慢性肾盂肾炎而症见腰痛、小便已阴疼、尿色清白、神疲肢倦、手足冷，显属肾气不足之候，与《伤寒论》禹余粮丸证是基本相符的，所以采用此方加减。其不同点是为本例肾气虽不足，但因内蕴湿热余邪，故虽小便已阴疼而阴中灼热、晨起口苦。因此，其治法既应补涩其正，又须清利其邪。故用禹余粮丸方去附子、干姜的温热；加白茅根、冬瓜仁、西瓜子仁的清利；并加生甘草以补中清火；加桔梗以开肺治鼻塞；加桑寄生、杜仲、续断以补肾治腰痛。由于本例灵活运用禹余粮丸方尚得其宜，故获良效（参看《万友生医论选》“伤寒杂谈”中“关于禹余粮丸证问题”一文）。

例 311

吴某，男，24 岁。1971 年 12 月 19 日初诊。

头面手指浮肿、尿少四五年，久经中西医药治疗少效。近时病情加重，晨起面部浮肿尤甚，手指浮肿而冷，腰背冷痛而天寒尤甚，神疲肢倦，但食欲尚可，舌脉无明显改变。投以八珍汤加姜枣：党参 15g，白术 15g，云苓 15g，炙甘草 5g，当归 10g，川芎 10g，白芍 10g，熟地黄 10g，生姜 15g，红枣 5 枚。连服 3 剂，晨起面部浮肿见减。继守上方加重白术、云苓各为 30g。再服 5 剂，晨起面部未再出现浮肿，手指浮肿亦稍退。最后仍守上方加重当归 15g、红枣为 30g，再进 5 剂以巩固疗效。

本例头面手足浮肿四五年，西医既未确诊，中医也难辨证，所以久治少效。初诊时，详查过去病历，一般治疗水肿的方药，几乎用尽，当时颇有无所适从之感。经过再三考虑，姑且据其久病神疲肢倦、手指冷和腰背冷痛的主要表现，按气血两虚而偏于气虚论治。投以八珍汤加姜枣，竟获良效，可谓“愚者千虑，必有一得”矣。

肾功能衰竭案

例 312

熊某，女，44 岁。1991 年 10 月 26 日初诊。

患糖尿病 10 年，伴甲亢半年。现以“糖尿病肾病”（1991 年 9 月 27 日，肾图示双肾功能中度受损）和“周围神经炎”住某医院治疗，常规服用门冬氨酸钾镁、呋塞米、肌醇、美西律、多潘立酮、甲巯咪唑、胰岛素及大活络丸等无效，病渐加重，遂邀请我会诊。症见小便闭，非呋塞米不解，每服呋塞米 1 次，2 小时后可解小便 5~6 次，停用即尿闭而全身胀痛难忍，面部肿胀，髋、骶、小腹及双大腿内侧痛剧，不能行走，腰胀特甚，得尿则诸痛稍减；头昏，心悸，神疲乏力，身寒肢冷（自云虽盛夏亦须重衣厚袜），不饥，口淡乏味，进食即恶心（每日勉强进食 200~250g），口不渴，喜热饮食，大便过去完谷不化而近时干结，非服果导不下；舌红嫩，苔白黄稍腻，脉浮滑数而重按无力。投以自制麻黄五苓汤加味：麻黄 10g，杏仁 10g，桂枝 30g，苍白术各 15g，茯苓 30g，泽泻 30g，猪苓 30g，木通 30g，大腹皮 15g，郁李仁 30g，王不留行 15g，穿山甲 15g。另用红参 10g，煎汤代茶。

11 月 6 日二诊：服上方 4 剂，停呋塞米能自解小便，夜尿 6 次，尿黄、尿短、尿痛，大便仍结甚，大腿内侧痛减，知饥识味，纳增，不恶心，身寒、心悸好转。守上方去红参、郁李仁、王不留行、穿山甲，加生大黄 10g、车前草 30g、瞿麦 15g、滑石 15g。

11月9日三诊：服上方3剂，小便频数、短少、浑浊，昨夜尿量达一痰盂，大便软，日2行，全身发胀减轻，但下半身痛又增，脉数，苔白腻。守二诊方加当归15g、赤芍30g、延胡索30g、枳壳15g、陈皮15g。

11月13日四诊：服上方4剂，停用呋塞米已18天，小便仍频数短少而黄，约每小时1次，每次尿痛持续约10分钟，每日尿量约一大痰盂；大便前日3次稀溏，昨日1次软烂；小便前后及尿时下半身、大腿内侧仍痛，全身胀痛，手指及面部仍微有肿胀，上半身时自汗出，下半身无汗。11月8日肾图示：右肾功能正常，左上尿路排泄延缓。改方用八正散合五苓散加减：木通10g，车前草30g，萹蓄15g，瞿麦15g，滑石15g，生大黄5g，甘草10g，桂枝10g，猪苓10g，泽泻10g，茯苓30g，白术10g，黄芪30g，党参30g。

11月16日五诊：服上方4剂，尿频、尿短、尿痛、身痛、两手发胀均见好转，仍头昏自汗，纳少乏味，大便稀溏、色黑，日2行，肢冷，舌淡红，苔白腻，脉转沉迟（52次/分），右细弱。守上方去大黄，加重黄芪为60g、桂枝为15g，再加生姜3片、红枣5枚。

12月25日六诊：服上方38剂，小便逐渐转清长，浮肿消失，尿痛减轻，下半身痛上午明显，下午轻微，形寒改善，知饥识味，纳增，大便成条，近周牙痛口干（自云与吃辣椒有关）。昨日肾图示：双肾功能轻度受损。守上方减桂枝为10g，再加葛根30g、升麻15g、桑枝30g、延胡索15g。

1992年1月22日七诊：服上方20余剂，病情显著好转，多喜冷饮，但仍小便不畅，腰、骶、腹部、腘窝、腋窝、手指胀痛尚未全除，前半脚板麻木冰凉。改方用补中益气汤合五苓散加味：黄芪50g，党参30g，焦白术15g，炙甘草10g，升麻10g，柴胡10g，陈皮15g，当归15g，桂枝15g，猪苓30g，泽泻30g，滑石15g，茯苓30g，木通15g，车前草30g，青木香30g。

3月12日八诊：服上方40剂，复查双肾功能已正常，诸症基本消失，但仍有轻微腰腿胀痛，脚板麻木、夜间挛急，肢冷，渴喜冷饮，食欲不佳，舌红苔薄黄，脉滑稍数。守上方去猪苓、茯苓、泽泻、滑石、木通、车前草、木香，加赤白芍各30g、鸡血藤30g、川牛膝15g、木瓜15g、生薏苡仁30g、泽兰30g、山楂30g、麦芽30g、六曲10g。

4月30日九诊：服上方20剂，前10剂尚好；后10剂又小便不利，浮肿，大便难，肢冷，腰腿胀痛，足麻，头昏，纳差，脘痞。改方仍用五苓散加味：桂枝15g，苍白术各15g，茯苓30g，泽泻15g，猪苓15g，杏仁15g，郁李仁30g，莱菔子30g，陈皮30g，枳实10g，大腹皮15g，白豆蔻10g，砂仁10g，泽兰30g，生大黄5g，谷麦芽各30g。

6月27日十诊：服上方50余剂，二便畅利，诸症悉除，肾病告愈。

本例病机主要是寒湿郁热闭阻上、中、下三焦尤其下焦气机，以致二便尤其是小便不通，诸症丛生。故其治法在开上、运中，尤其是利下（二便）中始终坚持了麻黄、五苓、八正等方，并收到了预期效果。但在七、八诊时，由于病情显著好转，小便已转清长，但感排尿无力，考虑到本证原属实中兼虚之候，前期邪气盛实，自应以祛邪为先；后期邪气衰退，则当以扶正为先，故改用补中益气汤为主，七诊时合用了五苓散方，尿尚清长。八诊时去掉了五苓散方，小便又不利而浮肿复起，几至反胜为败。幸经九诊时即改投以五苓散加大黄等，连服2个月，才达到了二便畅利、诸症全除、肾病告愈的目的。

本例还可与上述例122黄某的“慢支”合并“肺心”因感冒急性发作而引起急性肾功能衰竭案合参。黄案为我运用自制麻黄五苓汤（麻黄、杏仁、桂枝、甘草、白术、茯苓、猪苓、泽泻）治疗急性肾衰小便不通的典型病例之一。第1天，用麻黄15g、杏仁15g、桂枝15g、甘草10g、茯苓30g、猪苓30g、泽泻30g、白术30g，1剂，服后中午小便2次，夜间小便1次，但量甚少。第2天，守方加重麻黄为20g，再进1剂，服后心里难过大减，胸闷基本解除，但小便仍难解出。第3天，守方更加重麻黄为30g，再进1剂，服后共得小便4次，尿量较多较畅，又得半泻大便1次，粪色黑，食欲渐开。第4天，仍守上方再进1剂，服后小便畅行，自云头脑清醒，诸症减退。详见“心脏病案”，这里仅摘取有关部分如上案对照。

尿路结石案

例313

肖某，男，34岁。1974年10月11日初诊。

患左肾结石，左腰部及小腹胀痛时作时止10年余。近年加剧，发作时，先胀后痛而喜按喜屈脚，并有下坠感，小便黄热不畅利，尿检常有红、白细胞，舌苔黄腻，脉弦。投以八正散加减：金钱草30g，海金沙30g，木通10g，萹蓄10g，瞿麦10g，车前草15g，白茅根30g，川牛膝15g，王不留行10g，鸡内金10g。连服5剂，小便数量大增，尿中细沙样物甚多，腰腹胀痛大减，黄苔渐退，弦脉渐平。守上方再进以竟全功。

例314

熊某，女，26岁。1971年11月25日初诊。

患尿路结石。病起于1967年5月，初感腰部不适，继而尿频尿急但不痛，经治2个月缓解。至1968年9月复发，又经治愈。1969年4月，突然发生全血尿，并有尿频尿急，右腰部曾发1次绞痛，西医怀疑尿路结石，但检查未能证实，又经治疗缓解。1971年上半年又反复发作3次，均有血尿，6月曾由尿道排出结石1粒大如黄豆，但腰痛至今未已。尿检：蛋白（+），红细胞0~4/HP，白细胞（+），脓球（+）。舌红，脉细稍数。投以八正散加减：金钱草30g，海金沙30g，木通10g，滑石15g，萹蓄10g，瞿麦10g，车前草15g，白茅根30g，甘草梢10g。连服5剂，11月28日上午10时许，又由小便排出如黄豆大结石1粒，尿道痛即消失，仅在小便时稍感不适和灼热。

二诊：守上方加桑寄生30g、续断15g、杜仲15g，再进5剂。尿检：蛋白（–），红细胞（–），白细胞1~6/HP，上皮细胞（+）。精神、胃纳均佳，但尿道仍感不适，腰部仍感疼痛。

三诊：改投金钱草、白茅根、桑寄生各30g，杜仲、续断、骨碎补、山药各15g，甘草梢10g。又服5剂，尿道已无不适感，腰痛基本解除。最后用六味地黄汤加桑寄生、杜仲、续断以巩固疗效。

中医所谓沙淋、石淋，即西医所谓尿路结石。一般常用八正散为主方以清利湿热而排除沙石，疗效颇著，但必实证始可用。本证治法有排石和化石之分，排石即攻逐结石，如八正散等；化石即溶解结石，如金钱草等。现在临床大都采取排、化结合（着重于排）的治法，但因排石对虚人有流弊，不如化石稳妥，所以金钱草就成了医生喜用而患者乐服的治疗结石病的良药。临床实践证明，金钱草治疗结石病是化中有排的。近人缪永祺所述有关金钱草治疗结石病的经历，颇能说明这个问题。缪氏本来认为结石惟西医之剖取术至为可靠，并非中医所能根治。后因外出顺道访一友人，见其呻吟床席间，问其故，则曰："今患沙淋证"，并道其病曰："前20余天，小便刺痛不利，滴沥而下，吾常如此，以为湿热，略饮祛湿热之茶则愈。今则饮祛湿热之茶不但不愈，且渐甚，已延数医治之，皆无寸效。昨日至今，连滴沥之尿亦不能出，下腹部膨胀不安。"友人请他治疗，他在导尿时，探得膀胱结石两枚而告之曰："欲根治之，必须就医院中剖取，除此治法外，实无别法可以根治。"但友人拒不接受。2个月后，他又顺道往访，友人欣然出示一小白铁罐，中有半罐极微之沙。并说："先生前言吾之沙淋，除西法剖取外，实无他法，今则不用剖取，只服一味草药，而能将膀胱内之石打碎而出，此即由小便溺出之沙也。先生轻视中医药，特留以待先生之研究耳。”他初不信其言，经再用导尿管探知原有结石确实荡然无存，始讶其药之奇。视其药，即金钱草。友人给其药数扎，以备试验，并说：“其用法乃用一扎，约十两重，煎一大壶水，作茶饮，饮越多越妙。吾不过饮了五六大壶，而竟获愈矣。”缪氏持药归后，曾试一人。此人先觉小便刺痛，有时不利，以致点滴而下，有时冲出沙粒一二枚及微沙些许，月余不愈。他用导尿管探得膀胱结石二三枚，即给予金钱草两扎，使服。服后出沙颇多，而刺痛不利大减。嘱再自觅煎服，服三四次，则溺已无沙见而愈。又有农人，患沙淋七八年，时小便刺痛，若行路多时，觉小腹有重物牵坠之感，近来更甚。他在探得其结石后，即给金钱草 4 大扎，分 2 日用，每日用 2 扎，煎水一大壶，作每日之用量，服后刺痛大减，沙粒亦有排出。再给 2 日量，嘱小便时以器贮之，不料第 4 日所见器中积有微沙甚多，称之有 7 两余。再给予金钱草 2 日量，服后再查尿器中微沙大减，探其膀胱，不复得其石，故知其病已愈，至今未复发。

海金沙性味甘寒，亦为渗利湿热通淋的良药，故前人治淋，多用以为主。如《中国药学大辞典》载：①治热淋急痛：海金沙草阴干为末，煎生甘草汤，调服二钱，或加滑石。②治血淋涩痛：海金沙末，新汲水或砂糖水服一钱。③治膏淋如油：海金沙、滑石各一两，甘草梢二钱半为末，每服二钱，麦门冬煎汤服，日二次。从唐容川所谓“海金沙子结叶间……以结解结”和临床经验来看，此药似亦有化石作用。因此，我治结石病用以伍金钱草，并可大量长服而有利无弊。

乳糜尿案

例315

丁某，男，58岁。1989年9月9日初诊。

患乳糜尿5个月，尿如米汤，上浮膏脂，纳差，神疲，无其他异状。投以萆薢分清饮加减：萆薢30g，石菖蒲10g，乌药10g，益智仁10g，甘草10g，海金沙30g，白茅根30g，生薏苡仁30g，白扁豆15g，芡实30g，山药30g。

12月26日复诊：初服上方3剂，乳糜尿即消失。再进15剂以巩固疗效，至今未曾复发。

例316

许某，男，56岁。1989年12月4日初诊。

患乳糜尿3年，时作时止。近又发作7个月，神疲肢倦，纳差，口干渴喜热饮，夜寐不安，梦多。近日咳嗽，左胸胁微痛，舌质红，苔白黄，脉细弱。投以萆薢分清饮加味：萆薢50g，石菖蒲10g，乌药10g，益智仁10g，党参30g，白术15g，云苓30g，生甘草10g，桔梗15g，枳壳15g。3剂。山楂肉100g，煎汤冲蜂蜜，代茶饮。

12月11日二诊：药后乳糜尿减大半，咳嗽胸痛减轻。守上方加白茅根50g，再服3剂。

12月26日三诊：药后神旺食增，咳减，胸痛解除，惟乳糜尿尚未全除，寐仍较差，舌苔减退，脉稍有力。守上方加减：萆薢 50g，党参 30g，白术 30g，云苓 30g，甘草 5g，山药 30g，莲子 30g，芡实 30g，薏苡仁 30g，白扁豆 15g。3 剂。山楂 100g，另煎代茶。

1990 年 1 月 19 日四诊：服上方后，乳糜尿全除，食增，神旺，寐安，唯停药后乳糜尿又复发。守上方加白果 30g、莲子 30g，再进。并嘱坚持长服以巩固疗效。

例 317

刘某，女，41 岁。1989 年 11 月 29 日初诊。

患乳糜尿 2 年，经治缓解。近又复发，尿浮脂膏，伴尿频、尿急、尿热，神疲肢倦乏力，怕冷甚至寒战，容易感冒，近又感冒头痛，舌淡，脉弱。投以萆薢分清饮加味：萆薢 30g，益智仁 10g，石菖蒲 10g，乌药 10g，党参 30g，白术 30g，云苓 30g，甘草 5g，黄芪 30g，防风 30g，山药 30g，莲子 30g，川芎 10g，白芷 10g。另用山楂肉 100g，煎汤调蜜代茶。

12 月 4 日二诊：服上方 5 剂后，乳糜尿减少，感冒头痛已除，脉力转旺。守上方去川芎、白芷。再进 5 剂后，乳糜尿基本消失。嘱守上方再进以巩固疗效。

中医所谓膏淋，包括西医所谓寄生虫性乳糜尿和非寄生虫性乳糜尿。本病是由湿热内阻（邪实）而脾肾不固（正虚）所致，多呈虚实相兼之证。偏于邪实者，尿道多有热痛，治宜清利湿热为主，兼固补其脾肾；偏于正虚者，尿道多无热痛，治宜固补脾肾为主，兼清利其湿热。

萆薢分清饮为治疗膏淋的主方，方中以萆薢为主，石菖蒲、甘草梢、乌药、益智仁为辅。萆薢味苦甘性平，既能渗利湿热，又能固补肾气。如《本草通玄》所说："萆薢……主白浊茎中痛，阳痿失溺……古人或称其摄溺（精）之功，或称其逐（利）水之效，何两说相悬耶？不知肾为闭蛰封藏之本，肾气强旺，则自能收摄，而妄水亦无容藏之地。且善清胃家湿热，故能祛浊分清也。杨氏萆薢分清饮正得此意。"由此可见，杨氏立此方以治"白浊频数，漩面如油，澄下如膏"，堪称药得其主。至于其辅佐药，益智仁既能温涩补肾气以治遗精虚漏、小便余沥和夜中尿多，又能温涩补脾气以治口多涎唾和大便久泻；还能开发郁结，使气宣通，皆以其香可入脾开郁，辛能散结，复能润下，于开通结滞之中复有收敛之义。石菖蒲通窍化湿；乌药行气导滞；甘草梢入茎中以止痛，也都各有用意。由上述可见，本方既能通利又能温涩，所以《医方集解》对其有"此以疏泄而为禁止者也"的结论，可谓言简意赅。但此方药性偏温，较适宜于膏淋湿偏重者，若热偏重者则应加入清利药才能提高疗效。

上述3例膏淋治验，都是以萆薢分清饮方为主获得良效。其中例315的乳糜尿由于湿热较重，故于萆薢分清饮方中加海金沙、白茅根以清利之；由于脾虚较轻，故仅加山药、白扁豆、芡实、薏苡仁以平补之。

例316的乳糜尿，由于脾虚较甚，故初用萆薢分清饮方时即合四君子汤以平补脾胃；最后重用参苓白术散健脾祛湿以收功。

例317的乳糜尿，亦因脾虚较甚且易感冒，而在用萆薢分清饮方时，配合参苓白术散和玉屏风散以健脾祛湿，防止感冒。

即此3例，可见萆薢分清饮方对膏淋确有疗效，并从中可见参苓白术散方的配合，也起到了良好的辅助作用。

例318

周某，男，43岁。1972年7月30日初诊。

久患膏淋，经西医诊断为乳糜尿，尿检常见蛋白（++++），纳减，神疲肢倦，苔黄，脉弱。投以参苓白术散加减：党参15g，白术15g，云茯苓15g，甘草9g，山药30g，莲子30g，白扁豆15g，芡实30g，生薏苡仁30g，萆薢30g，土茯苓30g，海金沙15g，白茅根30g。连服至15剂时，尿中乳糜显见减少；服至17剂时，尿检蛋白（+）；服至21剂时，尿中乳糜完全消失，尿检蛋白（-）。并曾试吃猪肥肉和油条，亦未见复发。近时3次尿检均未发现蛋白。

8月28日复诊：嘱守上方再进10剂，以巩固疗效。随访多年，未见复发。

例319

郭某，女，31岁。1971年9月21日初诊。

患膏淋3个月，腰痛，尿如米汤，上浮膏脂，中有黏稠物，呈条状或块状，尿时稍有胀热感，口淡，不思饮食，肌肉消瘦，脉细弱而数。西医诊断为乳糜尿。尿检：蛋白（+++），红细胞（+++），白细胞0~1/HP。投以参苓白术散加减：党参30g，白术30g，云茯苓30g，甘草10g，山药30g，莲子15g，芡实15g，白扁豆15g，生薏苡仁15g，土茯苓30g，白茅根30g，桑寄生30g。连服3剂，胃脘有痞塞感。

二诊：守方加陈皮10g。再进2剂，胃脘痞塞已开，食欲好转。

三诊：守方再加萆薢、菟丝子各15g。再进15剂，胃纳增进，乳糜尿改善，上午小便清，下午尿中虽仍有乳糜，但条状或块状物大减。尿检：蛋白（++），红细胞（+），白细胞0~1/HP。又进5剂，尿中乳糜续减，条状或块状物消失，下午尿亦有时转清，食增神旺；又服10剂，尿中膏脂已全消失，上、下午小便均清，但尿检仍有蛋白（+）。最后仍守上方加减以善后。

时隔4年，患者因其他疾病于1975年12月26日来信求方，并告知前患乳糜尿早已痊愈，至今未曾复发。

例320

刘某，女，41岁。1974年10月8日初诊。

久患膏淋，尿如米汤，上浮脂膏，食欲不振，神疲肢倦，舌淡，脉细。投以参苓白术散加减：党参15g，白术15g，云茯苓15g，甘草10g，山药15g，莲子15g，生薏苡仁15g，白扁豆15g，芡实15g，土茯苓30g，萆薢30g，菟丝子15g，覆盆子15g，金樱子15g。连服3剂，尿中脂膏基本消失；再进7剂，尿中脂膏全除，胃纳渐开；更服10剂，膏淋未再出现，神旺力增。仍守方再进10剂以巩固疗效。

例 321

朱某，女，43 岁。1978 年 7 月 28 日初诊。

患膏淋 7 年，每年 5~10 月为发作期，发作时尿检蛋白（+++~++++），红、白细胞（++~+++），下午重于上午，稍事劳动（如上街买菜）即加重，神疲食少，腰痛，小腹坠痛，白带多，脉细弱。投以参苓白术散加减：党参 15g，焦白术 9g，云苓 15g，生甘草 5g，陈皮 15g，生薏苡仁 30g，白扁豆 15g，芡实 15g，山药 15g，莲子 15g，土苓 15g，萆薢 30g，白茅根 30g，海金沙 15g。连服 2 剂，乳糜尿即减轻；再进 1 剂，下午尿即转清；更进 2 剂，腰腹痛均减轻，白带减少，即使劳动后也不出现乳糜尿，神旺食增，脉力增强。嘱守上方继进以巩固疗效。

例 322

宗某，女，48 岁。1988 年 7 月 15 日初诊。

患乳糜尿一个半月，每次尿出时尚清，尿后沉淀即变浑浊如牛奶，腰疼痛，素患胃病，消化不良，月经过多，经常自汗淋漓，易感冒，舌淡暗，脉弦。投以参苓白术散加减：党参 30g，白术 30g，云苓 15g，甘草 5g，山药 30g，薏苡仁 30g，白扁豆 15g，黄芪 30g，防风 10g，芡实 30g，莲子 30g，桑寄生 30g，杜仲 15g，川断 15g。5 剂。

8 月 2 日复诊：药后白天尿无乳糜，夜间仍有，腰疼痛除。昨日早起小腹胀痛持续至今晨，大便稀软 2 次后，小腹胀痛缓解，矢气多，自觉通气，精神好转，舌质稍转红，苔减薄，脉细弱。

守上方去桑寄生、杜仲、川断，加萆薢30g，益智仁15g，石菖蒲、台乌、麦冬、五味子各10g，再进5剂而愈。

例323

熊某，男，39岁。1989年3月28日初诊。

患乳糜尿1年半，除今年1月间曾尿血4天外，余时均为乳糜尿，凝结成块，有时堵塞尿道，伴神疲肢倦，纳差乏味，平时容易感冒。投以参苓白术散加减：党参30g，白术15g，云苓30g，甘草5g，山药30g，莲子30g，芡实30g，白果30g，金樱子30g，五味子10g，黄芪30g，防风15g。另用山楂肉100g，煎汤调蜜代茶。

4月15日复诊：服上方11剂时，早晨、上午尿转清，下午仍浑浊，但不凝结成块，更无堵塞感；至15剂时乳糜尿消失，纳佳神旺。守上方再进以巩固疗效。

上述6例膏淋治验，由于各例脾虚现象都比较显著，故均采用参苓白术散方以健脾祛湿为主，其中仅取上述萆薢分清饮的主药一味为佐，并加金樱子、菟丝子、覆盆子等以固补肾气；合土茯苓（此药味甘淡而性平，功能利湿热而补脾土，《本草求真》谓其“功有等于萆薢，治能除湿消水，分清去浊”）、海金沙、白茅根等以清利湿热，都获得良好效果。由此可见，治疗膏淋虽宜固补肾气，但结合个人临床体会认为固补脾气更为重要，这可从上述6例以参苓白术散方为主的治验中获得证明。

神经性尿频案

例 324

刘某，男，54岁。1991年4月15日初诊。

患神经性尿频30年。现尿频约每小时1次，难忍，有时遗溺，腰酸。由于尿频，以致夜难安寐，每夜仅能入睡2小时，不饥，纳少，乏味，喜热饮，大便日1~2次，成条色黄，舌红苔白而垢腻，脉缓。投以补中益气汤加减：黄芪50g，党参30g，白术15g，炙甘草10g，陈皮15g，升麻15g，柴胡10g，茯苓30g，山药30g，莲子30g。

4月18日复诊：服上方3剂，胃开纳增，夜尿止而寐得安，但白天仍尿频如故。守上方加肉桂30g、五味子10g。

4月22日三诊：服上方4剂，白天尿频减半，腰已不酸。嘱守上方长服以竟全功。

本例神经性尿频由肾气不固（尿频难忍，甚至遗尿）、脾气失统（不饥，纳少乏味，喜热饮，苔白垢腻，脉缓）所致。初投补中益气汤加（山药、莲子、茯苓）减（当归）方以先补其脾，连服3剂而胃开纳增，夜尿止而寐得安，但白天仍尿频如故。继守上方加肉桂和五味子以温纳肾气，再进4剂而白天尿频减半，腰亦不酸，病入坦途，因嘱守上方坚持长服以收其全效。

前列腺病案

例 325

李某，男，75岁。1993年2月16日初诊。

患前列腺肥大，10年前曾做前列腺手术，术后情况良好。近年又小便不利，大便亦非用开塞露不下。素患老慢支、肺气肿、冠心病，形寒易感，神疲气短，舌暗红苔白黄，脉稍弦滑。投以八正散合补中益气汤加味：木通10g，车前子15g，萹蓄10g，瞿麦10g，滑石15g，甘草5g，大黄5g，石韦15g，王不留行10g，穿山甲10g，黄芪30g，党参30g，白术15g，陈皮15g，升麻10g，柴胡10g，当归10g。

2月18日复诊：其子来告，服上方2剂，小便显见通利，遂自加服2剂，但大便仍结。乃守上方加减：木通15g，车前子30g，滑石30g，萹蓄15g，瞿麦15g，石韦30g，生大黄15g，甘草10g，穿山甲15g，王不留行30g，黄芪30g，党参30g，白术15g，陈皮15g，升麻10g，柴胡10g，当归15g。

2月27日三诊：服上方5剂，大便已通畅，小便继续改善。嘱守上方坚持长服以竟全功。

本例是因湿热闭阻下焦通道（尤其是尿道），气虚不能升清降浊所致，故采用八正散合补中益气汤获得良效。

例326

王某，男，20岁。1992年12月22日初诊。

患前列腺炎多年，近时加重。现仍排尿迟迟难出，小便已阴疼，尿色金黄，时感灼热，口唇干燥，但饮水不多，时吐白浓痰，舌红，脉弦。投以萆薢分清饮合八正散加减：萆薢30g，石菖蒲15g，生甘草10g，乌药10g，木通15g，车前草30g，萹蓄10g，瞿麦10g，王不留行15g，穿山甲10g。

12月26日复诊：服上方3剂，小便已阴疼基本消失，灼热感除，排尿仍较迟缓。嘱守上方坚持长服以期竟功。

本例是因湿热闭阻下焦，以致小便不利。由于病久邪气深痼，故采用萆薢分清饮合八正散加减以通利。小便已阴疼症有虚实之辨，虚证小便已阴疼为尿色清白，治宜补涩，如上述310案即是其例；实证小便已阴疼而尿色多黄赤，且多有灼热感，治宜通利，如本案即是其例。

性交不排精案

例327

张某，男，30岁。1974年7月18日初诊。

结婚3年，性交不排精，性欲亢进，阳强难倒，龟头发胀，阴囊有时抽痛，心胸烦热，胁时闷痛，经常失眠，舌红，脉弦有力。投以知柏地黄汤方不应。8月14日改投龙胆泻肝汤合知柏地黄汤加减：龙胆草9g，栀子9g，黄芩9g，柴胡9g，生地黄15g，车前草15g，泽泻9g，牡丹皮9g，云苓15g，酸枣仁15g，山药15g，黄柏15g，知母15g。连服8剂，性交即能排精，而诸症悉除。1975年3月5日因其他疾病就诊时面告，其妻已怀孕待产。

例328

衷某，男，26岁。1977年10月23日初诊。

结婚2年，性交不排精，性欲减退，阳举不坚，腰酸，时出冷汗，神疲肢倦，头昏眼花，寐少梦多，脉沉微细。投以红参10g，鹿茸末1g。患者连服上方将近2个月，至12月18日性交才能排精，但精量甚少，阳举仍不大坚，冷汗已止，精神转佳，头昏眼花见好，夜寐较安，有时仍感腰酸，脉仍沉而微细。再投鹿茸末1.5g、仙茅30g、仙灵脾60g，以善其后。

上述两例性交不排精治验，一实一虚。今分析之：

例327的性交不排精，从其性欲亢进、阳强难倒、龟头发胀、阴囊抽痛、胸闷胁痛、脉弦有力来看，其病机主要是肝经阳亢火旺，在性交时，由于精神特别兴奋，肝木太强，阴筋过于拘急，精道为之紧束而不通所致。正因如此，初投知柏地黄汤方但泻肾火无效，而在改用龙胆泻肝汤合知柏地黄汤加减方后，肝经阳火平息，肝木柔和，精道松启，性交乃得排精。

例328的性交不排精，从其性欲减退、阳举不坚、时出冷汗、腰酸疲乏、脉沉微细来看，其病机主要是肾中阳气内馁而无力送出精液所致，故但用参、茸以温壮肾中阳气。当时由于患者年轻，鹿茸用量甚轻，故收效较慢。如能加大用量，或可加速并提高其疗效。

性交不排精还有属于肾中阴阳两虚者。我曾碰到过1例，经投《金匮》肾气丸方未见效，更用鱼鳔胶配合五子衍宗丸和知柏地黄汤加减：鱼鳔胶18g，熟地黄12g，山萸肉12g，山药18g，牡丹皮9g，菟丝子9g，覆盆子12g，枸杞子12g，五味子5g，沙蒺藜12g，生龙牡各18g，知母6g，黄柏9g。服10余剂后，性交即能排精。附此以供参考。

便前流精案

例329

胡某，男，20岁。1976年6月22日初诊。

1975年8月，因翻船落水受惊，曾发热3天，经治热退后，发生便前流精症。即在大便欲解未解时，先感小便急胀而流出几滴（3~10滴）精液，然后才能解出小便，并须在小便解出后，才能解出大便，大便色黄成条，每3~7日1行，经治10个月不愈，渐致食减肌瘦，神疲肢倦，流精多时则头晕，脉象细弱。投以金锁固精丸合四君子汤加味：莲须30g，芡实30g，生龙牡各30g，沙蒺藜30g，五味子10g，金樱子30g，黄芪15g，党参30g，白术15g，茯苓15g，炙甘草10g，山药15g。连服3剂，便前流精即止，小便畅行无阻。

复诊：守方再进2剂，精神体力好转，大便隔日1行，但汗出较多，脉仍细弱。

三诊：守方加重生黄芪为30g，更加凤凰衣10g。再进15剂，便前流精未再发生，二便畅行，但汗出仍多，稍感头昏。

四诊：仍守上方加桂圆肉30g。再服10剂而痊愈。

本例便前流精症，是因肾脾气虚不固所致。故采用金锁固精丸以固涩肾气，合四君子汤以补益脾气，获得良效。

慢性子宫内膜炎合并附件炎案

例330

朱某，女，55岁。1992年11月10日初诊。

患慢性子宫内膜炎及附件炎10余年。现仍腰痛不能俯仰，臀部疼胀，喜暖恶凉，雨天及冷天加剧，右下腹时痛，白带多，有时夹血丝，有臭气味，绝经已7年，神疲嗜睡，大便溏，日2行，不饥，纳可，唇干不欲饮，小便频，舌淡苔薄白，脉细弱。投以肾着汤加味：甘草10g，炮干姜10g，焦白术30g，茯苓30g，桑寄生50g，杜仲30g，续断30g，葛根30g，党参30g，黄芪30g，仙鹤草30g。4剂。

11月13日复诊：腰痛减十之八九，大便成条色黄黑。守上方再进7剂。1993年5月6日特来告知，服上方后，诸症消失，病已痊愈，至今未曾复发。

本例主要着眼于腰痛不能俯仰，而雨天及冷天加剧，喜暖恶凉，认为是寒湿着于肾之外府所致。故采用肾着汤加味获得良效。本例若据其子宫内膜炎合并附件炎，且症见白带夹血、有臭气味，而投以消炎等凉药，必难取效。这或许是本例久病

10年未愈的原因所在。

甲状腺功能亢进案

例331

万某，男，47岁。

1964年春，我因日夜赶编教材，精神过度紧张，身体日益消瘦（我素患溃疡病，本来就食少体瘦），但食量却反增加。这样由春及夏，有一天早晨饥甚，一餐竟吃了8根油条，全家颇感惊异。至8月间，逐渐出现脉有歇止，有时心慌心悸，曾服用过《千金》一味炙甘草汤数剂。至8月下旬，突然发生心慌心悸特甚，脉象疾数不整，才引起自己的重视，于1964年8月24日住入江西医院。经该院检查，确诊为甲状腺功能亢进引起心房纤颤。当时心房纤颤发作频繁，颇感难受而焦急。我问主治大夫："甲硫氧嘧啶已经服用好几天了，还未能控制住心房纤颤，是否需要配合中药？"他说："请再服用几天，如仍控制不住，再用中药不迟。"于是我又耐心坚持了几天，但心房纤颤依然如故，主治大夫同意我用中药。当即请来该院中医科大夫，他征求我的意见。我说："根据我的病情，从两目微突、两手微颤、烦躁易怒、寐差多梦、心悸、肌肉消瘦、舌红而干、有时脉促甚至疾数不整和有时脉弦细数来看，显属阴虚阳亢，心肝失养，尤以肝经阳亢风动为著，但从神疲乏力、气短腿酸来看，又有气虚之象。因此，似应采用三甲复脉汤育阴潜阳以柔肝息风，并加人参以益气。"于是，医生处以上方。仅服7剂，心房纤颤即被控制，其他症状亦见减轻，但仍时有“早搏”。故在服甲硫氧嘧啶的同时，坚持服用上方，“早搏”亦渐消失，于1964年11月8日痊愈出院。

共计住院76天，服上方近70剂（出院后还继续服用了一段时间）。当时我曾做了治疗日记，惜因出院后事忙未能及时总结，该日记于1968年丢失。这里只能根据一张侥幸保存的江西医院五病室的“疾病证明书”和自己的回忆简述如上。这是我自己所患“甲亢”的病证治验。当时虽然在中西医药结合的有利条件下初步治愈了，但一般认为这种病是较难根除而容易复发的，因此内心常存疑虑。可是，长期事实证明，疗效非常巩固，病根确已清除，不仅在“文化大革命”前精神比较安静的岁月未曾复发过，即使在“文化大革命”中精神极度紧张的时期也安然无恙。我在患此病时，曾有同事认为我平时自服姜附等温燥药太过（由于我的溃疡病属脾胃虚寒型，因而常服用附子理中汤等以温中助阳祛寒），以致阴虚阳亢，造成阴阳平衡失调，为“甲亢”病的发生提供了一定的条件。这对我是有启发的，因为我平素性情急躁，肝火易动，加之用脑过度，心火上炎，阴血暗耗，可想而知。虽然中寒宜温，但温之太过，必直接引起胃火和间接助长心肝之火更伤阴血。这应是我之所以形成阴虚阳亢的来由，同时也是容易引起“甲亢”的病理基础。当然，就我的病情而言，如果没有上述精神因素，也未必就会发生“甲亢”病证。通过这1次患病的经验教训，使我对自己的病情有了较为全面深入的了解，虽然在“甲亢”愈后，有时还会复发脾胃虚寒之证，但用药就较为谨慎，能够注意到一个倾向掩盖着另一个倾向，以保持体内的阴阳平衡。这就为制止我的“甲亢”复发奠定了良好的基础，从而达到了“正气内存（体内阴阳平衡），邪不可干（外来精神刺激）”的目的。

例 332

韦某，女，25 岁。1976 年 3 月 7 日初诊。

患甲状腺功能亢进症，经用甲硫氧嘧啶后虽见减轻，但仍手颤，心悸，汗多，急躁，寐差多梦，舌尖红而边有齿痕，脉弦，又每月经期前后，右乳房胀痛有核，同时腹胀，头昏痛，面浮脚肿，时吐白痰。投以逍遥散加减：柴胡 10g，白芍 10g，当归 10g，薄荷 3g，甘草 5g，白术 10g，云苓 15g，夜交藤 15g，合欢皮 15g，丹参 15g，大腹皮 10g。连服 10 剂，夜寐渐安，腹胀全除。

复诊：守方去大腹皮，加半夏 5g、陈皮 10g、青皮 5g、夏枯草 10g、泽兰 15g、益母草 15g。再进 10 剂，诸症减轻，右乳核渐消散，有时摸不着。

三诊：守上方以 10 剂蜜丸，每服 10g，日 3 次，温开水送吞。据患者 12 月 23 日来信说：“丸药已基本服完，一直效果良好，诸症基本解除。近因饮酒复发，又见手颤、心悸、夜多噩梦，服了几天西药，已渐好转。”我回信嘱仍守上方加酸枣仁、柏子仁各 15g，再进 10 剂汤药，俟症状缓解后，更用上方 10 剂蜜丸以巩固疗效。

例 333

杨某，女，42 岁。1976 年 3 月 20 日初诊。

患甲状腺功能亢进症10年，近时加剧，两手震颤，手麻面麻，两目干涩，步履有飘浮感，面浮脚肿，腰酸尿频，容易感冒，怯寒手足冷，饮食减少，舌尖红，脉细弱而不弦不数。投以杞菊地黄汤合四君子汤加减：枸杞子15g，菊花10g，熟地黄15g，山萸肉10g，山药15g，云苓15g，党参30g，白术10g，炙甘草10g，莲子15g，桑寄生30g，杜仲15g，续断15g，珍珠粉1g。连服5剂，手麻面麻消失，两目干涩见好，胃纳转佳，脚渐有力，尿频减少，但仍头昏，早上面浮较甚。

二诊：守上方加龙眼肉30g、白茅根30g、生薏苡仁15g、赤小豆15g。再进8剂，手足震颤渐除，腰酸见好，但微感腹胀，近日吃香菇后腹胀尤甚，胃纳又减，大硬软烂，口淡或苦而不渴，面脚仍肿，寐差易醒，舌胖而苔白腻，脉仍细弱。

三诊：改用参苓白术散合玉屏风散加减：党参15g，焦白术15g，云苓15g，炙甘草5g，陈皮15g，山药15g，莲子15g，白扁豆15g，生薏苡仁15g，砂仁10g，白豆蔻10g，山楂15g，六曲10g，谷麦芽各15g，鸡内金10g，生黄芪15g，防风10g，珍珠粉1g。再进5剂，食欲已振，知饥食香，每餐能食150g米饭，神旺力增，两手震颤消失，面脚肿消，腰酸痛除，近日已由手足冷转为手足温，由脚趾丫不痒转为痒。病已向愈，守上方加减以善后。

例334

陈某，男，40岁。1978年1月10日初诊。

患甲状腺功能亢进症3年。素体怕热，近时转为怕冷，发作频繁，发作时，两手震颤，甚至全身抽搐，同时寒战蜷卧，缩入阴筋，颈项背部筋脉拘急不舒，手心出汗，头晕面浮心悸，急躁易怒，怒则发作尤甚，冬天发作更多，发作多在深夜睡醒时，腰痛遗精阳痿，视力和记忆力减退，虽能食而乏味，大便先硬后溏，口不干渴，晨起时吐白痰，舌质淡红，脉左细弱而右稍弦。投以桂甘龙牡汤合玉屏风散加味：桂枝 10g，甘草 10g，生龙牡各 60g，生黄芪 15g，防风 10g，白术 15g，白芍 15g，葛根 30g，桑寄生 30g，珍珠粉 1g。连服 5 剂，怕冷减轻，口味好转，大便成形，虽有 1 次轻微发作，但不怕冷，也不缩阳。

二诊：守方再进 5 剂，病情本已不断改善，由于出差停药 1 个多月，又先后发作 2 次，虽仍手颤抽筋，但怕冷缩阳见好，脉象稍呈弦数。

三诊：守上方加龟胶、鳖甲各 15g，百合、代赭石、小麦、红枣各 30g，川、怀牛膝各 10g。再进 5 剂，未再发作，但有时感到心沉如坐电梯。

四诊：投以龟胶 15g，鳖甲 15g，生龙牡各 30g，白芍 15g，甘草 10g，五味子 5g，枸杞子 15g，桑寄生 30g，党参 30g，黄芪 30g。再进 5 剂，已有 3 周未再发作，心沉感觉减少，背部筋急酸痛和阳痿均好转，精神转佳。

五诊：嘱守上方长服以巩固疗效。

一般来说，“甲亢”的病理基础是阴虚阳亢，已如上述。但并不尽然，如例 332 的逍遥散证、例 333 的参苓白术散证、例 334 的桂甘龙牡汤证等，又当别论。今分析之：

例332的“甲亢”，伴有经期前后右乳房胀痛有核和腹胀、面浮脚肿、时吐白痰等症，显属肝郁气滞所致。故采用逍遥散疏肝解郁为主，或加大腹皮以行气消肿，或加丹参、泽兰、益母草、夏枯草以调经消肿，或加二陈汤以化痰饮，或加夜交藤、合欢皮、酸枣仁、柏子仁以安神魂。由于药证吻合，故获良效。

例333的“甲亢”，虽然现有肝经阴虚风动的两手震颤、手麻面麻、两目干涩、步履有飘浮感和肾虚的腰酸尿频等症，但从怯寒手足冷、容易感冒、食少腹胀、口淡不渴、大便软烂、面浮脚肿、舌胖苔白腻、脉细弱来看，显见肝病及脾，纳化功能障碍，后天元气不足。故初诊投以杞菊地黄汤合四君子汤加减，一方面滋补肝肾以息内风；另一方面补益中气以助运化。在肝胃情况获得好转后，从二诊起，即全力补脾益气，以培后天之本，采用参苓白术散合玉屏风散加减。而在用此方后，随着脾胃情况的改善，肝风症状全除，可见前人所谓“安土息风”法确有妙用。

例334的“甲亢”，虽亦属于气阴两虚之候，但从平时怕冷和发作时寒振缩阳并伴有虽能食而乏味、吐痰不渴、大便先硬后溏、阳痿等症来看，显然偏于阳气虚。故初诊采用桂甘龙牡汤合玉屏风散等以温补阳气，镇定神魂为主，初服5剂，即获显效。二诊守方继服5剂后，虽因出差停药日久而复发，但怕冷和缩阳仍然见好。三诊由于脉象稍呈弦数，故加入龟胶、鳖甲等以兼养其阴，更服5剂，即未再发作。最后则采用气阴双补之法以善后，巩固疗效。

五官及口腔科病案

耳鸣案

例 335

曹某，男，41 岁。1992 年 6 月 29 日初诊。

右耳鸣日夜无已月余，舌苔花剥白黄腻，脉弦细缓。投以益气聪明汤：升麻 15g，葛根 30g，赤芍 15g，生甘草 10g，蔓荆子 15g，黄柏 10g，党参 30g，黄芪 30g。4 剂。

7 月 3 日复诊：耳鸣大减，现已基本不鸣，守上方再进 5 剂。

7 月 10 日三诊：耳鸣未再作，要求治疗素患的哮喘痼疾。

例 336

陈某，女，32 岁。1992 年 6 月 3 日初诊。

耳鸣月余，伴白带多，神疲肢倦，纳少乏味，脉弱。投以益气聪明汤加味：升麻 15g，葛根 30g，蔓荆子 15g，黄柏 10g，赤芍 15g，甘草 10g，党参 50g，黄芪 50g，白术 15g，茯苓 30g，陈皮 15g，山药 30g，生薏苡仁 30g，白扁豆 15g。5 剂。

6 月 26 日复诊：服上方后，耳鸣即止，自觉舒适，因而停药。

现白带转黄，守上方加减以调理之。

例 337

陶某，女，38 岁。1991 年 9 月 30 日初诊。

患耳鸣年余。现右耳鸣阵作，右半边头麻木沉重如压，右半身麻，颈项不适，神疲，肢重乏力，口淡乏味，纳少，稍多食即脘胀腹痛，大便结，粪色黑，面色晦暗，两颊黑斑密布，脉细弱。投以益气聪明汤加味：升麻 15g，葛根 50g，赤白芍各 30g，甘草 10g，蔓荆子 10g，黄柏 10g，党参 30g，黄芪 30g，防风 15g，焦白术 15g，茯苓 30g，山楂 30g，六曲 10g，麦芽 30g，鸡内金 15g。

10 月 14 日二诊：服上方至今，右耳鸣减轻，颈项不适好转。守上方再进。

11 月 21 日三诊：服上方至今，耳鸣及后脑沉重均大减，右上肢酸麻亦减，两颊黑斑亦减退。仍守上方再进。

11 月 28 日四诊：继进上方，现高枕睡时右耳已不鸣，仅有闭气感，脚力增强。仍守上方再进。

1993 年 1 月 4 日五诊：继进上方后，耳鸣已止，闭气亦不明显，饮食、睡眠正常，惟右半身仍麻。守上方加减以调理之。

例 338

郑某，女，60 岁。1991 年 5 月 21 日初诊。

患耳源性眩晕。始于 1984 年 1 次看电视后，眩晕呕吐不能食，3 天后自愈。后几年未再发作。至去年 7 月间复发如前，睡了 1

天自愈，上班坐汽车后发生耳鸣不休。今年 4 月又发作，但眩晕较前轻微，而耳鸣则加重，至今未已。现每天除早上轻微外，余时耳鸣不断，白带多，疲倦乏力，大便结，口苦口干，渴喜冷饮，舌苔微黄，脉弱。投以益气聪明汤加味：升麻 10g，葛根 30g，赤白芍各 15g，生甘草 10g，黄柏 10g，蔓荆子 10g，党参 30g，黄芪 30g，知母 15g，洋参丸 4 粒。5 剂。

5 月 27 日二诊：服上方后，耳鸣止，口苦除，大便日 2 行，软烂不成形，便前腹痛，便后痛止，手指掌部红疹瘙痒。守上方加山药、莲子各 30g，白鲜皮、刺蒺藜各 15g，再进 7 剂。

6 月 10 日三诊：耳鸣消失已半月有余，大便减为日 1 行，手指掌部痒疹亦消失。守二诊方去白鲜皮、刺蒺藜，再进 7 剂。

《证治准绳》载益气聪明汤方，由升麻、葛根、芍药、甘草、蔓荆子、黄柏、党参、黄芪 8 味药组成。具有聪耳明目的作用，善治耳鸣耳聋。汪讱庵为之方解说：“此足太阴、阳明、少阴、厥阴药也。十二经脉清阳之气，皆上于头面而走空窍，因饮食劳役，脾胃受伤，心火太盛，则百脉沸腾，邪害空窍矣。参芪甘温以补脾胃，甘草甘缓以和脾胃，干葛、升麻、蔓荆轻扬升发，能入阳明鼓舞胃气，上行头目，中气既足，清阳上升，则九窍通利，耳聪而目明矣。白芍敛阴和血，黄柏补肾生水，盖目为肝窍，耳为肾窍，故又用二者平肝滋肾也。”此方功能补中气、升清阳、散风热，善治中气不足，清阳不升，风热上扰之证，尤其对耳鸣有良效，这可从上述 4 例治验获得证明。

慢性鼻炎案

例 339

彭某，男，15 岁。

患慢性鼻炎多年，经常鼻塞流黄稠浊涕而难出，甚至涕中带血，头额闷痛。投以苍耳子散加味：苍耳子 15g，辛夷 15g，薄荷 5g，甘草 10g，白芷 15g，桑叶 10g，菊花 10g，黄芩 10g，生栀子 10g，白茅根 30g，川贝母 10g（末冲）。连服 5 剂，鼻塞即通，涕转清稀而易出，但大便秘结，常隔 3~4 日 1 行。守上方加熟大黄 5g，再进 5 剂而痊愈。最后用上方加减作散服，以巩固疗效。

例 340

万某，女，18 岁。

患慢性鼻炎多年，内生息肉，经用手术摘除后，鼻仍塞痛而流黄涕，头额昏痛，鼻两侧隆起，舌红苔黄。投以苍耳子散加味：苍耳子 15g，辛夷 15g，薄荷 5g，甘草 10g，白芷 15g，川芎 10g，桑叶 10g，菊花 10g，川贝母 10g（末冲），丹参 15g，制乳没各 15g，赤白芍各 15g，桃仁 10g，红花 10g。连服 8 剂，鼻塞通而涕减少，涕色由黄转白，头昏痛除，鼻两侧隆起处渐平，但鼻仍有微痛。守上方再进 25 剂而痊愈。

例 341

龚某，男，42 岁。1977 年 9 月 26 日初诊。

久患过敏性鼻炎，经常鼻塞流涕，喷嚏连连，头后脑胀痛，比较怕冷，极易感冒。近时几乎感冒不离身，寐差，有时耳鸣和脘腹胀痛，大便次数较多而成形，胃纳尚可。投以苍耳子散合玉屏风散加味：苍耳子15g，辛夷15g，白芷15g，薄荷10g，甘草10g，桔梗10g，葛根15g，生黄芪30g，焦白术15g，防风15g。上方5剂，共研细末，每服10g，温开水调下，日3次。连服1个月，病情明显好转，鼻涕基本停止，白天已不打喷嚏，头脑亦不胀痛，夜寐已安。因守上方一直服至1978年1月18日，病已基本痊愈。最后嘱仍守方再进以巩固疗效。

例342

周某，男，36岁。1990年2月25日中午初诊。

患慢性鼻炎已六七年，容易感冒，感即鼻塞甚，流涕，喷嚏，咳嗽，头痛目胀，面部潮红，胃痛痼疾复作，脉细弱。投以苍耳子散加味：苍耳子15g，辛夷15g，白芷30g，薄荷10g，川芎10g，防风15g，荆芥10g，生甘草15g，桔梗15g，杏仁15g，连翘15g，冰糖60g（分2次入煎）。3剂。

3月1日上午二诊：鼻塞明显见松（尤其是下午），头痛止，目不胀，但仍胃痛。除守上汤方再进外，另给予散方如下：黄芪30g，防风15g，白术15g，苍耳子30g，辛夷30g，白芷30g，薄荷10g，荆芥10g，甘草10g，冰片5g，肉桂15g。4剂共研细末，每服5g，日3次，温开水送吞。

3月20日上午三诊：连进上汤方9剂，病即基本痊愈，仅轻微复发过1次。现正开始服上散方以巩固之。

5月29日上午四诊：服上散方后，病愈多时（胃痛亦愈），但最近鼻塞与胃痛又时有复发。守上散方加减：黄芪50g，防风、白术、苍耳子、辛夷、白芷、甘草各30g，薄荷15g，红参15g，鹿茸20g。共研细末，每服5g，日3次，温开水送吞，以巩固疗效。

例343

胡某，男，26岁。1991年5月30日初诊。

患慢性鼻炎，经常鼻塞流涕，耳鸣，右耳闭气，右鼻孔及右耳均闭塞甚，右项强痛并有发麻感，纳可乏味，大便结如羊屎，舌红苔白，脉缓。投以苍耳子散合益气聪明汤：苍耳子15g，辛夷15g，薄荷10g，白芷15g，葛根120g，升麻15g，赤芍15g，甘草5g，蔓荆子10g，黄柏5g，党参30g，黄芪30g。4剂。

6月6日二诊：每次服药后都有气向上冲感，持续1~2小时，过后人感舒适。现鼻塞已不明显，流涕减少，大便畅通。守上方加重苍耳子、辛夷各为30g，再进7剂。

6月13日三诊：服一诊方（葛根为120g）药后均有气向上冲反应；服二诊方（葛根药房误为12g）则无气向上冲反应。现右耳闭气减轻，右项强痛基本解除（仅活动时痛），不麻，大便不干。守上方减量：苍耳子10g，辛夷10g，薄荷5g，白芷10g，葛根30g，升麻15g，蔓荆子10g，黄柏10g，赤白芍15g，甘草10g，党参30g，黄芪30g，桔梗10g，枳壳10g。再进7剂。

6月27日四诊：鼻塞耳鸣渐除，右耳已通。守三诊方再进

7剂以收功。

黄宫绣说："缘人鼻气通天，肺窍开鼻，鼻主肺，风热移于脑，则鼻多浊涕而渊，风寒客于脑，则鼻塞。"《经》曰："脑渗为涕，则为浊涕如泉不已，故曰鼻渊。"（或称"脑漏"）临床上经常碰到的鼻流浊涕甚至脓血而久久不已之症均属之，并多见于西医所谓慢性鼻炎病中。本病是因风寒或风热外邪侵犯肺窍而留滞不去所致。初期邪在气分，壅遏肺窍而失其宣通之职，久则由气分进入血分，由气滞导致血瘀而赘物内生，或气血腐败而脓血外溢。上述5案，即其例证。

本病大都采用《证治准绳》苍耳子散（苍耳子、辛夷、白芷、薄荷）为主方，疗效颇著。此方以苍耳子和辛夷为主药，苍耳子味甘苦而性温（叶味苦辛），凡风寒湿邪内淫，气血阻滞，则上而脑顶，下而足膝，内而骨髓，外而皮肤，靡不受病，惟苍耳子皆能治之。张山雷指出："苍耳子温和疏达，流利关节，宣通脉络，遍及孔窍肌肤，而不偏于燥烈，乃主治风寒湿三气痹着之最有力而驯良者。又独能上达巅顶，疏通脑户之风寒，为头风病之要药，而无辛香走窜、升泄过度、耗散正气之虑。"故沈金鳌有"苍耳子治鼻渊鼻息断不可缺，能使清阳之气上行巅顶"之说。辛夷花味辛性温，《本经》用以主治风头脑痛；《别录》用以通利九窍，治鼻塞涕出；《本草纲目》用以治鼻渊、鼻鼽、鼻窒、鼻疮。后世治风寒或风热入脑头痛，或鼻塞流涕，或鼻渊涕下不止腥臭等症，大都用此与苍耳子为主取效。至于方中的白芷、薄荷，则是协助苍耳子与辛夷以加强其宣散外邪、开通壅塞之功。今就上述5例加以分析：

例339患慢性鼻炎多年，从其头额闷痛、鼻塞流黄稠涕难出甚至涕中带血来看，证属外邪壅遏肺窍，久而化热伤及血络所致。法当宣通肺窍，清热凉血止血。故采用苍耳子散以宣通肺窍为主，并加入桑、菊、栀、芩、茅根、贝母等药以清热凉血止血。此方初服5剂，鼻塞即通而涕转清稀易出；又因肺移热于大肠，致使大便秘结，故加大黄，再进5剂而痊愈。

例340患慢性鼻炎而内生息肉，虽以手术摘除，仍头额昏痛，鼻塞而痛，时流浊涕，舌红苔黄，鼻两侧隆起。可见证属外邪壅遏肺窍，久而化热，并由气滞导致血瘀所致。法当宣通肺窍，清热凉血，活血化瘀。故采用苍耳子散方以宣通肺窍为主，并加入桑、菊、贝、芎、丹、芍、乳、没、桃、红以清热凉血、活血化瘀。此方初服8剂，鼻塞即通而涕色由黄转白，头昏痛除，鼻两侧隆起渐平，再进25剂而痊愈。

例341患慢性鼻炎而怯寒易感，以至感冒几乎不离身，可见肺脾气虚已甚。故用苍耳子散合玉屏风散加味，共为散剂，连服3个多月，而病基本痊愈，并嘱守方继进以竟全功。

例342患慢性鼻炎而容易感冒，感即其症加重，且并发胃脘寒痛，脉细弱，可见肺脾气虚亦甚。故亦用苍耳子散合玉屏风散并加肉桂、冰片以温胃止痛获效。本例与前例病情证治基本相同，只是胃中寒痛一症稍有差异而已。

例343同时患有慢性鼻炎和耳鸣耳闭，故用苍耳子散合益气聪明汤获效。且因兼有头项强痛久久不已，故又重用了葛根（120g）以奏功。

鼻衄案

例 344

傅某，男，56 岁。

1941 年初冬，患者因事大怒之后，左鼻衄血不止 6 天，如塞住鼻孔，则血从口腔流出。初诊时，见其时以井水湿透的毛巾冷敷头顶，片刻即热气腾腾，当毛巾由冷转热时，又换上冷毛巾，如此反复的冷敷，虽可稍杀其势，但终不能止血。患者素体肥胖，血压偏高，症见面红目赤、烦躁易怒、声高气粗、脉弦而数。投以龙胆泻肝汤加减：龙胆草 10g，生栀子 10g，黄芩 10g，黄连 10g，生地黄 15g，白芍 10g，泽泻 10g，木通 5g，车前子 15g，生甘草 5g，川牛膝 10g。仅服 1 剂，鼻衄即止；继进 4 剂而痊愈。

此后，又遇一刘姓患者，左鼻衄血不止，病情与傅姓患者如出一辙。亦用上方治愈，堪称巧合。

一般来说，鼻衄为肺火灼伤阳络所致，法当清肺凉血以止血。但这是就肺脏自病的鼻衄而言，若从他脏影响及肺的鼻衄来说则不然。本案因大怒后左鼻衄血不止，头顶如火熏，面红目赤，烦躁易怒，声高气粗，脉弦而数，显属肝经实火上刑肺金所致。这可从其左鼻衄血不止（肝气从左升）、头顶如火熏（肝之经脉上巅顶）、目赤（肝开窍于目）、易怒（肝为刚脏而主怒）、脉弦数（肝脉弦）等症很清楚地看出来。因此，采用龙胆泻肝汤加减获得速效。

我在青年时期有1例颇为得手的治验。当时我在清江县樟树镇行医，患者在吉安市经商，由于他是我家亲友，过去曾有多次患病都是我治愈的。此次患病，虽经当地中西医治疗，但无明显效果，因而专电请我出诊。初诊时，病家详告病情和治疗经过。曾请某著名西医诊治，用过多种止血剂注射、口服均未能止血。中医曾按肺火灼伤阳络用清肺凉血止血药亦无效。并有一位著名中医在清肺凉血止血方中加入羚羊角以凉肝息风亦不应。当时我根据上述具体病情，认为是肝经实火上冲，而非肝经风阳上鼓（上述那位著名中医曾学过西医。当时可能着眼于患者身体肥胖，血压偏高，而高血压病多属肝经风阳上亢。故主张采用咸寒入血的羚羊角，凉肝以平息上鼓之风阳而降血压）。如其病属肝经风阳上鼓，必见眩晕之症，今患者并不眩晕，而但见一派肝经实火上冲之象，自非肝风，而是肝火无疑。羚羊角虽属咸寒凉血之品，但比较长于息肝风，而不足以泻肝火，故无效。必须采用苦寒入肝的龙胆草等泻其肝经实火，才能奏功。因此，方用龙胆泻肝汤去柴胡之升阳和当归之温血，加白芍之酸寒以平肝柔木和黄连之苦寒以泻心火（取“实则泻其子”之义），更加川牛膝之下行，以使上冲之肝火速降。由于理法方药对路，所以获得满意的效果。

这里还须指出的是，当时我从患者左鼻衄血不止联系到中医所谓“肝气从左升”的理论，经采用龙胆泻肝汤取得显著疗效，并一而再（我由吉安市返回樟树镇后，又有一体素肥胖、血压偏高的刘姓患者，左鼻衄血不止，与傅姓患者完全一致，亦用上方治愈）得到验证。从此更加增强了对中医理论的信心，深信中医理论是临床经验的结晶，但必须也只有通过实践检验，才能获得深刻的认识。中医所谓“肝气从左升”等气化理论，素来为西医所诟病。我初学中医时，由于同时粗略地学了一点西医的解剖、生理，尽管中医所谓“肝气左升”是指气化理论，非指解剖部位，但仍迷惑不解，经过这两次实践检验后，才深信不疑。

慢性咽喉炎案

例 345

张某，男，30 岁。

久患慢性咽炎，逐渐发展成为咽角化症。咽角化初为一侧，继而延及另一侧，吞咽虽稍感不便，但饮食仍能下咽，常觉咽喉干燥疼痛，广医多药，毫无效验。1969 年夏天，就诊于江西医学院 626 医疗站，我用苦酒汤调自制冰硼蜜膏，令时时含咽。治疗 3 个月余，咽部逐渐由一侧软化到双侧软化而痊愈（原始病历惜因该医疗站撤销而散失）。

例 346

王某，男，48 岁。1976 年 1 月 2 日初诊。

患慢性喉炎，久治无效。现喉不痛而声嗄，常有干燥灼热感，早起尤甚，几乎难以出声，口渴，苔黄，脉细而略浮。我用自制冰硼蜜膏令时时含咽。同年 6 月 2 日，据患者友人徐某面告，上方服后效果良好，现已基本痊愈。

例 347

崔某，男，39 岁。1977 年 8 月 19 日初诊。

久患慢性咽喉炎，咽喉红肿干燥疼痛，右侧较甚，晨轻暮重，说话声音有些嘶哑，如稍多说话则咽喉痛甚，咽喉常有痰黏难出，口干渴饮，大便干燥，胃纳尚可，寐差多梦，舌红苔黄，脉弦而数。投以自制冰硼蜜膏时时含咽。并给汤方：甘草 30g，桔梗 30g，半夏 15g，薄荷 5g。

9 月 11 日二诊：服上汤方 15 剂，同时含咽膏方，上症稍见减轻，口已不大干渴，大便亦不干燥。守上方再进。

9 月 24 日三诊：再服上汤方 10 剂，同时含咽膏方，说话声音已不嘶哑，喉间痰黏已除，但咽喉红肿未退，右侧仍痛。守上汤方加防风 10g、荆芥 5g、连翘 10g，膏方照原。

10 月 2 日四诊：再服上汤方 7 剂，同时含咽膏方，咽喉仍干燥微痛，红肿仍甚，有堵塞感，口仍干渴，但食欲二便正常。守上汤方加减：甘草 30g，桔梗 15g，玄参 15g，天冬 15g，浙贝母 10g，瓜蒌皮、仁各 15g，白僵蚕 15g。膏方照原。

1978 年 1 月 13 日五诊：服上方至今，咽喉红肿疼痛消失，堵塞感亦除，口已不渴，寐安梦少。仍守上方继进以巩固疗效。

例 348

文某，男，13 岁。1975 年 4 月 2 日初诊。

麻疹后声嗄，至今未愈。咳喘无痰，喉间如有物梗，容易感冒，感冒则病情加剧，面色青白，食欲不振，大便隔日 1 行，小便夜 2~3 次。投以桔梗 15g，甘草 15g，杏仁 10g，枳壳

10g，紫菀 15g，款冬花 15g，党参 15g，白术 15g，云苓 15g，陈皮 10g。

8 月 15 日复诊：服上方 30 剂，喘平，咳减，喉梗、声嗄好转，面色渐华，食欲渐振。守上方加生黄芪 15g、防风 10g，以期竟其全功。

例 349

程某，男，34 岁。1989 年 8 月 7 日上午初诊。

患慢性咽喉炎（滤泡性咽炎）2 年余，久治无效。现咽喉干痛冒火，须进食软饭，如进硬饭则喉痛甚，舌肿，舌尖有时灼痛，舌心苔黑，容易感冒，感即病加剧。投以如圣汤合玉屏风散、导赤散加味：防风 15g，荆芥 10g，薄荷 5g，连翘 15g，桔梗 15g，生甘草 15g，升麻 15g，生地黄 15g，通草 5g，淡竹叶 10g，僵蚕 15g，瓜蒌皮 15g，黄芪 30g，白术 15g。5 剂。并给自制冰硼蜜膏时时含咽。

8 月 12 日上午二诊：咽喉冒火减退，舌肿见消（有白斑点），舌尖灼痛消失，但悬雍垂处仍感灼热。守上方加减：防风 15g，荆芥 10g，薄荷 10g，连翘 30g，桔梗 30g，生甘草 30g，升麻 30g，玄参 30g，麦冬 15g，生地黄 30g，通草 5g，淡竹叶 10g，僵蚕 15g，瓜蒌皮 15g，黄芪 30g，白术 15g。再进 5 剂。

8 月 18 日上午三诊：咽喉干痛冒火及舌尖灼痛基本消失。守上方加减：升麻 30g，连翘 30g，桔梗 30g，生甘草 30g，僵蚕 15g，瓜蒌皮 15g，蝉蜕 5g，牛蒡子 15g，生地黄 30g，玄参 30g，麦冬 30g，薄荷 10g。再进 5 剂。

8月23日上午四诊：药后腹胀便溏，泻后胀消，咽喉又干痛冒火，但不欲饮。守上方加减：防风30g，荆芥10g，薄荷10g，生甘草60g，桔梗30g，连翘30g，升麻30g，僵蚕15g，瓜蒌皮15g，浙贝母30g，黄芪60g，白术30g。再进5剂。

8月27日上午五诊：迭进上方后，舌肿及舌上白斑均消失，舌心黑苔已退，腹不胀痛，便溏已止，舌尖及口腔两侧黏膜灼痛基本解除，惟咽喉仍有冒火感。自云服二诊方效更佳，因守二诊方再进5剂。

9月7日上午六诊：咽喉滤泡明显消退，自觉较前舒适，已不大冒火。嘱守上方长服以巩固疗效。

上述5例慢性咽喉炎，都是由感冒久延而成。我均采用自制冰硼蜜膏（冰片、硼砂，共研极细末，与蜂蜜调匀成膏）治疗，其中例346专以此方获得良效；例349则同时用了《伤寒论》桔梗汤（桔梗、甘草）加味（如防风、荆芥、薄荷、连翘、半夏、贝母、瓜蒌、僵蚕、玄参、天冬等）；例345合用《伤寒论》苦酒汤于冰硼蜜膏中，疗效也都比较满意。这里须加分析的是：冰片（又名龙脑）性味，《本经》载其辛苦微寒，但朱震亨则说："龙脑属火，世知其寒而通利，然未达其热而轻浮飞越。"缪希雍指出："其香为百药之冠，凡香气之甚者其性必温热，李殉言温，元素言热，是矣。气芳烈，味大辛，阳中之阳，升也，散也，性善走开窍，无往不达。"黄宫绣也说："世人误以冰片为寒，不知辛散性甚似凉耳，诸香气皆属阳，岂有香气至极，而尚可云寒者乎？"正由于冰片性味芳香辛散，故李时珍谓其能"通诸窍，散郁火”，可疗喉痹。如《外科正宗》方冰硼散，治咽喉口齿肿毒、音哑作痛；《金匮翼》方锡类散，治疫喉、乳蛾、牙痛、口舌腐烂等，都是以冰片为主药。硼（蓬）砂性味，《本经》言其苦辛暖。李时珍则说：“硼砂味甘微咸而气凉，色白而质轻，故能去胸膈上焦之热。”《素问》云：“执淫于内，治以咸寒，以甘缓之是也。其性能柔五金，而去垢腻……言其苦辛暖，误矣。”黄宫绣也说：“蓬砂……能除胸膈热痰也。是以痰嗽喉痹，噎膈积聚，骨鲠结核，眼目翳障，口齿诸病，凡在胸膈以上者，无不可以投治。况性能消金，岂有垢腻块积而不可以消导乎？”又寇宗奭指出蓬砂“含化咽津，治喉中肿痛，膈上痰热，初觉便活，不能成喉痹也”。苏颂更强调指出“今医家用硼砂治咽喉，最为切要”。

由上所述可见，冰片和硼砂为咽喉疾患的要药是前人公认的。现今不仅临床医生常用，且成为民间家喻户晓之药。其对急性咽喉炎症效果更好，但对慢性炎症则用得较少。根据个人临床体会，如用冰硼蜜膏长期坚持含咽，对慢性咽喉炎亦有良效。上述膏方与汤方同用，对急、慢性咽喉炎症都有效，但必肺胃热盛实证才适宜。尤其在用桔梗汤加味方时，由于方中清滋肺胃药多，而且甘草量大，必须注意患者平素胃气的强弱，如果胃气虚弱、消化不良，服后必致壅中助满，不可大意。这里值得提出讨论的是，例 345 的咽腔角化症用苦酒汤合冰硼蜜膏获效的问题。咽腔角化症在临床上比较少见。本例患者曾在某空军部队服役，因患此病在各地部队和地方医院治疗无效，只得退役回家。当我初诊时，询知他所服中药甚多，方法几乎用尽，颇感棘手。再三考虑，认为证属上焦痰热久恋咽候，肺胃阴虚不能上润，以致咽腔角化。虽曾用过一般养阴清化痰热药无效，但“酸甘软化”之法则未曾用过，因投冰硼蜜膏合苦酒汤以试治之，竟获良效，坚持了3个月，而病获痊愈。《伤寒论》苦酒汤原为“咽中伤生疮，不能语言，声不出者”而设，王晋三说：“半夏之辛滑，佐以鸡子之甘润，有利窍通咽之功，无燥津涸液之虑。然半夏之功能，全赖苦酒摄人阴分劫涎敛疮，即阴火沸腾，亦可因苦酒而降矣。”钱天来也说：“半夏开上焦痰热之结邪，卵白清气治伏热，苦酒味酸使阴中热淫之气敛降。”可见本方是以清咽敛火为主，而半夏在本方中，只有开痰散结之功，必无助火劫阴之弊，故《本经》用以主治咽喉肿痛。但全方酸多甘少，今配以甘多之冰硼蜜膏，则酸甘合化，而成为清利柔润咽喉的良方，故能主治由慢性咽炎发展而成的咽腔角化之症。

例348麻疹后声嗄，咳喘无痰，喉中如有物梗，是因肺气受伤，宣降不利，清肃失职所致。由于肺金气虚则子食母气而致脾土气虚，故食欲不振，面色青白。由于肺脾气虚导致卫气亦虚而不能固表，故容易感冒，感冒则内应外合而使病情加剧。因此，初诊采用肺脾同治之法，即用桔梗汤加杏仁、枳壳、紫菀、款冬花宣降肺气，又用异功散以健运脾气。此方连服1月，病即向愈。复诊加入玉屏风散，固补卫气防止感冒以收功。

复发性口疮案

例350

吴某，男，56岁。1992年6月1日初诊。

患复发性口疮月余，服凉药（如大黄黄连泻心汤等）暂愈二三天即复发，舌胖嫩多齿痕，苔微黄润，脉缓弱。投以补中益气汤：黄芪 50g，党参 30g，白术 15g，生甘草 10g，升麻 30g，柴胡 10g，陈皮 15g，当归 10g。

6 月 17 日复诊：服上方 4 剂，口疮即愈，因自加服 4 剂，至今旬余未复发。守上方再进 4 剂以巩固疗效。

本例复发性口疮，为脾虚阴火上炎所致。故用甘温除热之补中益气汤全方获得良效。

例 351

杨某，女，52 岁。1991 年 1 月 21 日初诊。

口腔炎症不断发生，稍进煎炒食物即加剧，夜间咽干舌燥喜冷饮，近时虽注意多进凉性食物，也只是大便不干而已，时或痔疮下血，两颧红，足冷，舌质晦暗，苔白或黄，脉左弦右细弱。投以升麻葛根汤合导赤散、生脉散加味：升麻 15g，葛根 30g，赤芍 15g，生、炙甘草各 15g，生地黄 15g，白通草 5g，淡竹叶 10g，党参 15g，麦冬 15g，五味子 10g，沙参 30g，玄参 15g，黄芪 15g。3 剂。

1 月 24 日复诊：服上方 1 剂即适；3 剂后诸症减轻，口糜消退，夜间咽喉口舌已不干燥，不须饮水，自觉火气向下，但感足软，上楼中气若不相续。守上方再进 4 剂以巩固疗效。

本例复发性口疮，是因心胃气阴两虚（偏于阴虚）所致。

故采用升麻葛根汤合导赤散、生脉散加黄芪、沙参、玄参，获得良效。

舌炎案

例 352

张某，男，70岁。

患舌炎4~5年，久治无效。现全舌光剥血红，满布裂沟，自觉麻辣异常，入暮则疼痛难忍，以致夜难入寐，食欲减退，脉弦细数。投以导赤散加味：生地黄15g，木通5g，淡竹叶10g，生甘草5g，酸枣仁15g，柏子仁15g，山药15g，莲子15g，党参30g，白扁豆15g，生薏苡仁15g，山楂15g，六曲10g，谷麦芽各15g，鸡内金10g。连服10余剂而基本痊愈，继予调理而康复。

本例患者为我省西医前辈，他不仅精通现代医学，而且热爱祖国医学，兼工书法、雕刻和诗画，和我深有同好，因此常相过从，受益良多。他在“文化大革命”前退休后患舌炎，久治不愈，直到我由吉安市青原山随校返回南昌见面时，病情有增无减。我即为之细心诊察，认为证由心火上炎，血阴受伤，同时脾胃气阴两虚所致。法当以清泻心火、滋养血阴为主，平补脾胃气阴为佐。因此，采用导赤散为主以清泻心火；合酸枣仁、柏子仁以滋养血阴；并用党参、山药、莲子、薏苡仁、白扁豆以平补脾胃气阴；合山楂、六曲、谷麦芽、鸡内金以助运化。

此方连服10余剂，病即基本痊愈，继予调理而康复。通过这一治验，他对中医“心开窍于舌”“舌为心之苗”的理论颇感兴趣，亲切体验到中医理论具有坚实的临床基础，值得重视和研究。

例353

胡某，男，43岁。1992年11月4日初诊。

患舌炎3年，起初舌尖发炎而舌下有溃疡，经治溃疡愈而舌痛不已，白天全舌皆痛，夜间有时舌边痛，咽喉口舌干燥，寐差，如失眠则翌日舌痛加剧，如寐安则早起空腹时舌不痛，烦躁易怒，心动过速（西医认为有隐性“冠心病”），脉细数。投以导赤散加味：生地黄30g，淡竹叶15g，白通草10g，丹参30g，西洋参10g，麦冬15g，五味子10g，赤白芍各15g，生蒲黄15g。

11月7日复诊：服上方3剂，舌痛减半，自觉气向下行，大便微溏，日2行，感到舒适。守上方减赤白芍各为10g，再加党参、云苓、山药、莲子各为30g，白术15g。再进7剂而愈。

本例病情与上述例352基本相同，故亦用导赤散加味获得良效。

例354

魏某，女，54岁。

患舌衄4月余（自1988年6、7月开始），每于早晨7点1刻定时发生，持续约10分钟，从舌心及两侧舌面渗出一条血线，无出血点。初诊投以导赤散合生脉散：生地黄30g，淡竹叶15g，木通10g，生甘草10g，党参30g，麦冬15g，五味子10g。5剂。服后20多天未再出血。后又出血（时间推迟，但均在上午），又服5剂，仍3~5日出1次血，至今又每天出血。近时感冒不断，面目浮肿，时自燥热出汗，稍脱衣即感冒鼻塞，全身酸痛，双耳下疼痛，舌心红色未退，中有裂纹，脉沉滑数。

1988年11月17日复诊：守上方倍量再进。

1989年11月21日随访：患者述，自服上方20多剂后，病即痊愈，至今未曾复发。

例355

邓某，男，54岁。1992年2月15日初诊。

患舌炎3月余，舌红中心光剥无苔，多在临睡前出血，每日或隔日1次，出血前舌面有黏腻感，于用力清理后出血，以血丝为主，偶见小血块，不发作时，舌无不适。近月余，舌心有裂痛感，口干喜温饮，如热饮则舌心有烧灼感，寐差，夜卧咽干甚，近感疲乏目不欲睁。投以导赤散合生脉散加味：生地黄30g，白通草10g，淡竹叶15g，生甘草10g，西洋参10g，麦冬15g，五味子10g。5剂。

2月21日二诊：服上方后，舌未出血，舌心裂痛减，舌腻渐除。守上方再进5剂。

2月28日三诊：继服上方后，舌衄未作。守上方再进10剂。

3月9日四诊：再进上方后，舌衄未作，舌心光剥、裂痛基本解除。仍守上方再进10剂以巩固疗效。1992年11月6日患者妻女来就诊，告知其病已痊愈。

以上2例舌衄，均由于心火上炎，灼伤阳络所致，用导赤散方为主获得良效。汪讱庵在导赤散方解中指出："舌为心苗，若心火上炎，熏蒸于口，则口糜舌疮……生地黄凉心血，竹叶清心气，木通降心火、入小肠，草梢达茎中而止痛，以共导丙丁之火，由小水而出也……易老用导赤散合五苓散治口糜神效。《经》曰：膀胱移热于小肠，膈肠不便，上为口糜。亦有用理中汤加附子者，因脾胃虚衰之火，被逼上炎，故用参术甘草补其土，姜附散其寒，则火得所助，接引退舍矣。"汪氏所谓导赤散所治心火上炎之火属阳火，而理中汤所治脾胃虚衰之火上炎属阴火，阴阳大异，不可混淆。而且阴火有脾虚和肾虚之别，脾虚阴火宜用补脾益气的补中益气汤或理中汤，如上述口疮案即是其例；肾虚阴火宜用补肾回阳的甘温除热法的通脉四逆汤或附桂八味丸，如下述齿衄案即是其例。因此，汪氏上述脾虚阴火用理中汤足已，实不必加附子，因为附子非脾虚阴火的主药，而是肾虚阴火的主药。

齿衄案

例356

邓某，女，39岁。1989年3月17日下午初诊。

去年9月上旬发生头晕，继以齿衄，心悸，惊惕，气短，乏力，不愿行动，舌暗，脉沉微细。久治少效。按肾虚阴火论治，投以附桂八味丸加味：熟附子10g，肉桂5g，熟地黄15g，山药30g，山萸肉15g，茯苓15g，牡丹皮5g，泽泻5g，红参10g，麦冬 10g，五味子 5g，白术 30g，炙甘草 5g。3 剂。

3 月 20 日二诊：药后齿衄减少。守上方再进 5 剂。

3 月 24 日晚三诊: 药后齿衄基本停止，只是漱口时稍有出血，其他症状均见好转，右脉已起，脉力见增。守上方再进 5 剂以巩固疗效。

本例齿衄是因肾虚阴火上炎所致，故用补肾回阳引火归原的附桂八味丸获得良效。

舌麻案

例 357

刘某，男，41 岁。

患舌麻 4 年。病起于 1970 年，初因怯寒甚而自服干姜附子汤（黑附子 100g，干姜 50g），2 剂后，舌麻，通身发热，面赤，头昏眼花，站立不稳。当时不知是附子中毒，曾服滋阴降火之龟板、黄柏、知母等药近百剂，无明显效果。迁延至今，不仅舌麻木，而且头部亦感麻木发胀，耳鸣，早上齿衄，夜难入寐，寐亦多梦纷扰，皮肤时起痒疹而搔之出水，四末不温，容易感冒，舌边瘀斑显露，右脉迟缓而左脉沉细。投以：防风 30g，生甘草 15g，丹参 30g，白鲜皮 30g，刺蒺藜 30g，生黄芪 15g，白术 15g。

10 月 10 日二诊：服上方 2 剂，头部麻木发胀稍减，夜寐见安，今日腹泻 2 次，肛门灼热。守上方再进。

10 月 17 日三诊：再服上方 2 剂，头、舌麻木约减 1/3，齿衄已止，舌上瘀斑稍退。守上方加生地黄15g、菊花10g再进。

10月23日四诊：服上方5剂，头、舌麻木约减2/3，舌上瘀斑明显减退。守上方再进。

10月30日五诊：再服上方10剂，头部麻木完全消失，舌体麻木基本解除，舌上瘀斑基本消退，皮肤痒止，但前额和面齿仍稍发胀，夜寐仍不甚安。守上方加柏子仁、夜交藤、合欢皮各15g、再进5剂而痊愈。

本例头、舌麻木，是因大剂附子热毒侵犯心经，致使血脉瘀滞，久而伤及气血所致。治法当以清心解毒、活血化瘀为主，补养气血为佐，方用丹参、生地黄与防风、菊花、生甘草相配，既能清心凉血、活血化瘀，又能清热解毒。其中防风《千金方》用以专解乌头、附子、天雄毒，尤其值得注意。至于白鲜皮能清散血中滞热以通痹宣络，刺蒺藜能入血分以破郁散结，二药相配，大有止痒之功。又其所用生黄芪，既能协生地黄补养气血，又能协同防风、白术以固补卫气，防止感冒。由于药证吻合，故疗效显著，四年痼疾，一月而瘳。

本例服大剂干姜附子汤中毒案表明，柯韵伯所谓“用干姜附子回阳以配阴，姜附阳中阳也，生用则力更锐，不加甘草则势更猛，比之四逆为更峻”，是符合临床实际的。生附子固有大毒，但如久煮服之则无毒。《伤寒论》中的干姜附子汤“以水三升，煮取一升”，需煮1小时以上。现代药理研究证明，附子所含的乌头碱，经水煮沸40分钟，其毒性即几乎消失（仅存二百分之一）。但市上所售熟附子也偶有服之中毒者，其主要原因就是未经久煮所致。因此，使用附子时，除需久煮（40分钟至1小时）外，还需配以甘草。因为甘草既能助其强壮之力，又擅解其毒性。

例358

陈某，女，40岁。1990年6月2日下午初诊。

嘴唇及舌尖发麻六七年，时作时止，舌淡，脉细弱。投以黄芪桂枝五物汤合升麻葛根汤加减：黄芪50g，桂枝10g，赤白芍各15g，甘草10g，升麻10g，葛根30g，川芎10g，白芷15g。

6月14日复诊：服上方8剂，口唇及舌尖发麻消失。

本例唇舌发麻是由心脾气虚，清阳不升所致，故用黄芪桂枝五物汤合升麻葛根汤加减获得良效。

口味失常案

例359

胡某，男，31岁。1969年9月4日初诊。

患口甜症，半年不已，终日口泛甜味，小便黄赤，夜寐不安。投以：佩兰叶15g，黄连5g，栀子10g，白术15g，云苓15g，猪苓10g，泽泻10g。连服10剂，口甜基本消失，仅在饭后稍觉口甜，小便转清，夜寐渐安。守上方再进5剂而痊愈。

例 360

唐某，女，66 岁。1974 年 6 月 6 日初诊。

患口腻症 9 个月，终日感口腔黏腻，有如满布糨糊，并感口臭，腹胀，不思食，舌红苔白腻。投以：藿香 30g，佩兰 30g，薏苡仁 30g，芦根 30g，云苓 15g，黄连 10g，砂仁 10g，大腹皮 10g。连服 3 剂，口腻减去 2/3，腹胀全除。

复诊：守上方去大腹皮。再服 3 剂，口腻全除，口臭亦随之消失，舌苔亦退。但虽知饥思食，而不能多食，仍守上方加减以善后。

例 361

周某，男，55 岁。1975 年 4 月 28 日初诊。

口苦、舌苔黑腻 3 个月。胃纳减退，食后脘腹胀满，时时嗳气、矢气，脘腹按之则痛，大便不畅，口中渴甚而喜热饮，寐差，脉稍弦。素患慢性支气管炎，经常咳嗽痰多。投以温胆汤加味：黄连 5g，竹茹 5g，枳实 10g，法半夏 10g，陈皮 15g，云苓 15g，甘草 5g，丹参 15g，山楂 15g，六曲 10g，谷麦芽各 15g。连服 5 剂，舌上黑苔全退，口苦亦减。守上方再进而痊愈。

以上 3 例口味失常，都是由于脾胃湿热内蕴上泛所致，故用芳香、苦温、苦寒、淡渗等法祛湿清热而获效。

例 359 的口甜，即叶天士所谓“脾瘅病”，“乃湿热气聚与谷气相搏……盈满则上泛”所致，“当用省头草芳香辛散逐之则退”。章虚谷和王孟英认为本证当分虚实论治，如章说：“脾瘅而浊泛口甜者，更当视其舌本，如红赤者为热，当辛通苦降以泄浊；如色淡不红，由脾虚不能摄涎而上泛，当健脾以降浊也。”王说：“浊气上泛者，涎沫厚浊，小便黄赤；脾虚不摄者，涎沫稀黏，小便清白，见症迥异，虚证宜温中摄液，如理中或四君加益智之类可也。”本例口甜半年不已、小便黄赤、夜寐不安，自属脾胃湿热浊气上泛之实证，而非脾胃不摄之虚证。故用省头草（佩兰叶）芳香化浊为主；并佐四苓散以祛湿，黄连、栀子以清热，连服10剂而口甜基本消失。又从本例一方面用佩兰、白术的芳香苦温以祛湿，另一方面用黄连、栀子的苦寒以清热，可见其病机为湿热两盛。

例360的口腻而口臭、腹胀、不思食、舌红苔白黄腻、脉濡，也显然属于脾胃湿热浊气上泛所致。由于口腻为脾胃湿浊上泛的主要临床表现，同时又伴有腹胀、不思食、苔白腻、脉濡等湿象，可见本例病机主要属湿邪偏重；虽然伴有口臭、舌红苔黄腻的湿中蕴热之象，则是次要的。故治法以芳香、淡渗为主，重用藿香、佩兰、薏苡仁、芦根和云苓以祛湿；佐以一味苦寒的黄连以清湿中之热；同时辅以砂仁加强其芳化湿浊、醒脾开胃的力量；并加大腹皮以疏利湿热、行气消胀，而获得速效。

例361的口苦、舌苔黑腻、纳减、脘腹胀痛、时时噫气矢气、大便不畅、口干渴甚而喜热饮等症，虽属湿热壅中之候，但从其主症口苦、舌苔黑来看，显然热邪偏胜。加之素患痰嗽，以致痰热湿浊交阻肺胃气机，且因胃不和则卧不安，以致寐差、脉弦。因此，采用温胆汤加黄连、丹参以清涤痰热为主，并加山楂、六曲、谷麦芽以助运化为佐。本方服后疗效比较显著的是舌苔黑腻迅速消退（苔黑 3 个月，5 剂全退）。临床上症似本案者甚多，投以本方，大都能够应手取效。

皮肤科病案

湿疹案

例 362

胡某，男，59 岁。1991 年 6 月 20 日初诊。

患湿疹 20 余年，近七八年加剧。现仍疱疹遍身，下半身尤密，呈对称性，如黄豆大，出水，化脓，痒甚，夏重冬轻，喜凉恶热，头顶灼热，面赤，大便时秘，秘则湿疹加重，纳佳，寐安，舌红苔白黄腻，脉象滑数。投以犀角地黄汤合五味消毒饮、二妙散加减：水牛角粉 50g（包煎），生地黄 30g，赤白芍各 30g，牡丹皮 15g，金银花 30g，连翘 30g，紫草 15g，菊花 15g，紫花地丁 30g，土茯苓 50g，苦参 30g，赤小豆 30g，蛇床子 15g，生甘草 15g，生大黄 5g。7 剂。

7 月 6 日二诊：服上方后，自觉平稳。嘱守方坚持长服。

8 月 29 日三诊：连服上方 35 剂，手肘部疱疹稍见减退。守上方再进，另嘱常食三豆（绿豆、赤小豆、薏苡仁）汤。

9 月 14 日四诊：再进上方至今，旧疹显见减退，新疹较少发生，脉已不数。守上方去白芍，加重苍术为 30g，更加蒲公英、丹参各 30g，泽兰 15g，桃仁、红花各 10g 再进。

10月29日五诊：服上方30剂，前10剂即明显见效，疱疹减退，疹色转黑，尤以两肘部为著，背、腹及大小腿外侧亦见减退，头顶灼热基本消失，大便软烂成堆不成条，色黑，日2行，尿黄，前几日有时右少腹微痛欲便（白天在服三豆汤后），但近几日未痛，舌苔减退，现仅根部黄腻。守四诊方加重泽兰为30g，更加青木香15g再进。

1992年1月4日六诊：服上方80剂，头面手（肘前）足（膝下）疱疹明显减退，尤以两手为著。惟有时脘腹闷痛，大便微溏，不饥不欲食，时吐清水（服药后）。守上方加减：焦苍术15g，厚朴15g，陈皮15g，甘草10g，生薏苡仁30g，土茯苓30g，赤小豆30g，金银花30g，皂角刺30g，连翘30g，菊花15g，紫花地丁15g，蒲公英15g，生大黄5g，白鲜皮15g，刺蒺藜15g，广木香15g，青木香15g，山楂30g，六曲10g，谷麦芽各30g，鸡内金15g。

1月24日七诊：服上方9剂，脘腹闷痛已除，矢气多，食欲好转，但仍不饥。今日大便转硬成条，自觉有“火气”上冒，面部潮红较甚，小便有急胀灼热感。守六诊方去苍术、厚朴、广木香，加重大黄为10g，更加水牛角粉30g、赤芍30g、生地黄15g、牡丹皮15g、木通15g、车前草30g、白茅根30g。

2月16日八诊：上方服至春节前暂停。现旧疹继续好转，尤以上半身为著，旧疹不再出水、化脓，亦基本不痒（仅有少部分微痒），新疹极少发生。近日仅见脓疱2个，其中1个已自消退，“火气”上冒已减退，头顶前部已不灼热。守七诊方加丹参30g、泽兰30g、桃仁10g、红花10g再进。

3月29日九诊：旧疹色变黑，凸起疱渐平，新疹偶有个别发生，但不出水，不痒，早起及上午面色正常，下午仍潮红，头顶灼热程度减轻，范围缩小，大便日3行，软烂不成条（曾停药2天即便秘，便秘时即左腹微有胀痛，便通则无）。近日不饥纳少乏味，尤其晚餐不想吃（早、午餐正常）。守上方加减：水牛角粉30g，生地黄15g，赤芍15g，牡丹皮15g，丹参30g，泽兰30g，桃仁10g，红花10g，金银花30g，连翘30g，菊花15g，紫花地丁15g，蒲公英30g，土茯苓30g，生薏苡仁30g，赤小豆30g，白茅根30g，皂角刺30g，生大黄5g，太子参30g，焦白术15g，云茯苓30g，甘草10g，陈皮15g，山楂30g，六曲10g，谷麦芽各30g，鸡内金15g。

5月17日十诊：服上方至今，疱疹显著减退，新疹未再发生，面红已退，胃纳已转正常，大便日3行，软烂色黄黑。守九诊方加苦参15g再进。

6月28日十一诊：服上方至今，胸背及左手凸起的旧疱疹已平复，新疹未再发生。近日血脂较高，两目发蒙。守上方加重山楂为50g、菊花为30g，更加密蒙花15g再进。

9月8日十二诊：服上方至今，病情稳定好转。守上方加减：金银花30g，连翘30g，菊花30g，蒲公英30g，紫花地丁30g，密蒙花15g，枸杞子30g，生地黄15g，赤芍15g，牡丹皮15g，苦参15g，黄柏10g，黄连10g，生大黄10g，生薏苡仁30g，赤小豆30g，土茯苓30g，焦苍术15g，黄芪30g，太子参30g，白术15g，生甘草15g，陈皮15g，山楂50g。服上方至1992年底，湿疹痊愈。虽然1993年春节后，曾因重感冒而轻度复发，但仍守服上方治愈。

本例体素健壮，患顽固湿疹20余年，多方医治少效，求诊于我，当时曾以非我所长婉辞，但患者仍坚请一试。因思此病极其顽固，非一般剂量简单方药所能胜任。幸其体素健壮，不妨以复方大剂一试以观察之。初诊据其湿中热毒炽盛，湿遏热伏，血热沸腾，上冲外溢之湿疹遍布全身、身热恶热、头顶灼热、面赤便秘、舌红苔黄脉数等症，认为法当祛湿清热解毒凉血散瘀，并通利二便使邪有出路，而投以大剂二妙散、五味消毒饮、犀角地黄汤合方加通便利尿等药。此方由6月20日服至9月14日，旧疹显见减退，新疹较少发生。守方再加活血化瘀药，继续服至1992年1月14日，湿疹显著减退。但因久服寒凉药，致伤脾胃中气，出现脘腹闷痛、大便微溏、不饥不欲食、时吐清水等症，因于原方中去犀角地黄汤，改二妙散为平胃散，并加自制五消饮，以燥湿醒脾、健运中气。此方服至1月24日，脘腹闷痛解除，大便转硬成条，食欲好转，脾胃情况显见改善。但因平胃散温燥助火，自觉又有火气上冲，面部潮红较甚（前此已见消退），即于上方中去平胃散，再加犀角地黄汤。此方服至2月16日，湿疹继续减退，尤以上半身为著，旧疹不再出水、化脓，基本不痒，新疹极少发生，火气上冲减退，头顶前部已不灼热。守上方继续服至3月29日，湿疹继续减退，但近日又不饥纳少乏味，大便软烂不成条，日3行，即于上方中加入异功散以健补中气。此方服至5月17日，胃纳即转正常。此后仍守上方加减，调治到1992年底，湿疹始告痊愈。本例顽固湿疹之所以能取得痊愈的结果，虽然主要取决于理法方药对证，但如果不能长期坚持大剂量服用，也是难以根治的。

荨麻疹案

例 363

范某，男，32岁。1977年7月27日初诊。

患荨麻疹10年。风团发作有大、中、小之分，大发作每月必有1~2次，风团大如鸡蛋，奇痒发躁，头面肿大；中发作每月必有4~5次，风团大如蚕豆，亦奇痒发躁，但头面肿较微；小发作每隔2~3日1次，风团大如绿豆，微痒不发躁，头面不肿。每次发作一般持续3天，因此，一月之中，几无宁日，苦不堪言，每逢风团发作前夕，必有失眠、腹痛先兆。近年又患慢性阑尾炎，今夏急性发作，已于7月8日做手术治疗，术后发生肠粘连。现患处硬结疼痛不止，食欲不振，大便时结时溏，极易感冒而常嚏涕痰多，舌红根部苔黄腻，脉弦。投以自制鲜蒺四物汤加味：白鲜皮30g，刺蒺藜30g，当归10g，赤白芍各15g，川芎5g，生地黄15g，丹参30g，红藤15g，制乳没各15g，山楂肉30g，薄荷15g。

8月1日二诊：服上方5剂，自云疗效显著，因在服药前，适逢风团中发作，随即服药，当天即被控制，不似过去一发即需持续3天，唯药后有呃逆反应。近日口味好转，胃纳增加，盲肠部硬结虽见软而疼痛较甚。守上方加延胡索、生蒲黄、五灵脂各 10g。

8 月 8 日三诊：服上方 5 剂，药下已无呃逆反应，盲肠部硬结基本消散，疼痛减轻，但有时腹痛欲便，前天腹泻 4 次，昨日减为 2 次，舌苔渐退。近日又感冒，鼻塞，咽喉干痛灼热。守上方加防风、桔梗、甘草各 10g，荆芥 5g，再进 5 剂。

8 月 12 日四诊：上方因配不齐而停药 3 天，风团又小发作，但不痒，服药即退去，近日药下又稍有呃逆反应，感冒渐除，咽喉不干痛，仍鼻塞，盲肠部硬结疼痛基本解除，纳佳，胃脘和左少腹部有时微痛，大便日行 2 次，粪软不稀。守上方出入：防风 10g，荆芥 5g，薄荷 10g，甘草 5g，丹参 15g，红藤 15g，制乳没各 15g，广木香 10g，青木香 10g，山楂肉 15g，六曲 10g，谷麦芽各 15g。

8 月 20 日五诊：服上方 5 剂，感冒尚未全除，仍鼻塞流涕，口淡纳差，脘腹微痛，便溏日 2 行。守上方加减：生黄芪 30g，防风 15g，白术 15g，葛根 15g，薄荷 10g，当归 10g，川芎 10g，赤白芍各 10g，延胡索 10g，制乳没各 15g，广木香 10g，砂仁 10g，白蔻仁 10g，青木香 15g。

8 月 29 日六诊：服上方 5 剂，脘腹痛减大半，盲肠部在安静时已无不适感，只是按之微痛。感冒基本解除，鼻塞见好。近时风团只小发作 2 次，而且较前轻微，眠食均佳，舌苔已退，脉已不弦。守上方出入：当归 10g，川芎 5g，赤白芍各 10g，生地黄 15g，薄荷 10g，白鲜皮 30g，刺蒺藜 30g，丹参 15g，大血藤 15g，山楂肉 15g，制乳没各 15g，延胡索 10g，青木香 15g，生黄芪 24g，防风 12g，白术 10g。

9月5日七诊：服上方5剂，昨晚风团似欲大发作，但只出了五六个黄豆大的小风团，虽发躁而不痒。从前日下午起腹中阵痛六七分钟后，不断隐痛到今日，天亮时矢气多，上午大便3次，先硬后溏，口淡，恶心，不思饮食，胃脘有梗阻感，下午大便1次而量少。守上方加减：白鲜皮15g，刺蒺藜15g，山楂肉15g，麦芽15g，六曲10g，广木香10g，青木香15g，青皮10g，砂仁10g，白蔻仁10g，陈皮15g，生姜10g，枳壳10g。

9月13日八诊：服上方5剂，风团仅小发作2次，自云腹痛则发风团，风团发透则腹痛自止。现腹已不痛，纳佳，大便成条色黄，有时带黏液冻状物，日行1~2次，夜间时时吐痰，影响睡眠。守上方出入：白鲜皮30g，刺蒺藜30g，当归10g，赤白芍各10g，川芎5g，生地黄15g，防风10g，荆芥5g，薄荷15g，葛根15g，半夏10g，陈皮10g，云苓15g，甘草5g。

9月22日九诊：服上方5剂，9天来风团小发作3次，每次持续2小时左右，夜间吐痰大减，右少腹硬痛全除，但近日左少腹时痛，胸闷寐差，纳佳。守上方加减：白鲜皮30g，刺蒺藜30g，当归10g，川芎5g，赤白芍各10g，生地黄15g，桔梗10g，枳壳10g，法半夏10g，陈皮10g，茯苓15g，甘草5g。

10月9日十诊：服上方2剂即出差，在外10天，风团只小发作1次，自云病已向愈。国庆节时曾试吃公鸡肉几块，亦未发作。昨日试行冷水浴后亦无恙（以往必大发作），胸闷吐痰已减去十之八九，左少腹痛亦渐除，精神眠食均佳。守上方加减以善后。

例 364

聂某，女，54 岁。1990 年 11 月 7 日初诊。

患风团多年，时起时伏，近又复发，遍及全身，瘙痒难忍。经常“上火”，面红，耳鸣，牙疼，双目干涩冒火，手足心热甚，又患背腰硬痛，难以转侧。平素大便稀溏，日七八行，有不禁感，无里急后重感，每次便量不多，面目虚浮，舌红苔少，脉弦。投以自制鲜蒺四物汤加味：白鲜皮 30g，刺蒺藜 30g，当归 10g，川芎 5g，赤白芍各 30g，生地黄 30g，牡丹皮 15g，葛根 100g，山药 50g，莲子 50g。

1991 年 2 月 28 日二诊：服上方后，风团即消失，背腰硬痛亦减轻，遂自停药后，风团未再发作。近日又有复发之势，时时“上火”。守上方加重白鲜皮、刺蒺藜各为 50g，再进 4 剂。

1992 年 4 月 15 日三诊：患者面告，自服上方后，风团至今未复发。

例 365

龚某，男，38 岁。1973 年 12 月 27 日初诊。

久患荨麻疹，上月病发持续至今未已。每天下午即作，傍晚渐甚，夜间遍及全身，直至天亮始渐消退，食欲不振，有时腹痛，舌红苔黄，脉稍细数。投以鲜蒺四物汤加减：白鲜皮 30g，刺蒺藜 30g，生地黄 15g，牡丹皮 10g，赤芍 10g，红花 5g，金银花 15g，连翘 10g，防风 15g，荆芥 10g，青木香 10g，山楂 30g，六曲 10g，谷麦芽各 15g。

1974 年 1 月 1 日二诊：服上方 3 剂，风团明显减退。守上方加菊花15g、生甘草10g。

1977年9月26日三诊：再服上方15剂，风团痊愈。为了巩固疗效，又自继服15剂，至今未曾复发（并有一风团重症患者，男性，年30岁，转抄上方，连服20剂，亦获痊愈，未见复发）。近因患过敏性鼻炎久治不愈而来就诊，投以苍耳子散合玉屏风散加味治愈。

例366

李某，男，37岁。1991年3月18日初诊。

患荨麻疹近1年，时作时止，近时剧作，通身满布，瘙痒难忍，平素形寒易感，舌淡胖，苔白腻。投以自制鲜蒺桂麻各半汤：桂枝15g，麻黄15g，赤白芍各15g，杏仁15g，甘草10g，生姜5片，红枣10枚，白鲜皮50g，刺蒺藜50g。5剂。

3月23日二诊：风团大减，昨日饮酒后较甚。守上方再进5剂。

4月2日三诊：风团减而复增。改投自制鲜蒺四物汤合玉屏风散加味：白鲜皮30g，刺蒺藜30g，当归10g，川芎5g，赤白芍各15g，生地黄15g，黄芪30g，白术15g，防风15g，荆芥10g，路路通30g，蛇床子15g，地肤子30g，乌梅15g，五味子15g。5剂。

4月6日四诊：风团基本消失（前昨2日全身仅出现1~2个风团）。守上方再进5剂。

4月11日五诊：风团全部消失。守上方再进5剂以巩固疗效。

例 367

李某，女，5岁。

1991年4月8日初诊：患风团3~4年，时作时止，每于冬春季节发作。此次发作已月余，头面红疹密布，瘙痒不已。平素易感，近又感冒咳嗽，舌根苔微黄，脉缓。投以自制鲜蒺桂麻各半汤：桂枝5g，赤白芍各5g，麻黄5g，杏仁5g，甘草5g，生姜3片，红枣5枚，白鲜皮15g，刺蒺藜15g。

4月11日复诊：服上方3剂，风团消退大半。守上方再进4剂。

4月15三诊：风团续减。守上方加重白鲜皮、刺蒺藜各为30g，再进3剂。

4月18日四诊：风团基本痊愈。守上方再进7剂以收功。

例 368

阎某，男，40岁。1973年9月14日初诊。

久患荨麻疹，近时剧作，全身风团瘙痒难忍，胸闷腹胀，脘腹剧痛，尤以右胁和脐周为甚，口苦或淡，不思饮食，时时恶心，食入即吐，四肢酸软无力，难以站立行走，大便溏软，小便短少，舌红苔白黄腻，脉细。投以自制鲜蒺保和汤：白鲜皮30g，刺蒺藜30g，山楂肉30g，麦芽30g，青木香30g，车前草30g，白芍30g，青皮10g，六曲10g，枳壳10g，莱菔子15g，郁金15g，夏枯草15g。

9月17日二诊：服上方第1剂头煎，腹痛加剧一阵，渐缓解以至消失；接服二煎，胸闷见舒，右胁痛大减，能站立起来走几步去解小便，并能喝点稀粥，风团明显减退。再进第2剂后，风团续减，只是深夜2时许两腿酸痛燥热，发了一些风团，胃纳已开，每餐能进米饭2小碗，但仍稍有胸闷腹胀脐周痛，并有肠鸣，口苦。再进第3剂后，风团续减，二便基本正常，但右胁及脐腹仍有微痛，右腰疼痛，自云口苦口臭恶心比较突出。守上方加黄芩10g。

9月20日三诊：服上方3剂，风团全部消失，只是有时肢体燥热发痒，阴囊亦痒且有紧缩感，口苦渐除，但仍口淡乏味，进苦甜食即呕吐，精神、睡眠、二便正常，腹中舒适，有时腹胀，矢气即消，稍有头昏眼花，四肢酸软微痛，左半身稍感麻痹。守上方加减：太子参30g，焦白术10g，云苓15g，甘草5g，法半夏10g，陈皮15g，山楂肉30g，六曲10g，谷麦芽各15g，鸡内金10g，白鲜皮30g，刺蒺藜30g，桑寄生30g，桑枝30g。

10月4日四诊：服上方5剂，肢体皮肤痒减，阴囊痒止，食增神旺，已上班工作，但右腰仍痛，小便短少灼热，尿如米汤。守上方加车前草30g、白茅根30g、海金沙15g、萆薢15g，再进5剂。

患者自服上方后，病即痊愈。随访2年，未见复发。1975年9月，因感胸闷腹胀，服木香槟榔丸缓解，风团微发，仍用1973年9月14日方治愈。

荨麻疹是一种临床常见的皮肤血管反应性疾病，又称风疹块，民间叫作风团。其特点是皮肤突然出现风团剧痒，时起时消，消退后不留痕迹。从中医理论来说，风团病因主要是“风”（既有外风，也有内风），病位主要在心肝血分，是由血分伏风所致。由于风性善行数变，去来无定，故风团时起时消而痒甚，并常因外感风邪或食鸡、虾、鱼、蟹等动风发物而引起。又因肝风内伏，常克脾土而致胃肠功能失常，故多伴有腹痛、泄泻或便闭、恶心呕吐、不思食等症。风为阳邪，久伏必致伤血而生热，故又多热象。风木克土，则脾虚而生湿，故又多兼湿象。这就是一般临床辨证论治风团着眼于血分风、湿、热的理由所在。也就是说，风团是血分伏风外发于皮肤之象，风胜故痒甚；热炽于表则风团色赤而皮肤灼热，热炽于里则心烦不寐、大便秘结；湿感于表则风团色白而皮肤浮肿，湿感于里则腹痛胀满、不思饮食。热偏胜者，多见舌苔黄、脉滑数，久则耗伤阴血而致舌干红、脉细数。湿偏胜者，多见舌苔白腻、脉缓，久则损伤阳气而致舌滑润、脉迟弱。

西医认为本病一般属于过敏反应，与个体易感有关。其诱发的因素较多，由于某些因素使皮肤组织内释放过多的组织胺，致使血管扩张，血浆渗出，造成皮肤暂时性局限性水肿（称为血管神经性水肿）。这和中医所谓血分风、湿、热的理论基本是相通的。本病治疗原则，一般是从血分祛风湿热邪，但因本病是由血分伏风而起，故又应以活血祛风为主。这就是前人所谓“治风先治血，血行风自灭”的意思。也就是说，风邪深伏血分，必须活血行血才能破其巢穴以除去之。若由外风引动者，则宜合用解表法以兼散外风。由于风为阳邪，深伏血分，久必伤血，血虚则生热而助风，故多热象，而应在活血祛风中凉血清热并养血平肝。至于治湿之法，湿泛于外者宜透宜利；

湿盛于内者宜燥宜利；湿阻脾胃者宜运脾和胃；湿伤中气者宜补中益气（若由气虚发展到阳虚者，则应扶阳益气）。在活血祛风、凉血清热、养血平肝中，必须善于运用四物汤。方中当归、川芎能活血养血以祛风；芍药宜赤白同用，赤芍能凉血行血，白芍能养血平肝、和血息风；地黄宜生用，生地黄既能凉血清热，又能养血益阴，且能活血化瘀。在祛除风湿热邪中，一般常用防风、荆芥、浮萍、薄荷、蝉蜕、僵蚕、地肤子、苦参、苍术、生薏苡仁、车前草、木通、滑石、泽泻等药。例如一般临床医生比较喜用的《医宗金鉴》消风散（防风、荆芥、牛蒡子、蝉蜕、苍术、苦参、生石膏、知母、生地黄、当归、木通、胡麻仁、甘草），就基本上具备了上述多种作用，故对风团有一定的疗效。

这里着重谈谈白鲜皮和刺蒺藜。杨时泰说："白鲜皮味始微咸，后微辛，后即纯苦，苦中复有微辛，本草言其气寒。夫咸应入血，今苦寒之性，合之以辛而入血，宜能清散血中之滞热矣。肝为藏血之脏，又为风脏，不独血虚能生风，即血滞者亦然。"又张山雷说："白鲜皮……为胜湿除热之品……又能宣通肢节经络，内达脏腑骨节，外行肌肉皮肤，上清头目之风热，中泄脾胃之湿热……外祛皮毛肌肉湿热之毒……乃合清火解毒、祛风胜湿、宣络利窍、蠲痹杀虫诸法萃集为一，以成其全体大用。"又黄宫绣认为："风湿热等证，治宜用此苦泄寒咸之味，以为开关通窍，俾水行热除风息，而症自克平。"因此，近时常用以治皮肤痒疹疥癣等症。张山雷说："刺蒺藜乃三角芒刺之蒺藜子也……惟其多刺而质轻扬，故能散外风。"又缪希雍说："刺蒺藜主治身体风痒、阴痒。叶主风痒，可煎以浴。"又黄宫绣说："凡因风盛而见……遍身白癞，瘙痒难当者，服此治无不效。且此味辛兼苦……服此力能破郁宣结。"因此，近时常用以配菊花、地肤子、苦参等治瘙痒风疹、白癜风等症。李时珍认为刺蒺藜可治"蛔虫心腹痛"。由上述可见，白鲜皮和刺蒺藜二药相配，能入肝心血分以祛风湿热邪，极合本证病机，堪称对证良药。而且本证还有因蛔虫引起的，二药具有杀虫治蛔的作用，也很适合。这就是我之所以自制鲜蒺四物汤的理由所在。但在使用本方时，必须注意顾护脾胃，久病体虚宜补气血以扶正祛邪，才能提高疗效。

例363的风团极其顽固，经治2个月才获痊愈。从中获得的主要体会是：①鲜蒺四物汤方功能消除血分风湿热邪以主治风团，堪当重任。故本例用以为主，获得良效。②在处理本例风木克土的脾胃不和时，合用了加减保和丸和中助运、行气导滞；由于患者极易感冒，而用了自制防荆汤以祛外风、玉屏风散以固补卫气；又因多痰，而合用了二陈汤以化痰，这都起到了良好的辅助作用。还有一点值得指出的是，本例风团欲发时必先腹痛，而在风团发透时则腹痛即止。这是因为血分伏风内动，在风团欲发未发时，木郁土中，胃肠气机不利，故腹痛；而在风团发透时，风木之气疏达于外，胃肠气机亦随之而通利，故腹痛即止。这可以说是本案血分伏风由里出表的生动体现。至于本例荨麻疹合并慢性阑尾炎术后的肠粘连，则属瘀血为患，故经加用蒲黄、五灵脂、延胡索、乳香、没药、丹参、红藤等活血化瘀药后，即迅速解除，而这些活血化瘀药对于风团也是颇为有利的。

例364的风团，鲜蒺四物汤之所以加入葛根、山药、莲子以升发中气、固补脾胃，是因兼有便溏日七八行且有不禁感之脾气下陷证。至其所以重用葛根至100g，则是因为伴有背腰硬痛难以转侧的筋脉失养的拘急之证，故重用以柔润筋脉而止痛。

例365的风团下午即作，傍晚渐甚，夜间遍及全身，直至天亮始渐消退，显示病在血分。从舌红、苔黄、脉细数，可见血分风热较甚。从食欲不振、有时腹痛来看，风木克土，胃肠湿遏气滞。因此，方用白鲜皮、刺蒺藜为主，既合当归、生地黄、赤芍、牡丹皮、红花以凉血清热、活血化瘀；又合防风、荆芥、金银花、菊花、连翘以祛风湿热邪；还配合青木香以化湿浊而行气滞（李时珍《本草纲目》载青木香能治瘙痒），山楂、六曲、谷麦芽以助运化（其中山楂还能和血化瘀，治身痒）。从患者坚持服用此方1个月而病获痊愈未再复发，并由其重复使用于另一同病患者获效来看，此方的组合恰中病机。

例366的风团，初因平素形寒易感、舌淡胖、苔白腻，而采用了自制鲜蒺桂麻各半汤方，但服后减而复增，乃改投鲜蒺四物汤合玉屏风散以固补卫气，连服10剂而愈。由此可见，风团表虚易感，荣卫不和而血分风、湿、热邪较甚者，非鲜蒺四物汤合玉屏风散难以奏功。鲜蒺桂麻各半汤和荣卫之力虽有余，但消除血分风、湿、热邪之力不足。所以本例服后风团减而复增。

例367的风团，由于血分风、湿、热邪较轻，加之表虚易感，荣卫不和，故用鲜蒺桂麻各半汤全方连服10剂而愈。

例368例的风团，主要是风木克土的胃肠症状非常突出。

从其风团遍布全身、瘙痒难忍、胸胁脘腹闷胀剧痛尤以右胁和脐周为甚、不思饮食、食入即吐、大便溏软、小便短少、口苦、苔白黄腻来看，显属肝木乘脾土，木郁土中，中气失运，胃肠气机阻滞而湿热内蕴所致。初诊即采用自制鲜蒺保和汤方，除重用白鲜皮和刺蒺藜从血分以祛风、湿、热邪外；并用郁金、青皮、青木香、夏枯草、白芍、枳壳、莱菔子、山楂、六曲、麦芽以疏木平肝、运脾开胃、行气导滞，合车前草以清利湿热（亦能止痒）。此方连服3剂，风团即明显减退，风木克土的胃肠症状亦迅速得到缓解。继因口苦口臭较甚，而在二诊时加入黄芩以清肝胃之热，再服3剂，风团全部消失，胸胁脘腹胀痛全除。但因中气未复，口味仍差，故在三、四诊时，改用六君子汤以补益脾胃中气为主，随症加味，继进10剂，而病获痊愈。这里必须指出的是，本案风木克土的病情较之例363更为严重，脾胃受伤已甚，故虽风团发遍全身，而胃肠症状并不为减，不似例363风团发透则腹痛随之而解。由此可知，风木克土之证，病情矛盾的主要方面在木，则木得疏而土自和；如其主要矛盾方面在土，则必以和土为主兼疏木才能奏功。

红斑狼疮案

例369

钱某，女，47岁。1975年1月14日初诊。

患红斑狼疮近1年。去年春天面部出现红斑，夏秋之间曾低烧3个月。现在红斑遍布面部眉心、前额、口角，并有灼热麻辣痒感，怕晒日光和烤火。头晕时痛，烦躁出汗，夜不安寐，手足心热，上下肢关节疼痛，腰痛，面浮脚肿，神疲肢倦，食欲极差，每餐只能强食50g左右，大便时结，常自服用牛黄解毒片，得大便利则较舒适，闭经3~4个月，舌质紫暗而边多瘀斑，脉象细弱。投以升麻鳖甲汤合犀角地黄汤加减：升麻60g，鳖甲30g，犀角5g，生地黄30g，牡丹皮15g，赤白芍各30g，丹参30g，鸡血藤30g，当归15g，黄芪15g，党参15g，山楂肉30g，六曲10g，谷麦芽各30g，鸡内金10g，白茅根30g，生薏苡仁15g，赤小豆15g。

2月17日二诊：服上方8剂（患者因药量大，1剂分作2日服完），前3剂药下都有肠鸣反应；后3剂每夜都曾腹痛便溏3次，色黑而不爽。近日腹痛肠鸣轻微，大便通畅，面部红斑见退，舌边瘀斑见减，其他症状均见减轻，饮食、睡眠、精神均见好转。守上方加青木香15g。

2月27日三诊：服上方10剂，面部红斑明显减退，新斑很少发生，旧斑已转黑色，面部已无麻辣感，痒亦减轻，舌边瘀斑渐除，头痛虽止，但仍感昏胀，上下肢关节痛渐除，现仅左手关节仍痛，抬不上头，甚至夜寐痛醒，腰痛减轻，腹痛肠鸣渐止，近日腹饥思食，每餐可进食100~150g，舌苔微黄，脉仍细弱。守上方去谷麦芽、六曲、鸡内金，加桑寄生、桑枝各30g，秦艽、菊花各10g，钩藤15g。又因上方犀角缺药，改用羚羊角3g。

3月12日四诊：服上方10剂，左手关节痛明显减轻，夜寐不再痛醒，手能抬起，大便通畅，但停服犀角末（前经煎服过的犀角片均已研末）则便硬，面脚肿消，面部红斑在服药时显见消退，如停药则稍见复起，仍有痒感。守上方出入：升麻60g，鳖甲30g，犀角5g，生地黄30g，牡丹皮15g，赤白芍各30g，丹参30g，鸡血藤30g，紫草15g，紫花地丁15g，紫荆皮15g，山楂30g，白鲜皮30g，刺蒺藜30g，菊花10g，钩藤15g，秦艽10g，桑枝30g，桑寄生30g，当归15g，黄芪15g，党参15g。

3月22日五诊：服上方10剂，近日新斑未再发生，旧斑逐渐退去，烦躁全除，大便渐趋正常，粪色黄而微红，左手关节疼痛更见减轻，头由终日昏晕减为有时昏晕。守上方再进。

4月1日六诊：服上方10剂，头已不晕。上月24日久闭的月经来潮，经色黑而量中等，5天干净。近日停药3天，大便又不通畅，面部稍起新斑微痒。守上方加减：升麻60g，鳖甲30g，犀角5g，生地黄60g，牡丹皮15g，赤白芍各30g，紫草15g，紫花地丁15g，紫荆皮15g，鸡血藤30g，桃仁15g，红花10g，山楂肉30g，秦艽15g，桑枝30g，当归15g，黄芪30g，党参15g。

4月12日七诊：服上方10剂，大便通畅，面部红斑又渐退去，左手关节疼痛渐除，惟抬手时有痛感，近时寐安纳佳，脉力好转。但从前天起，每天下午头面及上半身皮肤灼热而起痒疹。守上方加白鲜皮、刺蒺藜各30g。

5月15日八诊：服上方30剂，面部红斑基本消失，现惟右口角下余留两小红点，晴天见日光时，面部灼热，皮下红点隐隐，眠食二便正常。守上方除丹参、鳖甲、牡丹皮、山楂、当归、黄芪、党参仍用原量外，其余量均减半。

5月22日九诊：服上方10剂，右口角下两小红点消失，面色完全恢复正常，皮肤痒亦全止，但舌边仍有少许瘀斑残迹，左脉力增，右脉仍细。守上方再进10剂，并另以10剂蜜丸善后。

8月23日十诊：服上方10剂及其丸药半料，面部红斑已三五月未再发生，现仍继续服用丸药以巩固疗效。以后随访多年，未见复发。

根据《内经》“心者，生之本，神之变也，其华在面，其充在血脉”的理论，从例369的红斑遍布面部而怕晒日光和烤火，以及烦躁、不寐、手足心热、汗出等症来看，其病机显然主要在于火毒侵犯心所主之血脉，以致血分热毒炽盛而上泛于面所致。但因心肾水火相济，关系极为密切，心火亢旺，必灼伤肾水，而水不涵木，又必影响肝，于是心之血分热毒乘虚侵及肾、肝，故见腰痛、面浮脚肿（正水不足而邪水不利）和头晕痛、肢节疼（内风动而失养）等症。又因热毒炽盛于上、下焦的心、肝、肾，中焦脾胃的纳化功能势必受到影响，而脾胃久困，中气必伤，故见神疲肢倦、食欲极差、大便时结等症。至于舌质紫暗而边多瘀斑，乃血热瘀滞之征；脉细而弱，乃气血两虚之象。本例病情虚实错杂如此，治法必须在攻补兼施的原则下，从心、肝、肾清热解毒，凉血化瘀，益阴养血；并从脾胃补中气，助运化，始克有济。因此，采用《金匮要略》升麻鳖甲汤（去雄黄、蜀椒）合《千金方》犀角地黄汤为主，并先后加入紫草、紫花地丁、紫荆皮、丹参、白芍、桃仁、红花、酸枣仁、柏子仁、夜交藤、合欢皮，以清热解毒、凉血化瘀、益阴养血而消斑；白鲜皮、刺蒺藜以散皮肤风热而止痒；羚羊角、钩藤、菊花、桑寄生、桑枝、秦艽、鸡血藤以平肝息内风、柔筋利关节；白茅根、生薏苡仁、赤小豆以清肾利水；党参、黄芪、山楂、六曲、谷麦芽、鸡内金以补中气、助运化。经过4个多月的治疗，比较顺利地竟其全功。

本例之所以获效，首先在于采用了升麻鳖甲汤的主药和犀角地黄汤的全方，其中尤以升麻最为切要。升麻性味一般认为是甘苦微寒，但也有认为是性温味辛微苦的。张山雷则指出："升麻体质甚轻，空松透散，气味又皆淡薄，轻清上升。"至其功用，《本经》用以解百毒，治寒热风肿诸痛。《日华子诸家本草》用以治游风肿毒。张元素用以补脾胃，祛皮肤风邪，解肌肉间风热。王好古说它是疮家要药。李时珍用以消斑疹，行血。黄宫绣认为一切风斑疹疮毒，靡不随手则应。因此，前人治疗疮疡、麻痘、斑疹、丹毒等病，处方大都用升麻作为主药。如《疡医大全》升麻膏、升麻加黄连汤、升麻加附子汤，《医宗金鉴》升麻消毒饮、升麻葛根汤，《太平惠民和剂局方》升麻和气饮，《济生方》升麻散，《证治准绳》升麻汤等。尤其是《金匮要略》用升麻鳖甲汤主治阳毒"面赤斑斑如锦纹"，与本证颇相近似，方中主药升麻的作用，更与本证病机相吻合，故按原方药量用二两，以重任之。鳖甲性味咸平，能入血分以益阴除热，破瘀散结。《日华子诸家本草》用以"去血气，破癥瘀结，消疮肿"。李时珍用以除"斑痘烦喘"。黄元御指出"升麻鳖甲汤治阳毒阴毒等，以鳖甲排脓秽而行瘀血也。"这对本证血热瘀滞而阴伤者来说，也是非常适宜的。

犀角地黄汤功能凉血散血以消血热斑疹，并有清热解毒的作用，故近时多用以主治本病。但此方凉血散血有余，而清热解毒不足，必须与升麻、鳖甲及紫草、紫花地丁等同用，才能提高疗效。其次在于随症加味比较适合，如：①由于脾胃中气不足，运化不良，呈现神疲肢倦，食欲极差，大便时结等症，故加用党参、黄芪、山楂、神曲、谷麦芽、鸡内金以补中助运，并在初诊方服后腹痛便溏而加入青木香以行气止痛，不仅防止了寒凉重剂再损中气，且使脾胃纳化功能迅速得到恢复。由于患者饮食大增，气血生化有源，抗力日见增强，因而促进了疗效。②由于肾中正水不足而邪水不利，呈现腹痛、面浮、脚肿等症，故加用清肾利水而不伤阴的白茅根、生薏苡仁、赤小豆，使面脚浮肿迅速得到消退。③由于肝风上冒，以致头晕胀痛，而加用羚羊角、钩藤、菊花以平肝息风；又因肝血不足以柔养筋脉，使关节不利，以致四肢关节疼痛，而加用桑寄生、桑枝、秦艽、鸡血藤以养血柔筋、通利关节。

这里还想附带提出的是：本例处方不仅量重，而且药多，每剂药味大都在20味以上。我过去曾有一段较长的时间，主张治病应以药少力专为贵，并常在教学中对药味较多的处方加以指责。近十多年来，逐渐发现自己的偏见，阻碍了自己的进步。因为在临床实践中，不断地证实有些复杂的疾病，需用药多的大方才能取效，本案即其一例。当然，对于病情比较单纯的，处方用药仍应以药少力专为贵。因此，在处方用药多少的问题上，必须根据具体病情来正确对待，不应抱有偏见。

例 370

邹某，女，15 岁。

1983 年 6 月 20 日，突发高热达 40℃，面部出现蝴蝶形红斑，儿童医院观察 10 余天，临床诊断为红斑狼疮，经注射地塞米松针剂后退热。出院后，口服地塞米松 3 个月，体气日虚，容易感冒，感即高热，非服地塞米松不退。至 10 月，开始就诊于我处，当时症见面部蝴蝶斑，头晕，怯寒，手指发白而冷，全身关节疼痛，不饥不欲食，口淡乏味，神疲乏力，舌淡苔少，脉沉微弱。投以升麻鳖甲汤合补中益气汤加鹿茸：升麻 60g，鳖甲 30g，黄芪 60g，党参 30g，白术 30g，炙甘草 10g，陈皮 15g，柴胡 15g，防风 30g，茯苓 15g，广木香 10g，砂仁 10g，法半夏 10g，当归 15g，鹿茸末 2g（冲服）。此方服至 11 月，诸症减轻，病情好转，自云在服了鹿茸后，精神恢复很快。上方服至 12 月初，未再感冒高热，面部蝴蝶斑消失，身体康复。

肿瘤科病案

鼻咽癌案

例 371

周某，女，40 岁，农民。1983 年 11 月 6 日初诊。

患鼻咽癌，头痛剧烈，彻夜不寐，痛不欲生，因无钱住院治疗而求治于我，要求止痛。投以自制芍甘芎芷汤加味：白芍 60g，赤芍 30g，生甘草 30g，川芎 15g，白芷 30g，菊花 15g，枸杞子 15g，白花蛇舌草 60g，山楂 30g，六曲 10g，麦芽 30g。连服 5 剂，头痛大减；继进 10 剂，头痛全止，寐安，纳开，精力恢复，愉快地参加了农地双抢劳动。此案随访至 1987 年 11 月 6 日未曾复发。

本例初投自制芍甘芎芷汤方，本以止其剧烈头痛为目的，并无望其能治疗癌症，不意头痛获得高速疗效后，癌症亦随之缓解，随访 4 年，未曾复发，亦云幸矣。

肺癌案

例 372

吴某，男，55 岁。1989 年 4 月 7 日初诊。

今年元月4日，吐块状鲜血断续2天后，仅晨起有少量吐血。至3月12日，发热39.8℃，住入南昌市某医院，经检查确诊为肺癌。胸水多，右胸闷痛，时有咳嗽，前天咳红色血一口，口干渴多饮，入暮烦躁出汗，胃纳及二便尚可，舌淡红苔黄腻，脉左弦而右寸弱。方用千金苇茎汤合生脉散加味：芦根60g，生薏苡仁60g，冬瓜仁30g，桃仁10g，西洋参15g，麦冬30g，五味子15g，白花蛇舌草60g，桔梗15g，杏仁15g，生甘草15g，白果30g。

4月10日二诊：服上方后，咳减，夜寐渐安，晨起口干，大便色黑，精神好，声音洪亮。守上方再进。

4月13日三诊：今日咳痰带血丝，右胸闷痛减轻，小便数量较多，大便由黑转黄。守上方加紫菀、款冬花、川贝母、枳壳、橘络、丝瓜络各10g再进。

4月23日四诊：右胸已不觉闷痛，无不适感，手掌渐有血色（过去色苍白），大便成条色黄。守上方加减：芦根60g，生薏苡仁60g，冬瓜仁30g，桃仁10g，白茅根60g，白花蛇舌草60g，白果30g，桔梗10g，甘草10g，川贝母10g，甜葶苈子30g，西洋参10g，麦冬15g，五味子10g，冬虫夏草10g。

4月27日五诊：病情稳定好转，惟右胸仍感微闷。守上方再进。

5月1日六诊：近日小便量逐渐减少（由过去约20分钟1次减为约2小时1次)，自觉胸水明显减退。昨日自觉胸水没有了，胸闷也没有了，神旺纳佳，惟饮食下咽稍有阻滞感（但不感到胸闷）。今日上午曾呕吐1次，大便仍为黄黑色。守上方去葶苈子，加陈皮10g、竹茹5g、枇杷叶10g、枳壳10g，减芦根、白茅根、生薏苡仁各为30g。

5月3日七诊：今日在医院复查发现胸水已完全消失。近日未曾呕吐，惟便溏日2~3次（仅水泻1次），大便色黑，今成小条。守上方加减：芦根60g，生薏苡仁60g，冬瓜仁30g，桃仁5g，白茅根60g，白花蛇舌草60g，桔梗10g，枳壳10g，麦冬10g，五味子5g，党参50g，白术30g，云苓30g，甘草5g，陈皮10g，山药30g，莲子30g，黄芪50g。

5月17日八诊：病情稳定好转，饮食、睡眠、二便正常，但仍有微咳，痰黏色白，近日肠鸣时作。守上方加重陈皮为15g、甘草为10g，再加法半夏15g、川贝母10g。

5月23日九诊：肠鸣减少。守上方去桃仁、冬瓜仁再进。

6月6日十诊：从4月7日至今已2个月，病情日趋好转。近时已无所苦，神旺，纳佳，寐安，从未发热过，大便已转正黄色多日，舌脉均已正常。嘱守上方隔日1剂，坚持长服以巩固疗效。

9月3日上午十一诊：上方隔日1剂，至今未停，情况一直良好。昨日在医院摄片复查肺已完全恢复正常（1996年患者曾亲自介绍一患者来就诊时面告，他自1989年9月病愈后，至今7年未曾复发）。

本例肺癌经治4个月余，始终坚持用千金苇茎汤方清化痰瘀以祛邪，生脉散方补养气液以扶正。本意只能减轻患者痛苦，以延长其生命，并无望其能治愈，不料药后不仅达到了预期目的，而且收到了治愈肺癌 7 年未曾复发的意外疗效，令人欣慰。

甲状腺肿瘤案

例 373

刘某，女，22 岁。1971 年 9 月 13 日初诊。

发现患甲状腺混合瘤 8 天。初起如黄豆大，现已发展到如桂圆大，质硬而皮色不变，疼痛拒按。某市医院外科主张立即手术切除，但患者拒不接受。近日感冒，周身骨节及腰酸痛，四肢乏力，脉浮缓。投以自制黄药子汤：黄药子 15g，昆布 15g，海藻 15g，橘核 15g，夏枯草 10g，连翘 10g，防风 10g，荆芥 5g。此方初服 3 剂，瘿瘤即消散十之七八，疼痛大减，不按已不觉痛。再进 6 剂，瘿瘤全消，诸症悉除。最后用六君子汤调理而康复。

例 374

俞某，男，22 岁。1978 年 1 月 6 日初诊。

患甲状舌骨囊肿多年。1972 年经西医采用手术切除后，近年发现该囊肿又逐渐出现。今囊肿物大如算盘珠，表面光滑，重压稍有疼痛感，打哈欠时有压迫感，眠食二便尚正常，脉细数。投以自制黄药子汤：黄药子 15g，昆布 15g，海藻 15g，橘核 15g，夏枯草 10g，连翘 10g，防风 10g，荆芥 5g。连服 5 剂，囊肿物显著消退，已由如算盘子大缩至如小蚕豆大，但服药后有头痛烦躁、嘴唇干裂、渴喜冷饮、咽喉不利、夜寐不安（每夜仅能入睡1~2小时）、稍有脱发、大便干结等反应。

1月16日复诊：守上方加玄参、麦冬、浙贝母、丹参、夜交藤、合欢皮各15g，生薏苡仁30g。再进5剂，囊肿物基本消失，仅在仔细揣摸时才可触到一如绿豆大的肿物而已。同时前方服后的多种反应亦已完全消失。此后南昌市某医院中医科赵大夫曾来面告其病已痊愈，并将本案抄去。

例375

黄某，女，61岁。1987年11月20日初诊。

患左侧甲状腺囊肿1年多，初起较小后逐渐增大，随吞咽上下移动。患者一般情况尚可，惟大便素结。西医建议手术切除，患者拒不接受，寄希望于中医。投以自制黄药子汤加味：黄药子15g，昆布15g，海藻15g，橘核15g，生薏苡仁30g，夏枯草15g，浙贝母15g，防风15g，荆芥10g，连翘10g，玄参20g，麦冬15g，生地黄15g。患者坚持此方由1987年11月服至1988年2月春节前（每日1剂），甲状腺囊肿完全消失。随访至今8年，从未复发。

例376

马某，女，45岁。1989年6月2日下午初诊。

患甲状腺肿瘤18年。1971年发现，手术摘除。1987年复发，又行手术摘除。今年3月又复发，现右颈部甲状旁腺有一如乒乓球大的肿瘤。素有胃病（十二指肠球部溃疡），食少，大便干结难下，2~3日1行，舌边有齿痕，舌质紫红，脉左弦右细。投以自制黄药子汤加味：黄药子15g，橘核30g，昆布15g，海藻15g，防风10g，荆芥5g，薄荷5g，生薏苡仁50g，连翘15g，山楂30g，谷麦芽30g，六曲10g，鸡内金15g。

12月5日下午复诊：服上方至今，甲状腺肿瘤已消其半，饮食、二便、睡眠正常。嘱守上方坚持长服以竟全功。1990年7月26日，患者女儿面告其母的甲状腺肿瘤已全消。

例377

张某，女，26岁。1971年11月11日初诊。

患单纯性甲状腺肿6年。现已肿大如鹅卵，质硬不痛，由于腺肿颈粗而无法扣拢衣领，头痒甚，口干渴，大便易结。投以自制黄药子汤加味：黄药子30g，橘核15g，昆布15g，海藻15g，夏枯草10g，刺蒺藜15g，浙贝母10g，玄参15g，连翘10g，防风10g，荆芥5g。连服8剂，瘿肿硬度见软，头痒减去十之七八。再进8剂，瘿肿消大半，质更见软，衣领已能扣拢。嘱守上方坚持服至瘿肿全消为度。

例378

曹某，女，41岁。1974年10月8日初诊。

患甲状腺囊肿已五六年，两目微突，烦躁易怒，胸闷心悸，夜难入寐，白天尤其是饭后倦怠思睡，食欲减退，大便秘结（常4~5日1行），舌尖红，脉细。投以自制黄药子汤加味：黄药子15g，橘核15g，昆布15g，海藻15g，夏枯草15g，刺蒺藜15g，连翘10g，浙贝母15g，玄参15g，麦冬15g，生地黄15g，白芍

15g，生牡蛎30g，鸡血藤15g，夜交藤15g，合欢皮15g，防风10g，荆芥5g。连服5剂，瘿肿稍见消退，自觉眼球有向内收缩之感（尤以服第2、3剂时为明显），夜寐已安，白天已不思睡，胃纳已开，大便畅行，精神转佳，但感脚软无力。再进5剂，瘿肿已消其半，脚转有力。嘱守上方服至瘿肿全消为度。

甲状腺肿瘤即中医所谓“瘿”。现代医学认为本病的发生主要是由于缺碘，使甲状腺素的合成和分泌减少，血中甲状腺素浓度下降，刺激垂体促甲状腺素分泌增多，以致甲状腺腺泡组织发生代偿性增生、肥大，以加强甲状腺素的合成和分泌。若长期缺碘，甲状腺肿大逐渐加重，由于腺泡组织呈不规则的增生与再生，腺体逐渐出现结节。发展至晚期，部分腺泡可发生坏死、出血、囊样变性、纤维化或钙化，整个甲状腺体积明显增大，并有大小不等、硬度不一的结节。中医学对本病的发现最早，远在公元前3世纪就有“瘿”的记载。晋代《肘后方》首先采用含碘植物海藻治瘿。此后采用含碘植物治瘿的方剂日益增多，如《外台秘要》治瘿36首方中，就有27首包括含碘药物，可见中医学对本病治疗是有丰富经验的。但中医治疗本病，并不局限于含碘药物，也和治疗其他疾病一样，必须辨证论治。

中医认为本病系因情志抑郁而起，如《诸病源候论》说：“瘿者，由忧郁气结所生。”其病因主要是一个“痰”字，而其痰则是由肝气郁滞而生，故本病的病理主要为痰结与气滞。由于气为痰滞，痰因气结，故痰结与气滞又互为因果，而使瘿肿日益增大。且痰气结滞日久，必致血阻成瘀，痰气与瘀血纠结，则瘿由软而硬，形成各种肿瘤。如：石瘿即瘿之坚硬如石者，宜破结散（海藻、昆布、枯矾、海蛤粉、贝母、通草、龙胆草、松萝茶、炒麦曲、半夏曲、青皮）；血瘿即瘿之赤脉交络者，宜化瘿丹（海带、海藻、昆布、海蛤、泽泻、连翘、猪靥、羊靥）；肉瘿即瘿之皮色不变者，宜人参化瘿丹（即化瘿丹加人参）；气瘿即瘿之随喜怒为消长者，宜白头翁丸（白头翁、昆布、通草、海藻、连翘、玄参、桂心、白蔹），或消瘿散（海带、昆布、海马、海蛤、石燕、海螵蛸），或海带丸（海藻、昆布、贝母、青皮、陈皮）；筋瘿即瘿之筋脉显露者，宜玉壶散（海藻、海带、昆布、雷丸、青盐、莪术）等。综观上述五瘿证治，不外消痰软坚（如海藻、海带、昆布、海蛤、半夏、贝母）、行气散结（如青皮、陈皮、连翘）、化瘀利水（如莪术、通草、泽泻）等法（猪、羊靥的脏器疗法现今很少应用）。依据个人经验所制的黄药子汤，方中以黄药子为君，海藻、昆布为臣，橘核、夏枯草、连翘、防风、荆芥为佐使，久经临床应用，疗效尚称满意，这可从上述6例（尤其是前4例）治验获得证明。本方主药黄药子，性味苦平（或云微寒）无毒（或云有小毒），具有除痰化瘀、散结消肿的作用。孙思邈《千金方》制黄药子酒治瘿瘤，盛赞其功。海藻、昆布二药性味咸寒无毒，都有消痰软坚作用，亦为治瘿瘤要药。故李东垣强调指出“凡瘿坚如石者，非此不除。”现代药理研究证明：昆布含碘化合物，能促进病理产物和炎性渗出物的吸收，并能使病态组织崩溃和溶解。碘又为甲状腺素的主要成分，可以纠正缺碘性甲状腺功能不全。同时，可暂时性抑制甲状腺功能亢进的新陈代谢率，而使症状缓解、甲状腺缩小、乳腺萎缩及乳汁分泌减少，故又可收缩乳腺肿瘤。海藻具有同昆布一样的作用，其所含碘化合物可预防和纠正由于缺碘所引起的甲状腺功能不全。橘核行气化痰散结，夏枯草疏肝散结，连翘解毒散结，荆防消散结肿，8味相得益彰。其加味法是：脾胃气虚者，加党参、黄芪、白术、茯苓以健脾益气；阴虚火旺者，加生地黄、玄参、麦冬等以滋阴清火。又因黄药子对肝脏稍有损害作用，近时常加甘草（临床实践证明，甘草不但不反海藻，且可增强其作用，《中药大辞典》亦持此说）和生姜汁以解其毒。

胰腺囊肿案

例 379

沈某，女，26岁。1977年5月31日初诊。

心下坚大如盘（约10cm）、少腹结块如鸭蛋大3个月余。西医临床诊断为胰腺囊肿。现脘腹硬块疼痛拒按，并牵引胸背腰痛，不思饮食，口淡出水，食入则梗阻胃脘，肠鸣有水声，大便秘结，小便短少，夜难入寐，舌苔淡黄而腻，脉细。投以枳术汤加味：枳实、枳壳各15g，焦白术30g，陈皮30g，丹参30g，广木香10g，砂仁10g，甘草10g，山楂15g，六曲10g，麦芽30g，鸡内金10g。嘱日进2剂。

6月1日二诊：药下腹中气窜而肠鸣加甚，脘腹硬块虽稍见软而反扩大，大便仍结而少。守上方加重枳实、枳壳各为30g，更加莱菔子15g，再进3剂。

6月3日三诊：脘腹硬块明显见软，按之如皮球，中有水声，胃纳渐开，食入已无梗阻感，但脘腹疼痛未减。守上方加重广木香为 15g，更加云苓 30g，并给胃痛散 9g（加入冰片末 15g、肉桂末 3g），分作 3 包。

6 月 5 日四诊：3 日先服散方，一服痛减；二服痛止；三服后未再发生疼痛。接服汤方 1 剂，药下腹中仍有气窜动，3~4 分钟自止，仍肠鸣有水声，大便已通畅而较稀。4 日又服汤方 1 剂，脘腹硬块全部软化，腰背痛亦解除，胃纳增加，精神好转，但仍肠鸣有水声。守上方加减：枳实、枳壳、焦白术、云苓、陈皮、橘核各 30g，昆布、海藻、大腹皮、广木香、青木香、佛手各 15g，胃痛散 9g（分 3 次吞服）。再进 4 剂。

6 月 8 日五诊：心下硬块完全消失，按之柔软如常，仅微有压痛，右少腹结块也基本消失，只是有时鼓肠可以摸到如鸽蛋大的结块，但按之即随手消散，大便日行 3 次而色黄成条，尿转清长，精神、眠食均佳。最后仍守上方出入以善后。

《金匮要略·水气病》篇："心下坚，大如盘，边如旋盘，水饮所作，枳术汤主之。"（枳术汤方：枳实七枚，白术二两。以水五升，煮取三升，分温三服。腹中软，即当散也）本案"心下坚，大如盘"是因水饮结于中焦所致。故用枳术汤，以枳实降胃气而攻逐水饮，白术升脾气而运化水饮。本例主证恰与本条主证相同，同时腹中常有水声，口淡出水，小便短少，显属中焦脾胃气机阻滞，水饮结聚为患，故采用枳术汤为主。但因本证实多虚少，故其治法方药消多于补。不仅枳实与枳壳同用而量大于白术，而且合用了一些行气导滞（木香、砂仁、陈皮、莱菔子、大腹皮、山楂、麦芽、六曲、鸡内金）、消痰利水软坚（橘核、昆布、海藻）、活血化瘀（丹参）类药。由于方证吻合，故服药仅11剂，脘腹硬块即全消失。但在服上方后，硬块虽消散，而疼痛未减，经用胃痛散后，其痛始止。

肾囊肿案

例380

罗某，男，57岁。1989年8月30日初诊。

患左肾囊肿，叩击左肾部不痛而右肾部痛，右胸腔有少量积液，右上腹疼痛7天，头昏，口苦微有干渴，舌苔薄白微黄，脉细弱。投以橘核丸加减：橘核30g，海藻30g，昆布30g，生薏苡仁30g，丹参30g，赤白芍各15g，乳香10g，没药10g，桃仁10g，红花10g，当归10g，黄芪30g，党参30g。5剂。

9月5日二诊：药后尿量大增，食增神旺，头不昏，口不干苦，惟右上腹痛仍如前，大便软条，粪色黄黑，2日1行。守上方加重橘核、生薏苡仁、黄芪、党参各为50g，赤白芍各为30g，当归、乳香、没药各为15g，再加延胡索30g，再进5剂。

9月9日三诊：药后尿量仍多，右上腹痛止，现仅右胁下微痛而已。守二诊方再进5剂。

9月14日四诊：药后尿量仍多，近日时时打哈欠，舌苔已退。守二诊方再进5剂。

9月19日五诊：药后尿量渐减，右上腹已无所苦，仅在深呼吸时右季胁稍有轻微痛感。守二诊方再进5剂。

9月25日六诊：药后痛已全止，精神、睡眠、饮食、二便均正常，脉力已旺，经医院复查左肾囊肿已消失。守二诊方再进5剂（隔日1剂）以巩固疗效。（1991年12月曾一度复发，仍用上方治愈）。

本例肾囊肿是因痰瘀互结而成，法当消痰化瘀。其所以采用橘核丸加减为治者，由于此方（《济生方》）由橘核、海藻、昆布、海带、川楝子、延胡索、桃仁、枳实、厚朴、木香、桂心、木通12味药组成，具有消痰化瘀、行气破滞、软坚散结的作用。虽然前人原用以主治睾丸肿胀等症，但因二者病虽异而证（痰瘀互结）治（消痰化瘀）相同，故其方可通用。惟原方消痰有余，而化瘀不足，故本例在原方基础上加强了化瘀的力量（加用了丹参、赤芍、乳香、没药、红花）。又因本例痰瘀互结兼有气血两虚（脉细弱），故又加用了黄芪、党参、当归以补益气血。由于药与证合，故获良效。

卵巢囊肿合并子宫肌瘤案

例381

万某，女，31岁。1991年9月23日初诊。

患右卵巢囊肿合并子宫肌瘤。一贯痛经，月经过多，此次淋沥不止2个月。现头脑空痛，面色苍白，语言低怯，精神萎靡，四肢无力，腰酸痛，右少腹痛，弯腰时有异物感，口淡乏味纳少，胃中灼热而渴喜热饮，舌淡红，苔薄白，舌下络脉粗曲，脉缓弱。投以自制丹芍乳没棱莪汤加味：丹参30g，赤白芍各30g，乳香10g，没药10g，三棱10g，莪术10g，生蒲黄15g，五灵脂15g，当归10g，党参30g，白术15g，茯苓30g，甘草10g，山楂30g，六曲10g，麦芽30g，鸡内金15g。3剂。

9月26日二诊：药后肠鸣，便溏日夜3次，精神好转，诸症减轻，但昨日阴道出血少许，诸症复如故。今日于市某医院B超检查示右卵巢囊肿缩小，而子宫肌瘤增大。守一诊方加重三棱为15g、莪术为15g、党参为50g、白术为30g，再加黄芪50g、橘核50g、生薏苡仁50g，再进4剂。

9月30日三诊：药后腹痛止，精神好，阴道出血未止，大便由溏转硬2天。近2日正常，日1行，仍肠鸣，腹胀矢气则舒，纳稍增。守二诊方再进7剂。

10月7日四诊：药后阴道血止，诸症渐除。今日B超检查示子宫附件正常，囊肿与肌瘤均消失。守上方出入以善其后。

本例因血瘀痰结与气虚并重，故在重用自制丹芎乳没棱莪汤合失笑散加橘核、薏苡仁、茯苓等以活血化瘀、消痰利水的同时，又重用黄芪、当归、党参、白术以益气补血，攻补并行，攻瘀不伤正，补正不碍邪，恰中病机，故获良效。一般来说，出血当止血，其所以本例经血淋沥不止，不但不予止血，反而大行其血者，是因此属癥瘕崩漏，血瘀是本，出血是标，宿瘀内结胞宫，新血不得归经，而见淋沥不止。“凡系离经之血，此血在身，不能加于好血，而反阻新血之化机。”（《血证论》）因此，只有祛其瘀，才能止其血。这就是本例出血不止血（未用一味止血药），而反大攻其瘀以止血的理由所在。

骨伤外科病案

颈椎病案

例 382

万某，男，32 岁。1991 年 5 月 9 日初诊。

颈椎增生 2 年，久治少效。现仍头项强痛，转动欠灵活，活动时牵引背痛，舌苔薄白，脉弦滑。投以桂枝加葛根汤合桃红四物汤加减：葛根 120g，桂枝 15g，赤白芍各 50g，炙甘草 10g，当归 30g，川芎 10g，生地黄 30g，桃仁 10g，红花 10g，延胡索 30g，鸡血藤 30g。4 剂。

5 月 13 日二诊：服上方后，项强稍减。守上方再进 3 剂。

5 月 16 日三诊：项强继减，转动较前灵活。守上方减赤白芍各为 30g、生地黄为 15g，再进 7 剂。

5 月 23 日四诊：头项强痛减轻约 1/3，自觉精神转佳。守上方再进。

6 月 3 日五诊：服上方至今，头项强痛渐除，只在大限度低头时有些牵引背痛。仍守上方再进。

6 月 17 日六诊：头项强痛消失，转动灵活如常。嘱守上方再进 7 剂以巩固疗效。

本例颈椎病项背强痛，恰与《伤寒论》太阳病“项背强几几”符合，故采用桂枝加葛根汤为主。由于彼属新病风寒外束，故仅用桂枝加葛根汤发散风寒、生津柔筋已足；而此属久病血瘀，故必须在用桂枝加葛根汤发散风寒、生津柔筋的同时，辅以桃红四物汤活血化瘀才能奏功。这里须着重指出的是，葛根为治项背强痛的专药。此药性味甘辛平，功能升阳解肌，生津柔筋，通痹止痛，活血化瘀。现代药理研究证明，葛根中所含的黄酮能增加脑及冠状血管的血流量，对高血压动脉硬化患者具有温和改善脑循环的作用。临床报道此药对高血压病颈项强痛有良好疗效，同时对高血压病的头痛、头晕、耳鸣及肢麻等症状也有一定改善作用，但降压效果不明显。多数患者在用药1周后即可见效，药效可持续作用1~2周，无明显副作用。我临床数十年，常用葛根治疗项背强痛，无论新久轻重，莫不应手而效，且可重用（最大用量可达120g）而无流弊。

腰椎病案

例383

刘某，女，37岁。1991年9月5日初诊。

患腰椎病多年。今年6月，又患髋关节炎，经住院治疗诸症减轻而出院。现感两侧髋关节持续疼痛拒按，弯腰困难，腰部酸胀痛引下肢及下腹部，痛与天气变化无关，尿黄时有急胀感，大便色黑，自觉胃中灼热而喜热饮，浑身发烧，易出汗而恶风寒（需盖被而卧，否则口出清水），胃纳尚可，但饱食则胀满难消，舌淡红苔薄白，脉细而数。投以补阳还五汤加味：黄芪50g，当归15g，赤白芍各30g，生地黄15g，川芎10g，地龙30g，桃仁10g，红花10g，桑寄生50g，杜仲30g，续断30g，甘草10g，山楂30g，六曲10g，麦芽30g，鸡内金15g。4剂。

9月9日复诊：腰痛稍减，食后脘胀减轻，但浑身及胃中热如故。守上方加牡丹皮10g、生栀子10g、淡竹叶15g、白通草10g，再进3剂。

9月12日三诊：浑身及胃中热减退，腰痛大减，小便急胀感消失，知饥，食后胃中舒适。守二诊方去山楂、六曲、麦芽、鸡内金，再进4剂。1992年12月28日，患者介绍类似患者来就诊时面告，患者自服上方后，病即痊愈。

本例腰椎病合并髋关节炎，是因气虚血瘀生热所致。故采用补阳还五汤全方为主以益气活血化瘀，并合导赤散加牡丹皮、栀子以清热为佐，获得良效。

例384

符某，男，35岁。1971年7月12日初诊。

患肥大性脊椎炎，腰部沉重冷痛甚剧，不能转侧俯仰，形寒（时当夏令，尚需盖被而卧），不渴，小便清利，舌体胖润，脉象沉细。投以甘姜苓术汤加附桂：熟附子15g，肉桂10g，干姜15g，白术30g，云苓15g，炙甘草15g。连服8剂，腰部沉重冷痛痊愈。

1970年“文革”期间，我随校下迁到吉安市青原山，在校办农场劳动了1年多。直至1971年夏，因学校开办西医学习中医班，才被抽回任教。本例患者即该班学员。当时正值理论教学基本结束而临床教学即将开始之际，全班师生都在整理行装，准备下到临床基地去，而患者病卧在床，甚感焦急。大家都以为他要暂时留在学校治病，不料服药8剂，即告痊愈，而愉快地随班出发了。

《金匮要略》指出："肾着之病，其人身体重，腰中冷，如坐水中，形如水状，反不渴，小便自利，饮食如故，病属下焦。身劳汗出，衣里冷湿，久久得之，腰以下冷痛，腹重如带五千钱，甘姜苓术汤主之。"尤在泾注："肾受冷湿，着而不去，则为肾着……然其病不在肾之中脏，而在肾之外府，故其治法，不在温肾以散寒，而在燠土以胜水。甘、姜、苓、术，辛温甘淡，本非肾药，名肾着者，原其病也。"本例临床表现与上述肾着病症颇为符合，所以采用甘姜苓术汤。但因本例不仅见有腰部沉重冷痛而口不渴的寒湿着于"肾之外府"之证，而且见有形寒、小便清利、脉象沉细的"肾之中脏"阳虚之证，故在肾着汤中加入附子、肉桂以温壮肾阳。根据个人临床体会，本证寒湿之所以能够外着于腰不去，多由肾脏阳虚于内而不能充其"外府"所致，因而在用肾着汤时加附、桂的机会是比较多的。

胫骨病案

例385

史某，女，21岁。1978年3月8日初诊。

患右胫腓骨硬化性骨炎，经治愈后，1976年又患左胫腓骨中段硬化性骨炎，已1年余，久治少效。现患处隆起，疼痛酸胀，日轻夜重，以致难以入寐，有时痛引左膝关节，手冷，肌瘦，舌苔稍呈灰白色，脉弦细缓。投以当归四逆汤加鹿茸：当归15g，桂枝10g，赤白芍各30g，细辛3g，炙甘草10g，木通10g，红枣5枚，鹿茸末2g（冲服）。连服40剂，大得效验，患处隆起见平，酸痛渐止，夜间已不觉痛，能够安寐，食增神旺，肌肉渐丰。嘱守上方坚持服至病愈为度。

本例呈现右胫腓骨硬化、疼痛酸胀、日轻夜重、手冷、舌苔灰白、脉弦细缓等症，显属寒凝血脉，肝肾阳虚所致。故用《伤寒论》厥阴病篇的当归四逆汤全方以暖肝温通血脉，加鹿茸以壮肾阳。鹿之精气全在于角，角本下连督脉，鹿之角于诸兽为最大，则鹿之督脉最盛可知，故能补人身之督脉。督脉为人身骨节之主，肾主骨，故又能补肾。凡角初生，软嫩者为茸，秉健壮之性，故能补肾家真阳之气，善治精髓骨血之病。这就是本例之所以取得良效的理由所在。

踝骨病案

例386

朱某，男，30岁。1992年3月16日上午初诊。

患者昨夜1时许，起床抬腿碰伤右脚，当时无不适，渐渐作痛。现右踝外侧红肿，全踝部酸胀痛，拒按，活动受限，素患胃病，有时作痛，大便稀溏。投以桂枝汤加味：桂枝15g，赤白芍各30g，炙甘草10g，生姜5片，红枣10枚，当归15g，川牛膝15g，木瓜15g，生薏苡仁30g，茯苓30g。3剂，每剂水煎3次，上、下午各服1次；第3煎熏洗患处。3日后，患者特来门诊面告，药后病即痊愈。

桂枝汤具有调和荣卫、流通血脉的良好作用，近贤陆渊雷盛赞其肌表活血之功，不仅对内科外感之痛症有效，对骨科外伤之痛症也有效，本案即其一例。

手术后遗症案

例387

王某，男，93岁。1974年10月13日初诊。

1952年，右小腿因患恶疮被截除。1970年，发生左小腿灼热疼痛，经用野菊花等捣烂外敷1次即愈。1972年复发，改投泽兰叶15g、阿胶15g、白及10g、川牛膝6g，连服4剂而愈。去年春天又复发，再用上述验方不应，西医按脉管炎、神经炎处理亦无效，迁延至今未愈。现在左小腿昼凉夜热，热甚时需浸入冷水桶内2~30分钟，且需换水数次才能退热，即使寒冬腊月也不例外，并感到热处作痒、钻痛，即使热退，仍需将左脚伸出被外。唇赤，口干反不渴饮，纳少，大便溏软4~5日1行，尿频量少而色正常，舌红边有瘀斑，脉结代。患者年逾90，两耳失聪多年，说话声音洪亮，夜寐尚安。投以桃红四物汤加减：桃仁10g，红花5g，当归15g，赤白芍各30g，生地黄30g，牡丹皮15g，丹参30g，金银花30g，生甘草10g，川牛膝15g，黄芪30g。2剂。

10月19日复诊：服上方后，左小腿灼热疼痛程度减轻、时间缩短。守上方加黄柏10g，再进2剂。

3月24日三诊：再服上方1剂，左小腿灼热疼痛基本消失。更进1剂而全除。现在左小腿需要穿上纱袜，卧时不再伸出被外，仍守上方加减以调理之。

本案患者为余一老友之岳父。我因带学生临床实习到该地，接其函以岳父病托治，经过细心诊察，用药4剂，即告痊愈，幸不辱命，足慰故人。从其症见左小腿昼凉夜热、唇赤、口干不欲饮、舌红有瘀斑、脉结代来看，是因心所主之血脉中蕴有瘀热而下流于阴分所致。昼为阳，夜为阴，血热旺于阴分，故左小腿昼凉夜热。口干反不渴饮，为热在血分之征；舌有瘀斑而脉结代，为血脉瘀滞之象；但从年高久聋、食少、大便溏软、尿频量少来看，又可见其气血亦必不足。因此，采用丹参、生地黄、赤白芍、牡丹皮、桃仁、红花、黄柏、金银花、甘草以凉血化瘀、清热解毒为主，黄芪、当归以补养气血为佐，并用川牛膝以引药力下行。其中黄芪、当归既能补气生血，也能和血化瘀。由于药证相符，故8年痼疾，4剂而愈。

例388

张某，男，32岁。1971年12月25日初诊。

久患胃溃疡病不愈，因而住入某医院接受胃切除手术治疗，术后心下脐上刀口处一团硬结胀满，疼痛拒按，呻吟床褥，难以转侧，采用各种西药镇痛而毫无效果，患者痛苦已极，舌红苔黄，脉弦。投以失笑散合金铃子散、芍药甘草汤加味：生蒲黄 30g，五灵脂 30g，延胡索 15g，川楝子 15g，丹参 30g，山楂肉 30g，赤白芍各 15g，生甘草 15g，三七末 10g。当日连服 2 剂，1 剂痛即大减，并得安睡片刻；再剂痛减十之七八，自觉轻松，能够下床活动，并可下楼上厕所。

次日复诊：嘱守原方再服以竟全功。后据一位实习医生面告，因我复诊嘱守原方原量而住院医生则予改方减量，不料服后痛又增剧，只得仍用原方原量，连服 6 剂而痊愈。

本例显属瘀血作痛，故用活血化瘀法获效。其方失笑散合金铃子散、芍药甘草汤加丹参、三七、山楂，除剂量较大外，并无其他特色，但竟能止各种西药所不能止之剧痛，而且稍予改方减量即无效。这是因为药量应与病情相当，即病情轻的药量宜轻，病情重的药量宜重，既不应病轻而药重，也不应病重而药轻。本例瘀血作痛的病情是比较严重的，因此采用了大剂量的活血化瘀方药，才获得显著疗效。也正因此，改方减量不能适应病情，故使痛减复增，而在守方、守量后，疗效复显。由此可见，药量必须与病情相当的重要性和必要性。前人所谓“四两拨千斤”之法，虽然对某些慢性重病来说，确有可取之处，但对急性重病来说，则往往是杯水车薪，无济于事。

例 389

黄某，男，18 岁。1992 年 9 月 23 日初诊。

右大腿根深部脓肿，切开排脓后，高热不退已 6 天。昨起午后低热，头昏乏力，卧床不起，面色苍白，语音低怯，舌胖有齿痕，苔白厚腻，脉象虚数（105次/分）。投以补中益气汤全方：黄芪50g，党参30g，焦白术15g，炙甘草10g，当归10g，升麻30g，柴胡10g，陈皮15g。3剂。1周后，其父特来门诊面告，药后热退神旺。连服10剂，身体康复如昔。

本例术后身热不退，伴见头昏乏力、卧床不起、面色苍白、语音低怯、舌胖有齿痕、苔白厚腻、脉象虚数等症，显属气虚发热，法当甘温除热，故用补中益气汤全方获得良效。

例390

甘某，男，38岁。1974年10月14日初诊。

1974年8月2日，患者误被气枪击伤，身中小铁子弹数十枚，右肾因中弹损坏而被摘除，并曾从膀胱中取出一些子弹。但手术后至今，常感左腰胀痛，尿时茎中亦痛，小便黄而短涩，尿时常见大量红、白细胞和脓球，入暮口干。投以八正散加减：木通10g，车前草15g，萹蓄10g，瞿麦10g，石韦15g，白茅根30g，金钱草30g，海金沙15g，生甘草10g。连服5剂，小便畅通不痛，左腰胀痛减轻。尿检红细胞消失，白细胞及脓球大减。10月20日深夜，小便时由尿道排出一小团线与脓液的胶结物，患者大感舒适，自云病已痊愈。继予参麦散加味以善后。

本例手术后遗留膀胱之异物，竟按淋证用八正散加减5剂而排出，亦云幸矣。

后 记

我从1937年开始行医到现在，已经整整60年了。在这漫长的岁月里，协同病友同病魔做斗争，通过理论指导实践，实践检验理论，既有成功的经验，也有失败的教训。早在20年前，我就曾做过1次总结，写成《松庐医案》一书，并在《名老中医之路》“寝馈岐黄五十年”一文中向读者透露过。当时亲友都力促付梓面世，但我因意犹未尽，尚待补充，而暂予搁置。近20年来，我继续在临床上积累了不少资料，充实了《松庐医案》的内容，并在原有基础上全面深入地进行了增删修改，因而感到比较满意。今在江西省卫生厅的督促下，组成了《万友生医案选》编委会进行编辑出版。但应加以说明的是，《松庐医案》的内容编排方法，本来是以“症”带“病”，辨“证”论治的。现在编委会为了适应时尚，并便于读者查找和运用，主张在本医案中采取分科归类、分系统列病、以西医病名为主的编排方法。这虽与中医理论体系不太融洽，但我在内容阐述上，自始至终贯穿着同病异治和异病同治的辨证论治精神，保持了中医的特色。

一元复始，万象更新。值此香港回归之际，海内外炎黄子孙莫不为中华民族扬眉吐气、洗雪国耻、振奋国威而欢欣鼓舞、额手称庆。我作为一名从事炎黄医学事业的老中医，更为之而雀跃三百，深感自豪。并愿以自己60年来心血凝成的这本医案选，聊作刍荛献以为贺。

今年我已80岁了，这本《万友生医案选》也可以说是我最后一本向下一代的交班之作，倘能有所裨益于后学者，使之更好地为人民健康服务，则幸甚矣。

作者

1997年春节